대장항문질환
YOUTUBE
백과사전

장편한외과 원장 **이성근** · 행정원장 **황연정** 지음

도서출판
페이지원

머리말

안녕하세요.
'엉덩이대장' 장편한외과 원장 이성근입니다.

그동안 제가 '엉덩이대장'이라는 YouTube 채널에서 너무나도 많은 이야기를 했던 것 같습니다.
2024년 12월 기준으로 영상이 무려 640편이 넘을 정도입니다.
너무 하고 싶은 이야기들이 많았고, 여러분들께서 궁금해 하시는 질문들이 많았기에 하나씩 답변을 드리다 보니 조금씩 쌓여서 이렇게 많아진 것 같습니다.

장편한외과를 개원하고 시작된 '엉덩이대장' YouTube 채널을 보시고 큰 도움을 받았다는 분이 계실 때마다 저는 기분이 너무 좋습니다. 대장항문질환 때문에 고생하시는 분들에게 도움이 되는 영상을 만들고 싶었는데, 그 목적이 이루어진 것 같기 때문입니다.
그렇게 5년 동안 YouTube 채널을 열심히 운영하다가, 얼마 전에 'YouTube 내용을 보기 좋게 정리하자.'는 생각을 하게 됐습니다.

지금까지 제가 책을 28권 출간 하고 대장항문질환에 관련해서도 12권의 책을 출간 했지만, YouTube 채널의 내용을 정리하고 QR 코드로 책을 만든 것은 처음입니다.

그리고 생각보다 쉽지는 않았습니다. 하지만 정리를 마치고 저는 너무 뿌듯했습니다.
수많은 '엉덩이대장' YouTube 영상 중에서 여러분들에게 꼭 소개해 드리고 싶은 내용만 골라서 이번 책을 준비했습니다. QR 코드를 핸드폰으로 찍으시면 YouTube 영상으로 연결되기 때문에 참으로 편하실 것입니다. 물론 원하시는 영상만 골라서 보셔도 좋습니다.

시대가 변하고 있지만 저는 여전히 책의 힘을 믿습니다. 그래서 줄곧 여러분들과 책으로도 만나고 있습니다.
이번 책은 새로운 시도이기에 너무나 기대됩니다. 앞으로도 여러분들을 위해서 새로운 도전을 멈추지 않을 것이며, 조금 더 여러분들에게 쉽고 재미있는 의학 정보를 드리기 위해서 노력할 것입니다.

물론 책이나 YouTube보다 직접 장편한외과에 내원하시면 '더 많은, 더 자세한' 정보를 얻을 수 있으며, '더 정확하고, 더 정성스러운' 진료를 받으실 수 있습니다. 기회가 되면 여러분들을 장편한외과에서 만났으면 좋겠습니다.

앞으로도 저는 YouTube 촬영을 계속할 예정입니다. 그리고 책 출간도 계속할 것입니다. 책과 YouTube는 제가 여러분들과 소통하는 도구이기 때문입니다. 좀 더 나은 영상과 좀 더 좋은 글로 여러분들을 찾아뵙겠습니다.
앞으로도 '엉덩이대장'에 많은 관심을 부탁드리며, 사랑해 주시길 부탁드립니다.

2025년 봄을 맞이하며
장편한외과 '엉덩이대장' 이성곤 드림

추천사

안녕하세요, 원장님!

진료와 상담 그리고 치료에 있어서 환자들과의 소통은 단순한 정보 전달 이상의 의미를 지니고 있습니다. YouTube와 SNS 활동을 통해 환자들에게 올바른 정보를 전하고, 그들의 질문에 답하며, 공감하는 모습을 보여주는 것은 환자들에게 큰 힘이 됩니다. 이를 통해 환자들의 불안감을 덜어주고, 치료 과정에 대한 신뢰를 쌓는 데 중요한 역할을 하기 때문입니다.

물론 매일 환자들과 소통하며 쌓이는 환자들의 따뜻한 반응과 감사의 말씀을 통해 의사들 또한 큰 에너지를 얻을 수 있습니다.

이런 점에서 환자들의 어려움과 아픔을 이해하고 이를 나누려는 목적으로 YouTube와 SNS를 통한 이성근 원장님의 노력은 많은 이들에게 희망을 줍니다.

그간의 이런 노력이 담긴 YouTube 내용을 한데 묶어 이렇게 책으로 출판하면서, 때로는 힘든 날도 있었겠지만, 환자와의 소통을 통해 그들의 회복을 돕는 것에 기쁜 마음을 느끼셨을 거라고 생각합니다.

그리고 이성근 원장님이 해주시는 모든 노력은 결국 누군가의 삶을 변화시키고 있다는 것도 잊지 않았으면 합니다.

앞으로도 환자들에게 긍정적인 영향을 끼치시는 원장님을 응원합니다!
감사하고, 존경합니다.

전주 우리들항외과 김성강 원장 배상.

추천사

'엉덩이대장'!! 항문질환 최고의 유튜버!!

항문질환 개원가에 새로운 바람을 불어일으키는 이성근 원장님은 항상 모든 일에 최선을 다하시는 개원 외과의사 최고의 본보기가 되시는 분입니다.
국립암센터 대장내시경 아카데미의 선후배로 만나 항상 많은 가르침과 본보기를 주시는 선배님이십니다.
그중에서도 '엉덩이대장' YouTube는 환자분들에게 정확한 정보와 재미로 외과의사 YouTube 중에 최고라고 생각합니다.

이번 책도 환자분들에게 꼭 필요한 정보와 재미를 주는 책으로, 항문질환을 가진 분들뿐만 아니라 엉덩이 건강에 관심이 있는 모든 분들에게 추천드립니다.

항상 밝은 모습으로 최선을 다하시고 항상 열정적이신 '엉덩이대장' 이성근 원장님!!

이번 '대장항문질환 YouTube 백과사전' 책 출간을 축하드리며, 대한민국 최고의 엉덩이 명의로 거듭나시길 바랍니다.

서울365외과의원 대표원장 장태영

차례

대장항문질환 YouTube 백과사전

+ 머리말 _2
+ 추천사 _4

I. 엉덩이대장 최신 YouTube _11

01. 엉덩이대장 YouTube 베스트 10 _12
02. 쪽집게 특강 _17
03. 장편한 사람들 _21
04. 항퀴즈온더블록 _28
05. 치질 인사이드 _36

II. 치핵(치질) _43

01. 항문외과 전문의가 보는 [미디어 속 항문질환] _48
02. 전지적 치질 시점 _52
03. 항문건강에 대한 궁금증 [항문건강을 바꾸는 시간] _60
04. '별똥별이 빛나는 밤에'_ 치핵 편 _64
05. 엉덩이대장 가상라이브 _66
06. 치질을 논하는 외과의사들 [치질 써전] _69
07. 치질 수술 후 7가지 주의사항 _73
08. [치질 수술 후 주의사항] Ver. 2 _77
09. 엉덩이 탐정 _81

C · O · N · T · E · N · T · S

10. 치질 토론 [엉덩이대장 VS 엉덩이마왕] _83
11. 엉덩이대장 [책 읽어주는 의사] _85
12. 항문질환에 관련된 Q&A _87
13. 장편한외과의 치질 진료와 치료 _91

III. 치루 & 항문농양 _107

01. 치루 집중탐구 _112
02. 치루 & 항문농양 즉문즉답 Q&A _115
03. 치루 써전 Ver. 2! _117
04. 별똥별이 빛나는 밤에 – 치루 편 _122
05. 항문건강에 대한 궁금증 [항문건강을 바꾸는 시간] – 치루 편 _124
06. 엉덩이대장 가상라이브 – 치루 편 _126
07. 엉덩이 탐정 – 치루 편 _129
08. 항문농양의 모든 것 _130
09. 장편한외과의 치루 진료와 치료 _131

IV. 치열 _139

01. 엉덩이대장 가상라이브 – 치열 편 _142
02. 장편한외과의 치열 진료와 치료 _144

대장항문질환 YouTube 백과사전

V. 항문소양증 _149_

01. 장편한외과의 항문소양증 진료와 치료 _154_

VI. 대장내시경 _159_

01. 슬기로운 대장내시경 생활 _164_
02. 대장내시경 전·후 주의사항 _178_
03. 써전2 대장내시경 _181_
04. 대장내시경 세부전문의 _187_
05. 장편한외과의 대장내시경 _197_
06. 위내시경 _204_

VII. 대장암 _213_

1. 별똥별이 빛나는 밤에 – 대장암 편 _217_
2. [대장항문건강을 바꾸는 시간] – 대장암 편 _221_
3. 대장암 예방 _223_
4. 장편한외과의 대장암 진료과 치료 _226_

C·O·N·T·E·N·T·S

VIII. 변비 & 변실금 _231_

1. 변비 환자를 위한 무엇이든 물어보살 _236_
2. 변비 집중탐구 _238_
3. 변실금 집중탐구 _242_

IX. 엉덩이대장 Shorts _251_

01. 치핵(치질) _254_
02. 치루 & 항문농양 _271_
03. 치열 _280_
04. 항문소양증 _282_
05. 대장내시경 _285_
06. 대장암 _297_
07. 변비 & 변실금 _302_

별책부록 1   장편한외과 이성근 원장 인터뷰 _305_
별책부록 2   장편한외과 영수증 리뷰 _317_

YOUTUBE
『엉덩이대장』

QR코드 사용방법

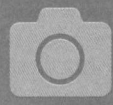 →  →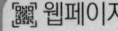

1. 기본 카메라 앱을 열어주세요.
(애플/안드로이드 동일)

2. 화면에 맞춰 사진을 찍는 것처럼 QR코드를 화면 중앙에 배치합니다.

3. 위와 같이 나타나는 창을 누르면 영상이 유튜브에서 재생됩니다.
(애플도 팝업창 열기를 해 주세요.)

Part
I

엉덩이대장 최신 YouTube

01. 엉덩이대장 YouTube 베스트 10
02. 쪽집게 특강
03. 장편한 사람들
04. 항퀴즈온더블록
05. 치질 인사이드

Part I 엉덩이대장 최신 YouTube

엉덩이대장 YouTube 베스트 10

'엉덩이대장'이 지금까지 올린 영상의 수는 640편 이상! 그중 조회수가 높은 베스트 영상 10개를 소개합니다.

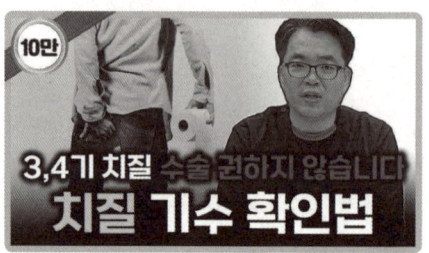

1. 3~4기 치질 수술 꼭 필요할까? Nooop~~ 그 이유를 공개합니다.

치질을 치료하는 데에 꼭 수술이 필요할까요? 치질은 1기부터 4기까지 있지만, 3기·4기 치질의 경우에도 무조건 수술이 필요하지는 않습니다. 치질은 불편하지 않거나, 특별한 합병증이 있는 게 아니라면 수술을 반드시 해야하는 건 아닙니다. 그렇다면 치질 기수 확인은 무의미할까요? 그렇지 않습니다. 치질 기수 확인법을 알기 쉽게 설명해 드립니다.

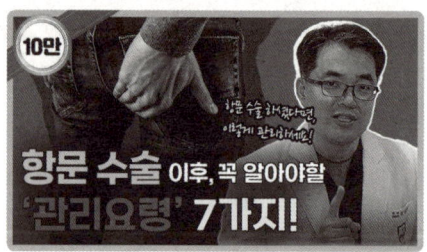

**2. '치질 수술 하신 분들 그리고 하실 분들' !!
치질 수술 이후 관리방법 '일곱 가지 특급비법' 지금 소개 합니다!!**

치질은 여타 질환과 똑같이 관리가 중요한 질환입니다. 특히 수술 후에는 더욱 열심히 관리해야 합니다. 치질 방석을 사용한다고 해서 하루아침에 회복되는 질환이 아닙니다. 그렇다면 치질 수술 이후 관리방법에는 무엇이 있을까요? 치질 수술 후 관리를 위한 7가지 특급비법을 소개합니다.

01 엉덩이대장 YouTube 베스트 10

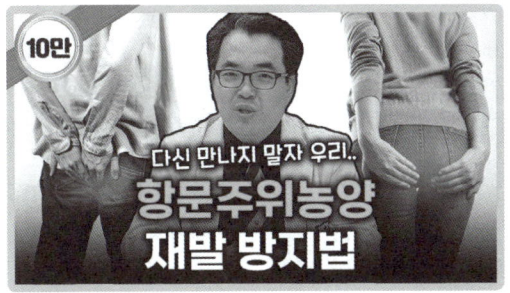 

3. 항문농양 재발 방지법!! 항문농양 수술 후 관리

항문농양도 다른 질환처럼 관리가 중요합니다. 끈질긴 항문농양과 두 번 다시 만나지 않으려면 어떻게 해야 할까요? 항문농양의 재발을 방지하려면 수술 후 관리가 매우 중요합니다. 꾸준한 관리를 통해 상처를 제대로 낫게 해야하는데, 이때 좌욕과 소독을 하는 것이 도움이 됩니다. 이 외에도 항문농양 재발을 방지하는 방법은 여러 가지가 있습니다.

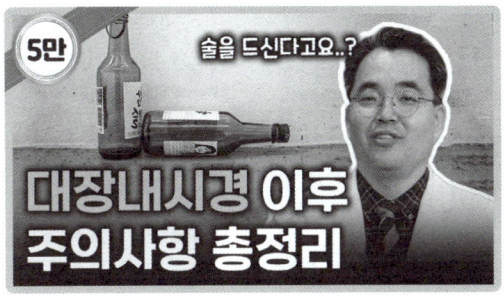 

4. [대장내시경 후 주의사항] 이 영상만 보세요!

장편한외과에서 대장내시경을 받은 분들은 과거 검사보다 훨씬 더 편안했다는 이야기를 많이 합니다. 하지만 아무리 편안하게 대장내시경을 받았어도 조심하지 않으면 무용지물(無用之物)입니다. 대장내시경 후에는 무엇을 주의해야 할까요? 대장내시경 후 주의사항에 대해 정리해 드립니다.

01 엉덩이대장 YouTube 베스트 10

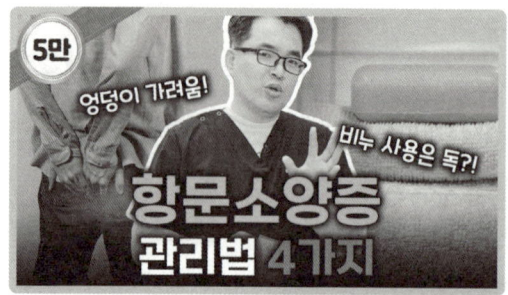 

5. '항문소양증의 모든 것' 비누, 휴지 사용하지 마세요!!

항문에서 느껴지는 간질간질함은 느껴본 사람만이 알 수 있는 불쾌함입니다. 항문소양증은 어떻게 관리해야 할까요? 항문소양증이 있을 때, 비누나 세정제를 사용하면 안 됩니다. 또한, 휴지를 사용하는 것도 좋지 않습니다. 그리고 물로 씻고 좌욕을 해야 합니다. 이 외에도 항문소양증을 관리하는 방법에 대해 장편한외과에서 속 시원히 알려드립니다.

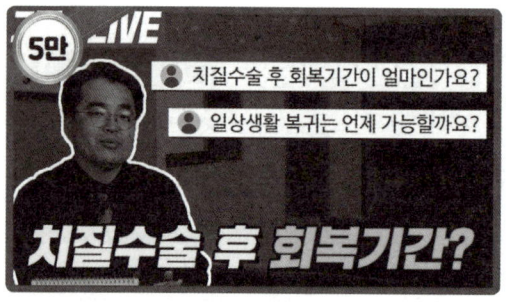 

6. 치질 수술 후 회복기간

치질 수술 후 회복기간은 얼마일까요? 일상생활 복귀는 언제 가능할까요? 많은 분들이 치질 수술을 고민하는 이유 중 하나가 바로 회복기간입니다. 회복기간이 너무 길어서 일상생활에 복귀하기까지 오랜 시간이 걸릴까봐 걱정하는 것입니다. 하지만 치질 수술 후 회복기간은 사람마다, 치질 상태에 따라 다릅니다. 치질 수술 후 회복기간과 관련한 내용을 정리해 드립니다.

01 엉덩이대장 YouTube 베스트 10

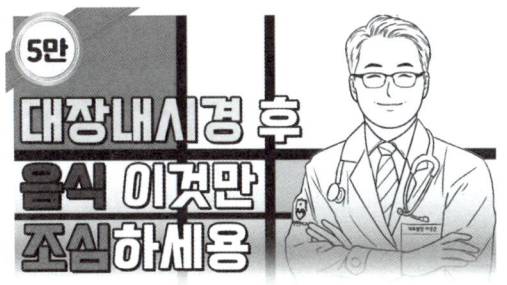 

7. 대장내시경 후 음식, 이것만 조심하세용

대장내시경 후에는 어떤 음식을 먹어야 할까요? 그리고 대장내시경 후 얼마쯤 지나서 먹어야 할까요? 기본적으로 용종절제 후 조심해야 할 음식은 술입니다. 평균적으로 일주일 정도는 안 드시는 것이 좋습니다. 그리고 대장내시경 후 3~4시간 정도 지난 뒤 따뜻한 죽을 먹으면 좋으며, 물과 베지밀은 그 이전에 먹어도 됩니다. 이 외에도 조심해야 할 음식에 대한 내용을 정리해 드립니다.

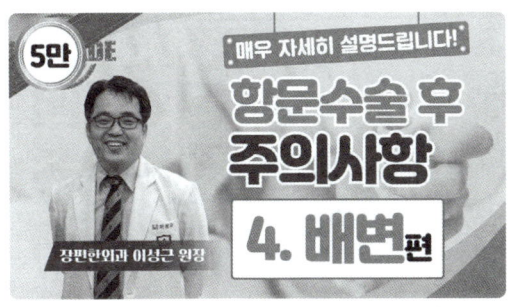 

8. 항문 수술 후 배변관리 및 주의사항 롱~~버전!!
치질 수술 후 배변 시 통증을 줄이는 방법!!

치질 수술 후 가장 두려운 것은 무엇일까요? 길어질 수 있는 회복기간? 치질 방석을 사용해야 한다는 사실에서 오는 부끄러움? 대부분 치질 수술 후 가장 두려워하는 것은 바로 '통증'과 '배변'입니다. 치질 수술을 받고 나면 평소보다 대변이 잘 나오지 않게 됩니다. 치질 수술 후 '배변'에 대한 내용을 정리해 드립니다.

01 엉덩이대장 YouTube 베스트 10

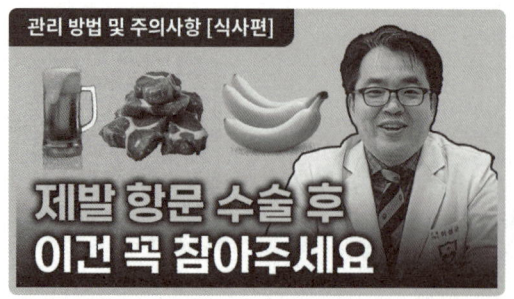 

9. 항문 수술 후 관리 및 주의사항 롱~~버전!!
  치질 수술 후 술, 고기, 커피 등등... 먹어도 될까요?

치질 수술 후 관리를 위해 해야 할 일은 참 많습니다. 연고도 잘 발라야 하고, 좌욕도 열심히 해야 하고, 치질 방석도 사용하면 좋습니다. 그리고 먹는 것도 잘 먹어야 합니다. 수술하고 나서 식사를 잘 안 하는 분들이 계신데, 식사를 과하게 제한하면 변이 딱딱해지므로 식사는 해야 합니다. 술은 절대 드시면 안 됩니다. 이 외에도 치질 수술 후 주의해야 할 음식과 도움이 되는 음식에 대해 알려드립니다.

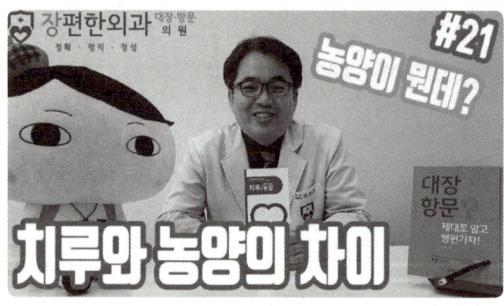 

10. 항문농양은 무조건 수술하셔야 합니다.

항문농양이란 무엇일까요? 치루와 무엇이 다를까요? 항문농양은 초기에는 증상이 없지만 몸살, 항문통증, 고열 등의 증상이 생길 수 있습니다. 그리고 항문농양은 무조건 수술하셔야 합니다. 따라서 꼭 병원에 방문하여 진단을 받아야 합니다. 이 외에도 항문농양과 항문농양의 수술 방법에 대해 알려 드립니다.

Part I 엉덩이대장 최신 YouTube

02 쪽집게 특강

대장항문건강의 중요성에 대해 아는 분은 많아도 왜 중요한지, 어떻게 관리해야 하는지 아는 분은 적습니다. 엉덩이대장 이성근 원장이 대장항문건강과 관련한 쪽집게 특강을 해드립니다.

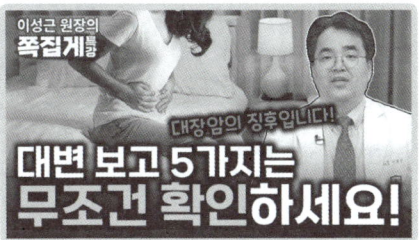 

1. [1강 장 건강 이야기] 대변 보고 반드시 확인해야 하는 5가지

대변을 보고 나서 확인해야 하는 것이 무엇일까요? 대변을 본 뒤에는 출혈(혈변), 점액변, 설사, 변비, 배변 습관의 변화 등을 체크해야 합니다. 이 5가지는 무조건 확인해야 하며, 꼭 확인해야 하는 이유에 대해 알려드립니다.

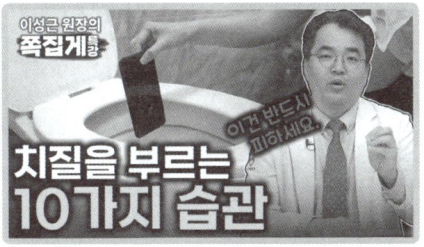 

2. [2강 치질의 원인] 이런 분들은 치질 걸리기 쉽습니다.

치질에 걸리기 쉬운 습관이 무려 10가지!! 그중 치질에 가장 크게 영향을 끼치는 것은 바로 배변 습관입니다. 변기에 5~10분 이상 앉아 있는 것은 좋지 않습니다. 또한, 변비도 치질을 악화시키는 요인이 될 수 있습니다. 이 외에 치질에 안 좋은 습관 10가지를 알려드립니다.

02 쪽집게 특강

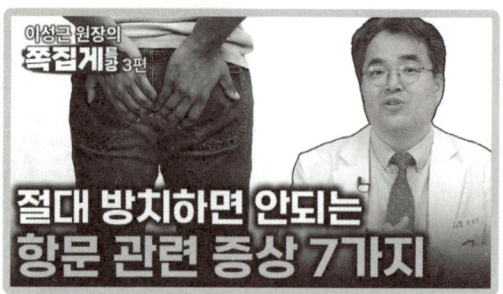 

3. [3강 항문 관련 증상] 이 증상 있으시면 바로 병원에 가보셔야 합니다.
항문 건강과 관련하여 항문을 진찰해야 하는 경우가 있습니다. 돌기처럼 무언가가 튀어나와 있거나 출혈이 있을 때는 병원에 가야 합니다. 치질로 인한 출혈이 아니라 대장에서 발생한 출혈일 수도 있기 때문에 꼭 검사를 받아야 합니다. 이 외에도 항문 진찰이 필요한 7가지 증상에 대해 알려드립니다.

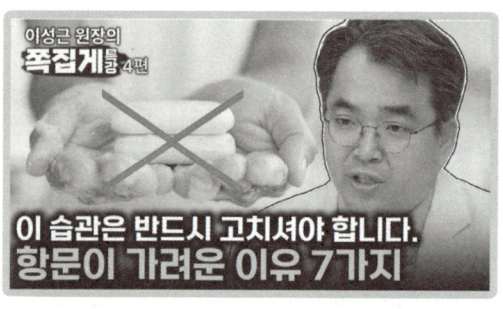 

4. [4강 항문이 가려운 이유 7가지] 항문 가려움은 이것 때문에 생깁니다.
항문이 근질근질한 느낌은 다른 사람에게 쉽게 이야기할 수 없는 느낌입니다. 이렇게 항문이 가려운 느낌은 대체 왜 생기는 걸까요? 그 원인은 음식, 비누 사용, 항문질환 등으로 다양합니다. 항문이 가려운 가장 대표적인 이유 7가지를 정리해 드립니다.

02 쪽집게 특강

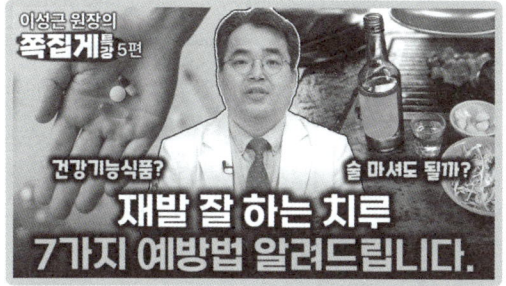 

5. [5강 치루를 예방하는 7가지 방법] 치루는 이렇게 예방하셔야 합니다.
치루는 반드시 수술해야 하는 병입니다. 그리고 재발이 흔하기 때문에 잘 예방하고 관리하는 것이 중요합니다. 치루 예방에 도움이 되는 것은 좌욕, 설사 예방 등이 있습니다. 이 외에도 꼭 지켜야 하는 치루 예방법 7가지를 알기 쉽게 정리해 드립니다.

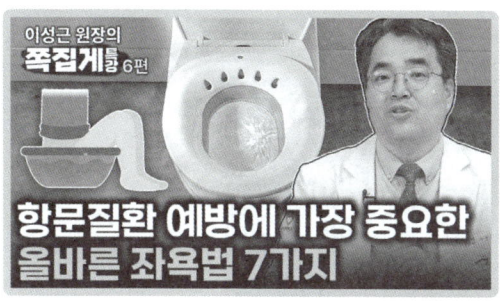 

6. [6강 올바른 좌욕법 7가지] 치질 예방엔 좌욕이 최고입니다.
앉아 있는 시간이 긴 현대인에게 항문질환은 피할 수 없는 질환입니다. 동시에 한 번 걸리면 상당한 불쾌감과 괴로움을 수반합니다. 따라서 항문질환은 예방이 최선입니다. 좌욕만 잘해도 항문질환 예방에 큰 도움이 됩니다. 올바른 좌욕 방법 7가지를 정리해 드립니다.

02 쪽집게 특강

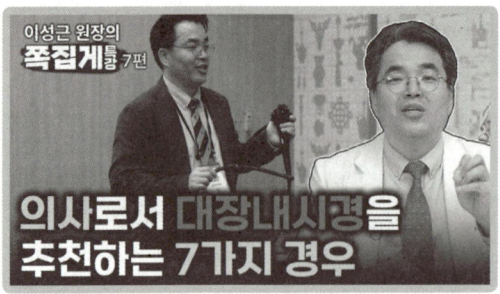 

7. [7강 대장내시경을 해야 하는 7가지 경우]
이런 분들은 반드시 대장내시경 해보셔야 합니다.

대장항문건강을 위해서는 대장내시경을 꼭 받아야 합니다. 특히 대장내시경 검사로 대장암을 조기에 치료할 수 있으므로, 의심되는 증상이 있다면 꼭 대장내시경을 받아봐야 합니다. 그렇다면 언제 대장내시경을 받아보는 것이 좋을까요? 대장내시경을 꼭 받아야 하는 7가지 경우에 대해 정리해 드립니다.

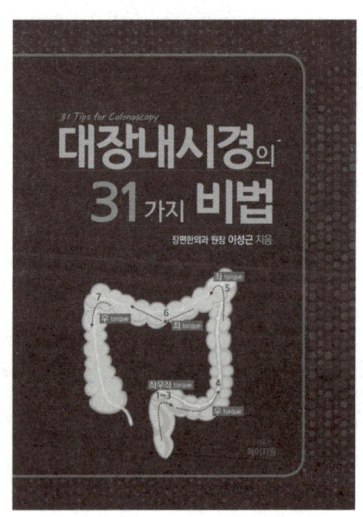

Part I 엉덩이대장 최신 YouTube

장편한 사람들

장편한외과에서 겪은 사연의 수는 장편한외과에 찾아온 사람의 수만큼 있습니다. 이성근 원장이 장편한외과에 방문했던 사람들의 이야기를 들려드립니다.

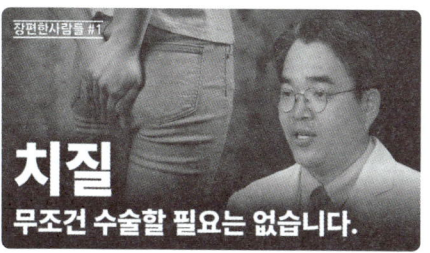

1. 치질, 수술만이 정답은 아닙니다.

32세 여자분이 다른 병원에서 치질 수술을 권유받은 뒤 장편한외과에 찾아오셨습니다. 치질 3기였으나 수술보다는 약물치료를 원하셔서 수술을 권유하지 않았습니다. 치질은 무조건 수술해야 하는 질환이 아닙니다. 그렇다면 치질 수술은 언제 받아야 할까요? 치질 수술을 받아야 하는 경우에 대해 자세히 알려드립니다.

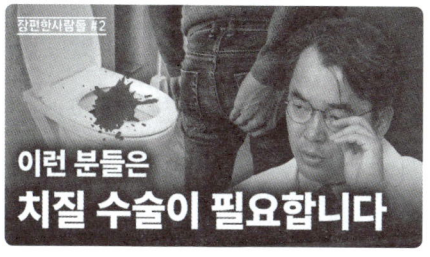

2. 이런 분들은 치질 수술 받으셔야 합니다.

밤에 출혈이 심해 응급실까지 다녀온 환자분이 장편한외과에 찾아오셨습니다. 이런 경우는 응급상황이기 때문에 수술해야 합니다. 또한, 밤새 아파서 진통제를 먹어도 통증이 가라앉지 않아 장편한외과에 찾아오는 분도 많습니다. 이런 경우는 혈전 때문이므로 수술해야 합니다. 이처럼 치질 수술이 필요한 경우에 대해 자세히 알려드립니다.

03 장편한 사람들

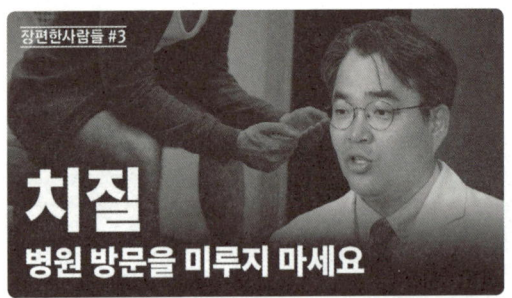

3. 치질, 최대한 빨리 병원에 가셔야 합니다.

56세 남자분이 20년간 치질을 앓았고, 그로 인해 사회생활이 매우 힘들었으나 수술이 두려워 병원 방문을 미뤘다고 하셨습니다. 하지만 치질 증상이 있을 때는 최대한 빨리 병원에 가야 합니다. 모든 치질 수술이 아픈 것은 아니며, 치질이 있을 때는 빨리 치료 받아야 합니다. 치질을 빨리 치료해야 하는 이유에 대해 자세히 알려드립니다.

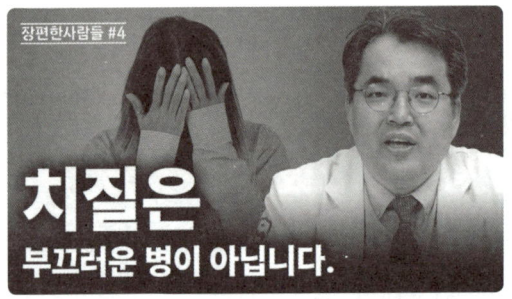

4. 치질을 부끄러워하실 필요가 없습니다.

23살 여자분이 진료실에 들어오자마자 우셨습니다. 본인이 대장암 환자라고 오해하여 우는 것인가 싶었는데, 너무 창피해서 그렇다고 하는 것이었습니다. 진찰을 해보니 1기, 2기 정도의 가벼운 치핵이었고 수술도 필요 없었습니다. 치질은 결코 부끄러운 병이 아닙니다. 그 이유를 알려드립니다.

03 장편한 사람들

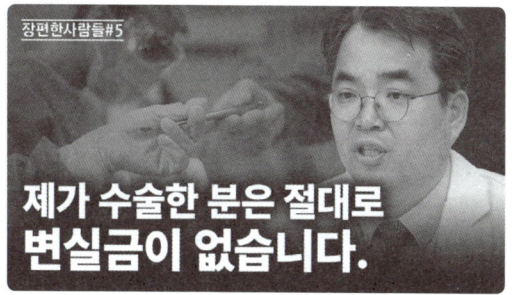 

5. 치질 수술 후 변실금, 걱정하지 않으셔도 됩니다.

심한 치질을 앓는 60대 여자분이 치질 수술을 받고 나면 변실금이 생기지 않을까를 걱정하셨습니다. 치질 수술 시 괄약근 절제가 필요한지에 대해서는 논쟁이 있지만, 장편한외과는 변실금이 생기지 않게 하기 위해 괄약근 절제를 하지 않습니다. 치질 수술 후 변실금이 생길 수 있는 이유에 대해 설명해 드립니다.

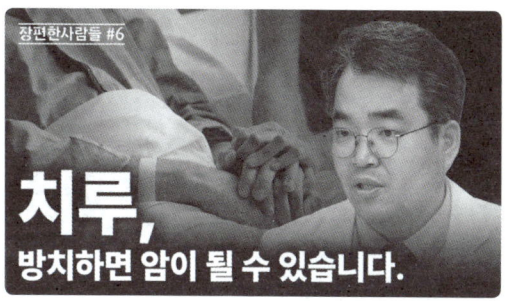 

6. 치루 수술은 절대 미루면 안 됩니다.

56세 남자분이 치루 때문에 오셨습니다. 단순 치루를 진단받고 고름이 터진 이후에 괜찮아졌다고 생각해서 몇 달간 방치했다가 오셨는데, 복잡 치루로 진행되어 있었습니다. 치루가 생기면 꼭 수술을 받아야 합니다. 오랜기간 치루를 방치하면 치루암이 될 수도 있습니다.

03 장편한 사람들

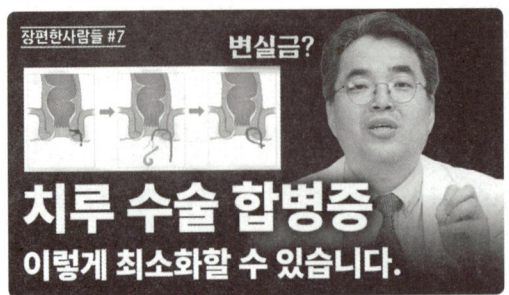

7. 치루, 이렇게 수술해야 합병증을 최소화할 수 있습니다.
55세 남자분이 미국에서 오셨습니다. 치루를 진단받고, 수술을 받기 위해 오신 분이었습니다. 치루 진단을 받은 분은 변실금을 많이 걱정합니다. 하지만 시톤 수술을 하면 변실금이 생길 가능성을 최소화할 수 있습니다. 치루 수술의 방법과 그로 인한 후유증 최소화에 대해 설명해 드립니다.

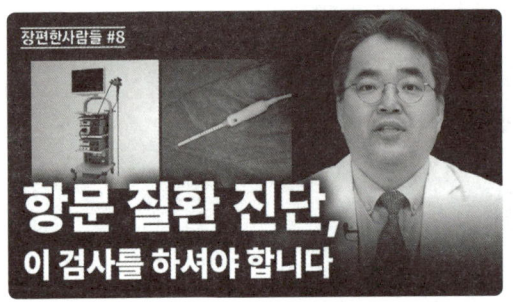

8. 항문질환 진단엔 이 검사가 정말 중요합니다.
32세 남자분이 다른 병원에서 치질이라는 진단을 받고 오셨는데, 검사를 해보니 치루였습니다. 치질이라고 진단 받았다고 해서 다른 병이 없다고 장담할 수는 없습니다. 치질 진단을 받았을 때, 항문 초음파 검사를 빼놓으면 다른 병이 있는 것을 모르고 지나칠 수 있습니다. 왜 항문 초음파 검사를 받아야 하는지 그 이유를 알려드립니다.

03 장편한 사람들

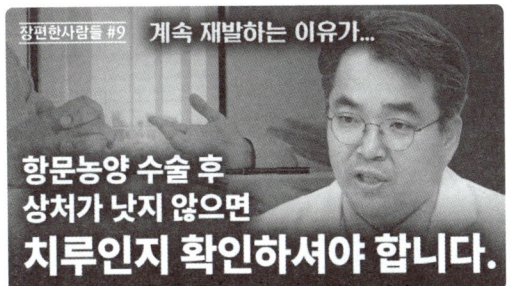 

9. 항문농양, 꼭 치루까지 확인하셔야 합니다.

32세 남자분이 다른 병원에서 항문농양이라는 진단을 받고 치료를 받았습니다. 그런데 두 달이 지났는데도 계속 진물이 나고 불편함을 느껴서 장편한외과에 오셨습니다. 항문 초음파 검사를 해보니 치루가 있었습니다. 이처럼 항문농양을 진단할 때, 항문 초음파 검사를 하지 않으면 치루가 있는 것을 모르고 놓칠 수 있습니다. 항문농양이 의심되는 경우 항문 초음파 검사를 진행해야 하는 이유에 대해 설명해 드립니다.

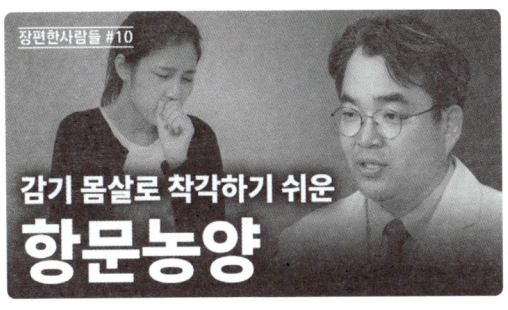 

10. 감기·몸살로 오해하고 방치하면 큰일나는 항문농양

21세 남자분이 감기·몸살인 줄 알고 이비인후과, 내과 등을 전전하다가 유튜브 영상을 보고 항문질환이 있다는 것을 알았다며 찾아오셨습니다. 항문농양은 어떤 질환일까요? 어째서 감기·몸살과 착각하게 되는 것일까요? 항문농양에 대해 자세히 설명해 드립니다.

03 장편한 사람들

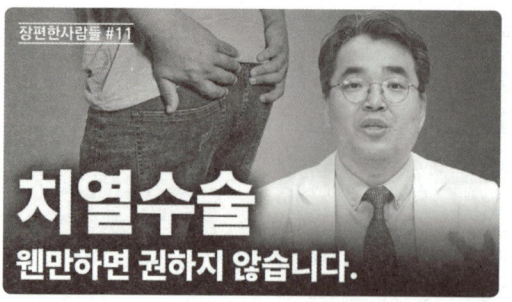 

11. 치열은 가급적 수술을 권하지 않습니다.

21세 여자분이 다른 병원에서 치열 진단과 수술 권유를 받고 장편한외과에 오셨습니다. 하지만 저희는 치열에 특화된 연고로 치료를 하기에 수술은 하지 않았습니다. 과거와 달리 현재는 치열을 치료할 수 있는 연고가 있기 때문에 수술하지 않아도 호전되는 경우가 있습니다. 과거와 달라진 치열 치료법에 대해 알려드립니다.

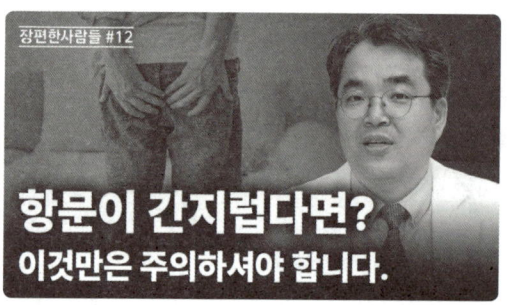 

12. 항문가려움은 이렇게 관리하셔야 합니다.

31세 여자분이 항문소양증을 진단받아 찾아오셨습니다. 다른 병원에서는 전부 '치질 때문이니까 수술해야 한다.'라거나 '이유를 못 찾겠다.'라고 했습니다. 실제로 치열이 있는 환자분이었지만, 단지 그것 때문에 항문소양증이 있다고 할 수는 없습니다. 항문소양증은 항문질환이 있어서 생기는 경우도 있지만, 이유 없이 간지러운 경우도 많습니다. 항문소양증에 대해 자세히 설명해 드립니다.

03 장편한 사람들

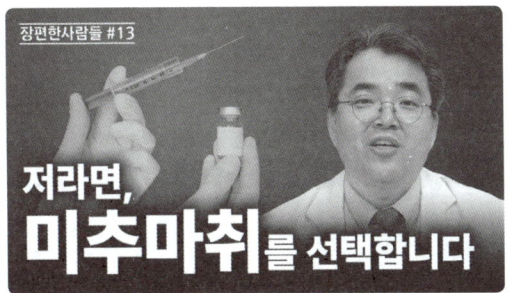 

13. 치질 수술, 저는 미추마취를 추천드립니다.
45세 남자분이 미추마취를 하기 위해 멀리서 찾아오셨습니다. 척추마취는 하반신을 마취하는 것이므로 두통이 생기고, 소변이 안 나오는 경우도 있습니다. 이 같은 부작용이 싫어서 미추마취를 하려는 환자분도 많습니다. 미추마취는 이 같은 합병증이 없고, 한두 시간 지나면 마취가 풀려서 당일 퇴원이 가능하기 때문입니다. 척추마취와 미추마취에 대해 알려드립니다.

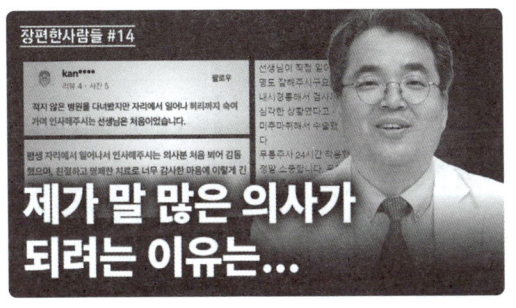 

14. 말 많은 의사, 엉덩이대장 이성근입니다.
장편한외과 엉덩이대장 이성근 원장은 환자와의 교감을 중요하게 생각합니다. 그리고 보다 많은 분들에게, 보다 정확한 의학 정보를 제공하려 합니다. '10분의 진료가 한 사람의 인생에 큰 영향을 미칠 수 있다.'는 생각 때문입니다. 이성근 원장은 오늘도 '말 많은 의사'가 되어 환자들에게 더 많은 정보, 더 나은 진료를 제공하기 위해 불철주야(不撤晝夜) 노력하고 있습니다.

Part I 엉덩이대장 최신 YouTube

04 항퀴즈온더블럭

치질 검사가 아프다? 치질은 수술만이 답이다? 감기·몸살인 줄 알았는데 항문농양이었다? 장편한외과 이성근 원장이 항퀴즈온더블럭으로 답해드립니다.

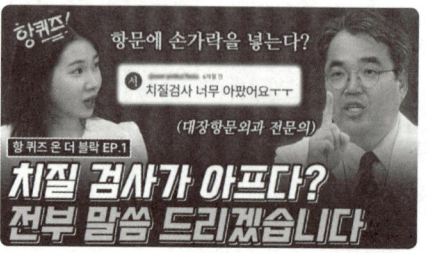

1. 대장항문외과 전문의가 알려주는 치질의 모든 것

최근 젊은 사람들 사이에서도 치질 환자가 증가하고 있습니다. 치질은 항문질환 전체를 일컫는 용어로 '치핵'과 '치질'을 혼용해서 사용하는 경우가 많습니다. 치핵은 통증을 유발하지 않지만, 혈전이 생기면 아플 수 있습니다. 또한, 치질은 결코 부끄러운 병이 아닙니다. 치질이 있다면 곧바로 병원에 찾아가 진단과 치료를 받아야 합니다. 치질의 이모저모에 대해 알려드립니다.

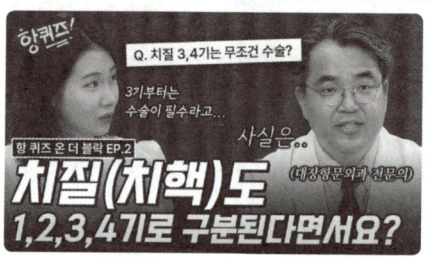

2. 치질 3, 4기도 수술만이 답은 아닙니다.

치핵은 반드시 수술해야만 하는 질환이 아닙니다. 아직 이 부분은 논쟁이 많은 부분이지만, 장편한외과에서는 환자가 불편해하거나 합병증이 생긴 경우가 아니면 치핵을 무조건 수술하지는 않습니다. 오히려 중요한 점은 정말 치핵만 있는지 확인하는 것입니다. 치질과 치질 수술, 치질 외의 병에 대해 설명해 드립니다.

04 항퀴즈온더블럭

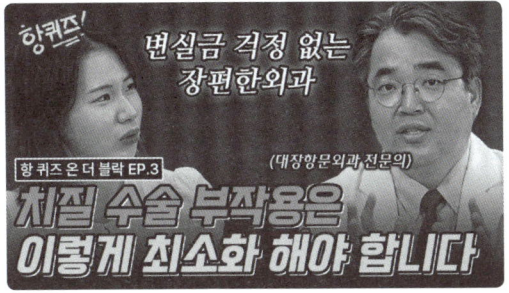 

3. 치질 수술 부작용이 걱정되신다고요? 전부 말씀드리겠습니다.

치질은 반드시 수술해야 할까요? 치질은 반드시 수술해야 하는 병은 아니며, 만약 수술할 경우에는 개인별 맞춤형 수술을 해야 합니다. 또한, 치질 수술을 할 때는 척추마취 대신 미추마취를 하는 것이 환자에게 부담이 덜합니다. 치질 수술과 관련된 모든 것에 대해 알려드립니다.

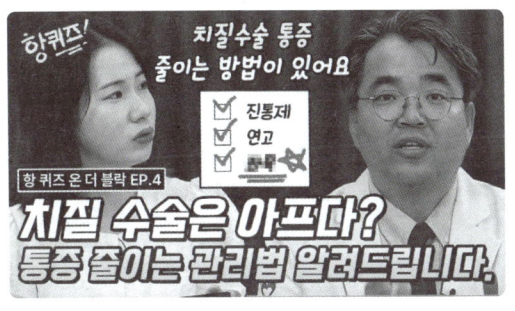 

4. 치질 수술 통증, 대장항문외과 전문의가 깔끔하게 정리해드립니다.

치질 수술 이후 관리는 어떻게 해야 할까요? 단순히 치질 방석 하나만으로 치질 수술 상처가 낫지는 않습니다. 게다가 치질 수술 이후에 찾아오는 통증을 줄이는 방법도 알아야 합니다. 치질 수술 후 주의사항, 식단부터 생활습관까지 전부 알려드립니다.

04 항퀴즈온더블럭

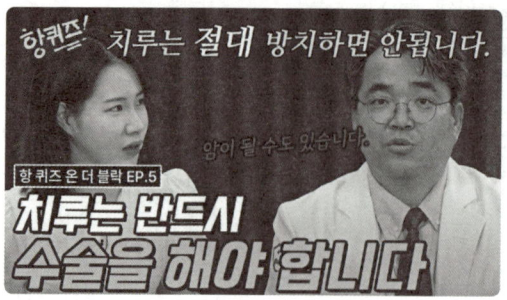 

5. 치루는 하루라도 빨리 수술을 하셔야 합니다.

치핵과 다르게 치루는 반드시 수술을 해야 합니다. 치루는 약과 연고로 좋아지지 않으며, 오히려 단순 치루에서 복잡 치루로 진행될 수 있습니다. 또한, 치루는 오랫동안 방치하면 암이 될 수 있습니다. 따라서, 치루는 수술해야 합니다. 치루에 대해 궁금한 모든 것을 자세히 설명해 드립니다.

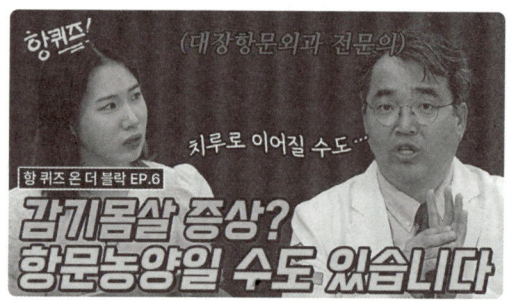 

6. 감기·몸살인 줄 알았는데 항문농양? 절대 가볍게 생각하시면 안됩니다.

붓고, 열나고, 아프고, 오한까지. 이 증상들만 놓고 보면 전부 감기·몸살이라고 생각할 겁니다. 하지만 사실 항문농양도 이 같은 증상을 보입니다. 항문농양은 무엇이고 어떻게 치료해야 할까요? 항문농양에 대해 자세히 설명해 드립니다.

04 항퀴즈온더블럭

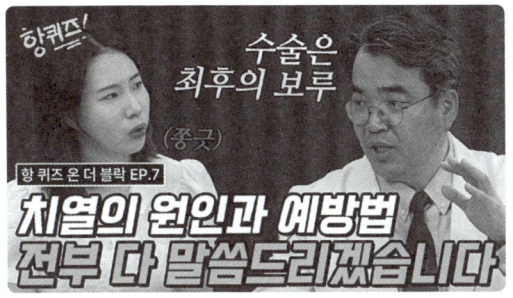 

7. 치열의 모든 것, 제가 설명드리겠습니다.
항문이 따갑고, 피나고, 쓰라린 질환, 치열. 하지만, 증상만으로 판단하는 것은 매우 위험합니다. 이 같은 증상은 치루나 치핵에서도 나타날 수 있기 때문입니다. 치열은 어떤 병일까요? 그리고 치루나 치핵과는 어떤 차이점이 있을까요? 치열에 대해 자세히 설명해 드립니다.

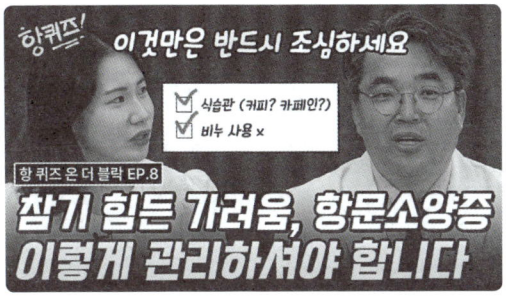 

8. 항문 가려움으로 고생하신다고요? 이 습관은 반드시 신경 쓰셔야 합니다.
항문소양증은 항문이 간지러운 질환입니다. 항문질환 때문에 가려운 경우도 있고, 이유가 없이 특발성인 경우도 있습니다. 항문질환 때문에 가려운 경우에는 원인이 되는 질환을 해결하면 좋아지지만, 이유가 없는 특발성인 경우에는 치료가 어려워서 난감한 경우가 많습니다. 항문소양증은 무엇인지, 왜 생기는 것인지 설명해 드립니다.

04 항퀴즈온더블럭

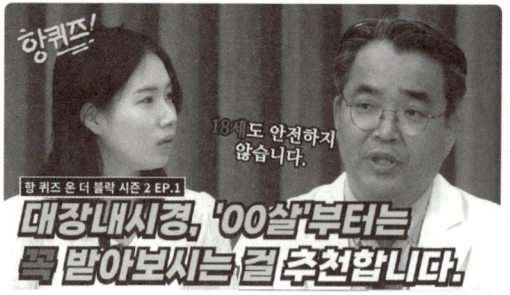 

9. 대장내시경, 00살부터 반드시 받아보시는 걸 추천합니다

대장내시경 검사의 나이는 예전에는 40세부터 이지만 요즘에는 35세부터 받아보시길 추천드립니다. 그만큼 대장용종과 대장암이 많아지고 있습니다. 우리나라 대장암 증가율이 세계 1위입니다. 염증성 장질환도 많아지고 있습니다. 18세의 나이에도 암이 발견된 경우도 있습니다. 증상이 없어도 대장내시경을 받기를 추천드립니다.

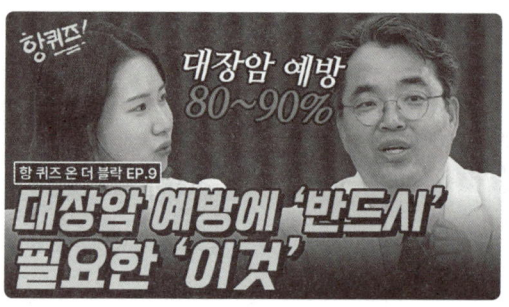 

10. 대장암이 걱정되신다고요? 지금 바로 '이것' 하셔야 합니다.

대장암은 하루아침에 생기지 않습니다. 예방할 수 있는 암이 몇 개 없는데 그중 하나가 바로 대장암입니다. 대장암의 씨앗인 대장용종을 제거하면 대장암을 예방할 수 있습니다. 그리고 대장용종을 제거하기 위해서는 대장내시경을 하셔야 합니다. 국립암센터에서는 45세 이상, 많은 의사들은 40세 이상, 저는 35세 이상부터 대장내시경을 받아야 한다고 주장하는데 그 이유를 알려드립니다.

04 항퀴즈온더블럭

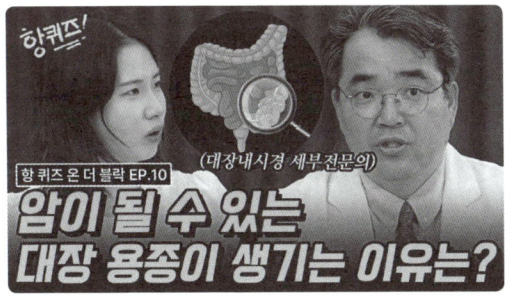 

11. 대장 용종만 제거해도 대장암을 예방할 수 있습니다.

35세 남성 환자분이 피가 난다고 하며 내원하셨는데, 대장내시경 검사를 하니 대장 용종이 5개나 발견되었습니다. 그리고 그중 하나는 대장암이 될 수 있는 선종이었습니다. 젊은 나이라고 해서 대장내시경이 필요하지 않은 게 아닙니다. 최근에 젊은 나이에서도 대장암이 급격하게 늘어나고 있습니다. 무증상이어도 대장내시경을 해야 하는 이유, 대장용종을 제거해야 하는 이유에 대해 알려드립니다.

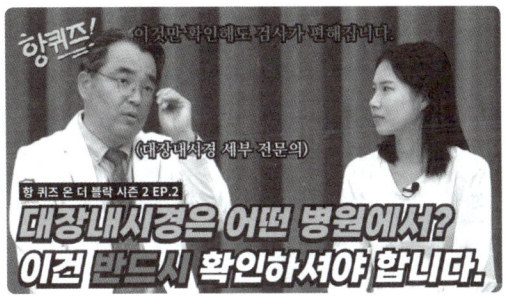 

12. 대장내시경은 이런 병원에서 하셔야 합니다.

62세 여성 환자분이 다른 병원에서 대장내시경을 했을 때, 너무 힘들었던 경험을 하셔서 '다시는 안 하고 싶다'라는 마음이 들었다고 했습니다. 이분은 장편한외과에서 대장내시경을 하고 굉장히 편안하셨다고 말씀하셨는데요. 물론 대장내시경은 장 청소도 힘들고, 검사 자체가 다소 힘들기 때문에 편한 검사는 아닙니다. 하지만 현재는 장 청소 약도 많이 편해졌고, 실력 있는 의사에게 대장내시경을 받으면 힘들지 않습니다. 대장내시경을 편하게 받을 수 있는 병원을 고르는 요령을 알려드립니다.

04 항퀴즈온더블럭

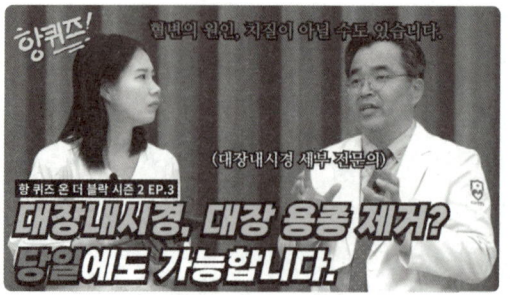 

13. 대장내시경이 당일에도 가능하다? 대장용종 절제까지!

요즘은 편한 장 청소 약이 많이 나와서 당일에도 대장내시경이 가능하게 되었습니다. 물약만이 아니라 알약 타입도 있으므로 자신에게 맞는 것을 선택해 드실 수 있습니다. 그리고 장편한외과에서는 당일 대장용종 절제도 가능합니다. 대장내시경과 대장용종 절제가 당일에 시행되면 좋은 점을 낱낱이 파헤쳐 알려드립니다.

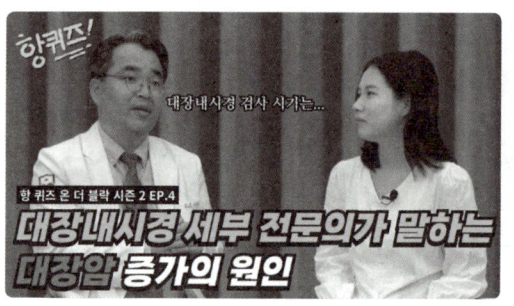 

14. 선종은 모두 암이 된다? 대장암이 증가하는 이유는? 엉덩이대장이 알려주는 대장내시경에 관련된 모든 것

40대 여성 환자분이 선종이 발견되어 매우 걱정하셨습니다. 용종은 제거를 하고, 조직 검사에서 선종이 나왔는데 선종은 암이 될 수 있다는 생각에 걱정을 많이 하셨습니다. 심지어 이 때문에 우울증까지 걸리고, 다음날 찾아와서 '펑펑' 우시기까지 하셨습니다. 선종은 분명 대장암의 씨앗이 될 수 있지만, 제거하고 나면 걱정하지 않으셔도 됩니다. 선종이 정확히 어떤 것인지, 대장암이 왜 증가하고 있는 것인지를 알려드립니다.

04 항퀴즈온더블럭

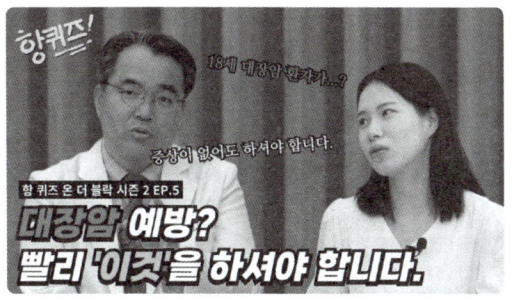 

15. 대장암 예방은 대장내시경으로! 엉덩이대장이 알려주는 대장내시경 검사 주기

50세 남성 환자분은 대장내시경을 하고 대장암이 발견되자마자 자녀를 먼저 걱정하셨습니다. 이처럼 대장암은 결코 가볍게 넘어갈 수 있는 병이 아닙니다. 이 같은 대장암을 예방하게 해주는 대장내시경은 언제, 얼마나 자주 받아야 할까요? 우리나라의 대장암 검진에서 하는 분변잠혈검사는 대장암을 100% 진단할 수 없으므로 대장내시경을 꼭 받으셔야 합니다.

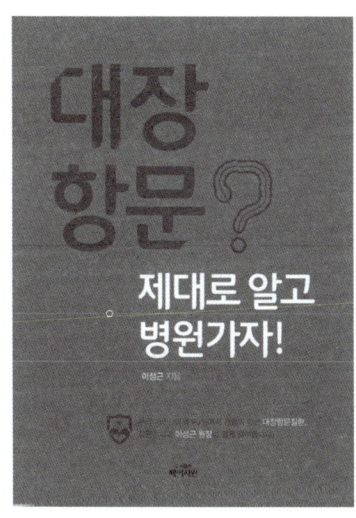

Part I 엉덩이대장 최신 YouTube

05 치질 인사이드

치질이란 도대체 무엇일까? 당장 검사를 받아야 하는 경우는?? 치질 수술을 미루면 안 되는 이유는?? 장편한외과 이성근 원장이 치질 인사이드에서 알려드립니다.

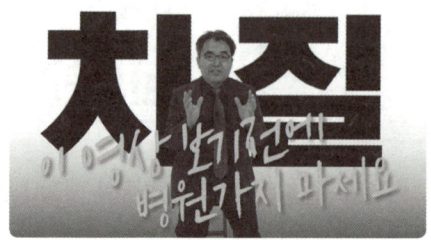 

1. 치질이란 도대체 무엇일까?

치질이란 도대체 무엇일까요? 치질은 항문에 생기는 모든 질환을 일컫는 용어로, 치질과 치핵을 동의어처럼 생각하는 경우가 많습니다. 하지만 엄밀히 따지면 치질과 치핵은 다른 병입니다. 치질의 모든 것에 대해 알기 쉽게 설명해 드립니다.

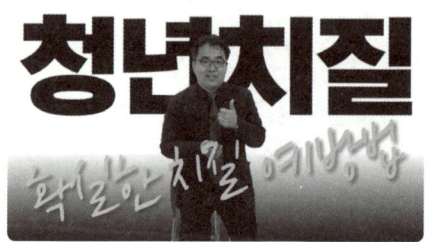 

2. 치질, 이렇게 예방할 수 있습니다.

최근 젊은 사람들 사이에서도 치질 발병률이 증가하고 있습니다. 항문질환으로 장편한외과에 방문하는 초·중·고 학생도 많아졌습니다. 다이어트나 격렬한 운동으로 항문에 문제가 생겨 찾아오는 젊은 분들도 있습니다. 이 같은 경우를 방지할 수 있는 치질 예방법에 대해 설명해 드립니다.

05 치질 인사이드

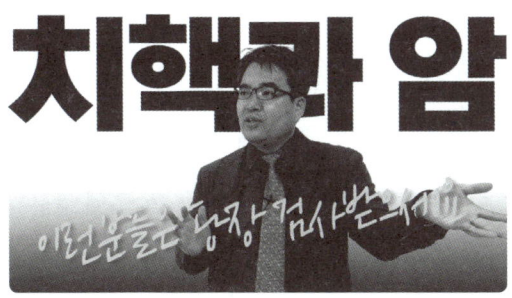 

3. 여기에 해당되시면 지금 바로 검사를 받으셔야 합니다.
치핵인 줄 알았는데 알고 보니 대장암인 경우는 의외로 드물지 않습니다. 그리고 이런 분들의 이야기를 들은 사람 중 '치질이 암이 될 수 있다.'고 오해하는 분들도 있습니다. 대장암에 걸리면 항문에 출혈이 생길 수 있어서 이 같은 오해를 하시는데, 치핵은 암이 되지 않습니다. 단지 제대로 된 검사를 받지 못했을 뿐입니다. 치핵과는 달라서 당장 검사를 받아야 하는 경우를 자세히 알려드립니다.

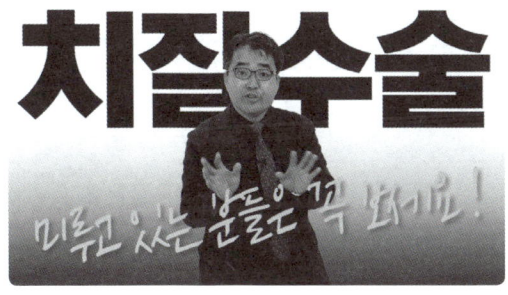 

4. 치질 수술을 미루면 안 되는 이유는 바로 이것입니다.
장편한외과에서는 치질 수술을 무조건 권유하지 않습니다. 3기, 4기의 경우 불편해 하거나 합병증이 생기면 수술을 고려하지만, 그 외에는 수술을 권유하지 않습니다. 하지만 치질 수술이 꼭 필요한 경우도 있습니다. 치질 수술의 A부터 Z까지 자세히 알려드립니다.

05 치질 인사이드

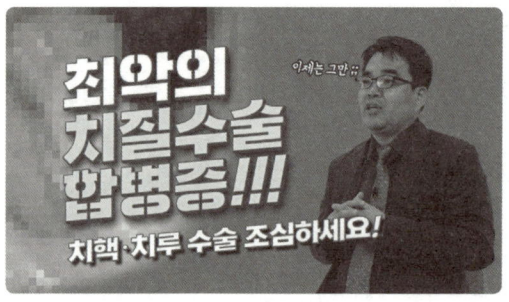 

5. 치질 수술의 합병증에 대해 말씀드립니다.

치질 수술 후에는 출혈이나 변실금이 생길 수 있습니다. 치질 수술 때, 괄약근을 너무 많이 절제하면 변실금이 생길 수 있습니다. 장편한외과에서는 치핵 수술시 괄약근을 절제하지 않으므로 변실금이 생기지 않았습니다. 이처럼 치질은 수술 방법에 따라 합병증이 생기지 않을 수도 있습니다. 치질 수술과 그 방법에 대해 자세히 설명해 드립니다.

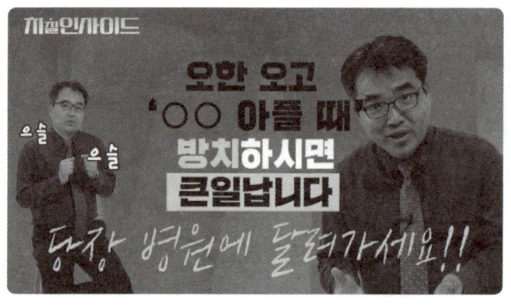 

6. 이런 증상 있으면 당장 병원에 가셔야 합니다.

치루는 항문샘에 염증이 생겨서 고름이 만들어지고, 옆으로 길을 만들어 번지며 진행되는 질환입니다. 그런데 치루는 처음에 진단하기가 어렵고 감기·몸살로 오해를 받기도 합니다. 하지만 치루를 방치하면 항문이 붓고 빨개지며, 진물이 생깁니다. 게다가 암이 될 수도 있습니다. 따라서, 치루는 항문 초음파 검사를 통해 정확히 진단해야 합니다. 치루의 증상과 진단법에 대해 자세히 설명해 드립니다.

05 치질 인사이드

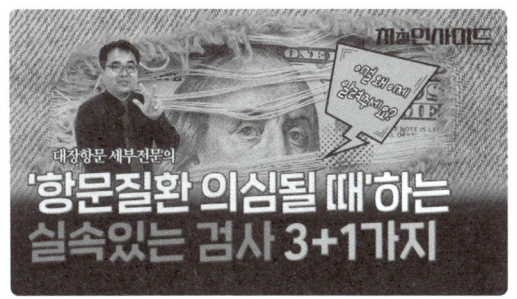

7. 치질일 때 반드시 이 검사를 받아보셔야 합니다.
장편한외과에서는 웬만하면 검사를 많이 권하지 않습니다. 하지만 정확한 진단을 위해 반드시 필요한 검사가 있습니다. 바로 항문 초음파 검사, 직장경 검사, 직장 수지 검사입니다. 치질이 있다면 증상에 따라 필요한 검사는 꼭 받아보는 것이 좋습니다. 대장항문건강을 위한 필수검사에 대해 자세히 설명해 드립니다.

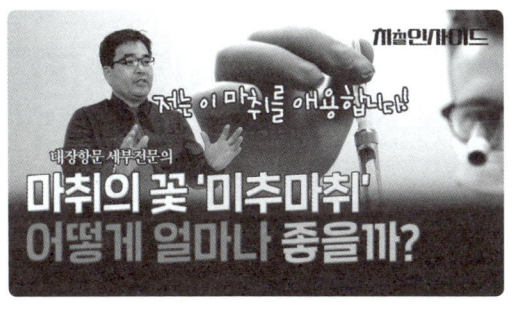

8. 치질 수술할 때 미추마취를 추천드립니다.
치질 수술 때, 대부분 미추마취가 아니라 척추마취를 많이 합니다. 하지만, 척추마취는 하반신을 마취시키고 수술을 진행하므로 여러가지 합병증이 생길 수 있습니다. 그러나, 미추마취는 이 같은 위험이 없으며 마취가 금방 풀리기 때문에 당일 퇴원이 가능합니다. 척추마취와 미추마취의 차이와 장·단점을 자세히 설명해 드립니다.

05 치질 인사이드

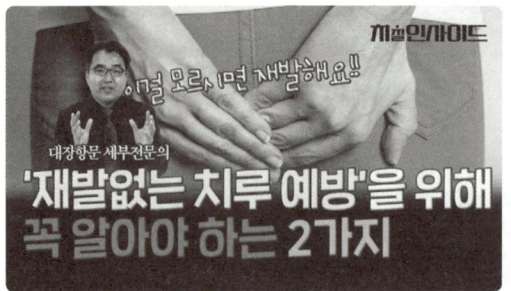 

9. 치루 재발 방지를 위해 이건 반드시 아셔야 합니다.

치루 수술은 학회에서 인정하는 대장항문 세부전문의에게 받는 것이 좋습니다. 수술 경험이 많고 능력 있는 의사에게 수술을 받아야 치루 재발 위험성과 합병증 가능성이 낮아지기 때문입니다. 또한, 치루는 재발 예방이 필수적입니다. 음주를 삼가하고, 설사를 예방하며, 대장내시경으로 염증성 장질환이 있는지 확인해야 합니다. 치루 수술과 재발 방지에 대해 자세히 설명해 드립니다.

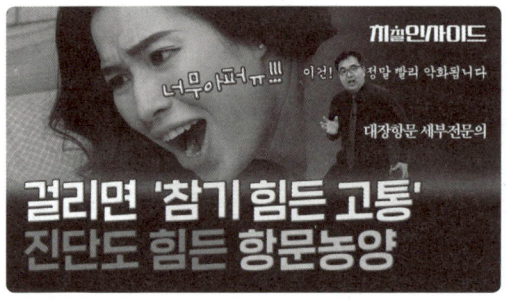 

10. 감기·몸살인 줄 알았는데 항문농양이라고요?

항문농양은 중요 항문질환 중 하나로 발견 당일에 수술하는 것이 좋습니다. 그러나 항문농양 초기에는 항문이 아프고, 붓고, 열이 나는 등 감기·몸살 같은 증상이기 때문에 진단하기가 어렵습니다. 항문농양을 방치하면 치루로 진행될 수도 있기 때문에 의심되는 증상이 있을 때에는 바로 병원에 가는 것이 좋습니다. 항문농양에 대해 자세히 설명해 드립니다.

05 치질 인사이드

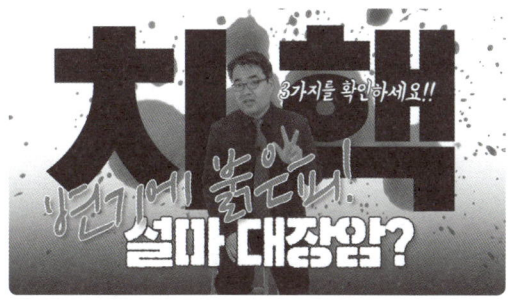 

11. 혈변, 대장암을 걱정하고 계신가요?

치핵의 증상으로는 출혈, 돌출, 간지러움 등이 있습니다. 대부분의 치핵은 통증을 동반하는 것은 아닙니다. 따라서, 아프지 않다고 해서 치핵이 없는 것은 아닙니다. 그리고 출혈 색깔로 치핵인지, 대장암인지를 구분하려 하면 안 됩니다. 또한, 항문이 가려운 게 정말로 치질 때문인지, 아니면 다른 질환이 있는 것인지를 확인할 필요가 있습니다.

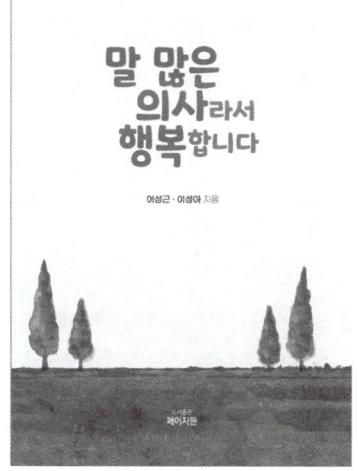

YOUTUBE
『엉덩이대장』

QR코드 사용방법

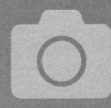

1. 기본 카메라 앱을
   열어주세요.
   (애플/안드로이드 동일)

→

2. 화면에 맞춰 사진을
   찍는 것처럼 QR코드를
   화면 중앙에 배치합니다.

→

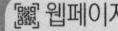 웹페이지
브라우저에서 Youtube에
접속하려면 여기를 누르세요.

3. 위와 같이 나타나는 창을
   누르면 영상이 유튜브에
   서 재생됩니다.
   (애플도 팝업창 열기를 해 주세요.)

Part
II

치핵(치질)

01. 항문외과 전문의가 보는 [미디어 속 항문질환]
02. 전지적 치질 시점
03. 항문건강에 대한 궁금증 [항문건강을 바꾸는 시간]
04. '별똥별이 빛나는 밤에'_ 치핵 편
05. 엉덩이대장 가상라이브
06. 치질을 논하는 외과의사들 [치질 써전]
07. 치질 수술 후 7가지 주의사항
08. [치질 수술 후 주의사항] Ver. 2
09. 엉덩이 탐정
10. 치질 토론 [엉덩이대장 VS 엉덩이마왕]
11. 엉덩이대장 [책 읽어주는 의사]
12. 항문질환에 관련된 Q&A
13. 장편한외과의 치질 진료와 치료

Part II 치핵(치질)

♡ 치핵

치핵은 항문질환 중에서 가장 빈도가 높은 질환입니다. 혈관, 평활근 및 지지조직 등으로 구성된 항문 쿠션이 늘어나 항문 밖으로 밀려 내려오면서 혹처럼 튀어나오는 병적인 상태가 되며, 이 상태를 의학적으로 '치핵'이라고 합니다.

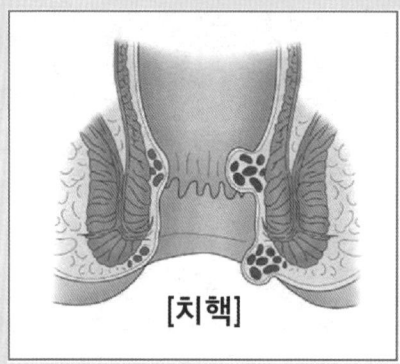

[치핵]

♡ 치핵의 원인과 증상

■ 발생 원인
1. 잘못된 배변습관(오래 앉아 있거나 과도하게 힘을 주기)
2. 변비/딱딱한 변 또는 설사
3. 변비약이나 관장을 습관적으로 사용
4. 임신과 출산(복압의 증가 및 항문 부위 혈액순환 장애)
5. 과음, 과로, 오래 서 있거나 오래 앉아 있는 경우
6. 노화, 유전(항문벽의 미세근육이 약한 경우 등)

■ 주요 증상
  1. 항문에 무언가 만져짐(탈출)
  2. 변을 볼 때 피가 남(출혈)
  3. 항문 주위 간지러움, 분비물, 피부염
* 대부분 통증은 없으나 탈출된 치핵이 항문 안으로 들어가지
  못하거나 치핵 내에 혈전이 생기면 통증이 발생할 수 있습니다.

♡ 치핵의 진행단계

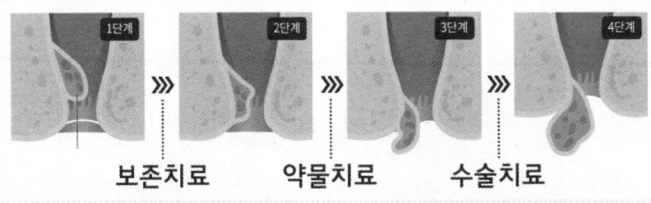

♡ 치핵의 보존 치료

- 🍎 식이요법 과일, 야채 등 식이섬유 섭취
- 🍲 온수좌욕 37~40도의 물로 3~5분 정도 마사지
- 연고도포 치핵부위에 연고 도포
- 약물요법 혈액순환 개선제, 변비약 등의 내복약 섭취

Part II 치핵(치질)

치핵의 수술 치료

■ **수술이 필요한 경우**
 1. 치핵 증상(출혈, 탈출, 간지럼 등)이 지속되어 불편한 경우
 2. 치핵으로 다른 합병증(빈혈, 혈전 등)을 유발하는 경우
 3. 치핵이 심한 경우(치핵 3단계 또는 4단계)

■ **수술법**
 - 치핵을 근본적으로 치료할 수 있는 방법이며,
  절제 및 결찰술, 점막하 치핵절제술, 자동원형 문합기를
  이용한 수술 등 다양한 수술법이 있습니다.

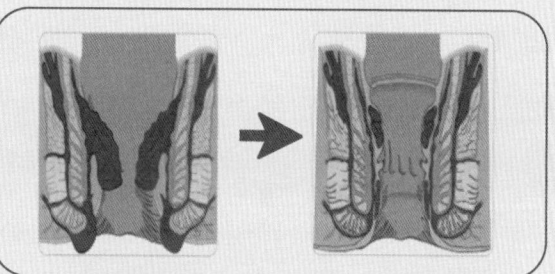

치핵의 예방 습관

■ **배변습관 개선**
 - 배변할 때 과도하게 힘주지 않습니다.
 - 배변할 때 변기에 오래 앉아 있지 않습니다.

■ **변비 예방**
 - 물을 많이 마십니다. (하루 8컵 이상 권장)
 - 과일과 채소의 섭취량을 늘리고, 식이섬유도 섭취합니다.

■ 온수 좌욕
- 온수(37~40도, 목욕탕 온탕 온도)로 3~5분 좌욕합니다.
* 너무 뜨거운 물은 화상의 위험이 있으므로 주의합니다.
- 소금이나 소독약을 타지 않고 맹물로 합니다.
- 좌욕 후 항문을 잘 건조시킵니다.

■ 스트레칭
- 오랫동안 서 있거나 앉아 있지 않습니다.
- 중간중간 스트레칭을 합니다.

■ 절주/휴식
- 과음하지 않습니다.
- 몸 상태를 점검하며 무리하지 않습니다.

예방 Key Point

- 배변은 3~5분 이내로!
화장실에 앉아 있는 시간이 길수록 치핵 조직이 아래로 빠지기 쉬워요.

- 항상 항문은 청결히!
37~40도의 온수로 좌욕을 하거나 샤워기로 세정한 후 잘 건조해주세요.
(비누로 꼭 닦지 않아도 됩니다.)

- 충분한 수분과 식이섬유 섭취!
변을 부드럽게 하는 식이섬유와 물을 많이 드셔서 장의 운동을 촉진해 치질을 예방해요.

Part II 치핵(치질)

항문외과 전문의가 보는 [미디어 속 항문질환]

미디어에서 이야기하는 항문질환은 실제보다 과도하게 표현되는 경우가 많습니다. 장편한외과 이성근 원장이 실제와 미디어의 차이점을 살펴보고 알려드립니다.

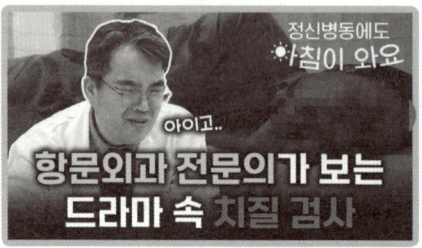 

1. 항문외과 전문의가 보는 드라마 속 치질 검사

직장수지검사는 손가락에 젤을 바르고 항문에 삽입하여 손가락으로 항문을 진찰하는 검사를 말합니다. 하지만, 미디어에 나오는 것처럼 많이 아프지는 않습니다. 이 외에는 어떤 검사 방법이 있을까요? 직장수지검사 외의 치질 검사 방법을 제대로 알려드립니다.

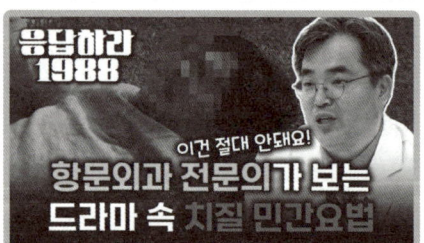 

2. 항문에 마늘을? 항문외과 전문의가 보는 드라마 속 치질 민간요법

한 드라마에서 치질 치료를 위한 민간요법으로 항문에 마늘을 넣는 장면이 나왔습니다. 하지만 이것은 옳지 못한 방법입니다. 또한, 좌욕 시 물에 쑥 등을 넣고 하는 경우도 있는데 물로만 해도 충분합니다. 치질과 관련된 다양한 민간요법에 대해 제대로 알려드립니다.

01 항문외과 전문의가 보는 [미디어 속 항문질환]

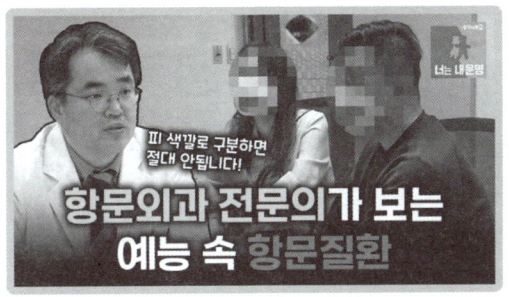 

3. 항문외과 전문의가 보는 예능 속 항문질환

한 TV 프로그램에서 부부가 혈변 증상으로 치질 진단을 받는 과정이 나옵니다. 치질은 많은 사람들이 가지고 있는 흔한 질환이므로 너무 부끄러워하지 않아도 됩니다. 또한, 치질은 약 복용과 관리, 수술 등으로 충분히 나아질 수 있습니다. 치질에 대해 제대로 알려드립니다.

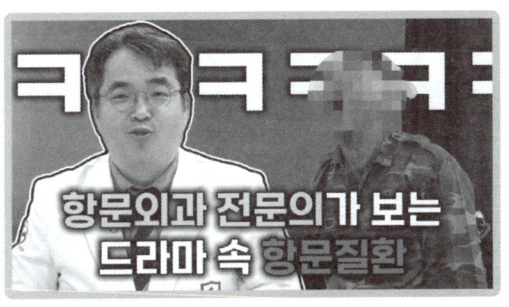 

4. 항문외과 전문의가 보는 드라마 속 항문질환

한 드라마에 나온 것처럼 군인은 치질에 걸리는 경우가 많습니다. 실제 장편한외과에는 치루로 방문하는 군인분들이 많으며, 전역 후 치료하는 경우도 있습니다. 군인의 항문질환에 대해 자세히 설명해 드립니다.

01 항문외과 전문의가 보는 [미디어 속 항문질환]

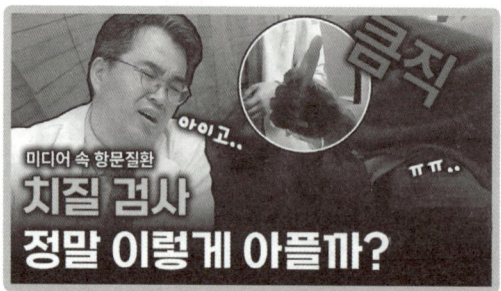 

5. 항문외과 전문의가 보는 예능 속 대장항문 이야기

한 TV 프로그램에 항문경으로 검사하는 장면이 나옵니다. 미디어에서는 출연자분이 많이 아파하고 검사 시간 또한 오래 걸리는 것처럼 보이지만, 실제로는 검사 시간이 그렇게 길지 않으며, 통증도 심하지 않습니다. 그리고 항문 초음파 검사를 하면 통증이 거의 없습니다. 치질 검사에 대해 자세히 설명해 드립니다.

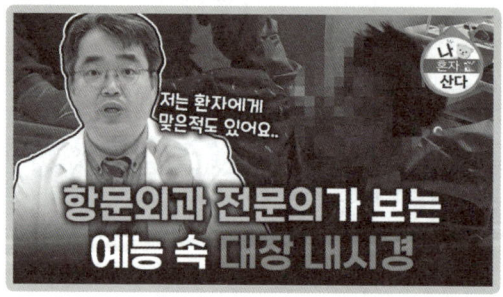 

6. 대장항문외과 전문의가 보는 예능 속 대장내시경

진정내시경에 쓰이는 주사에 대한 오해가 많습니다. 사람마다 반응은 각양각색이고, 사람의 성향에 따라 모두 다릅니다. 진정내시경은 충분한 시간을 두고 검사를 진행하면 좋습니다. 따라서, 시간적 여유가 있는 병원을 선택하는 것도 좋은 방법입니다. 대장내시경 준비과정이 불편하다고 검사를 미루면 안됩니다.

01 항문외과 전문의가 보는 [미디어 속 항문질환]

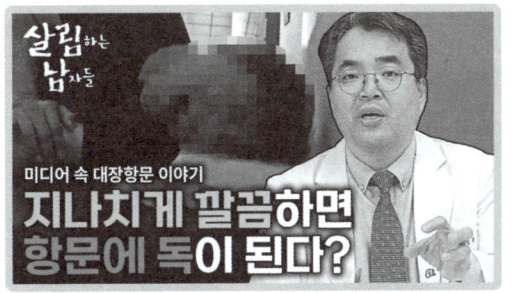 

7. 대장항문외과 전문의가 보는 예능 속 항문소양증 이야기

항문소양증의 원인은 여러가지가 있습니다. 이중 중요한게 식습관인데, 증상을 유발하는 음식을 조심하면 좋아질 수 있습니다. 커피, 탄산음료, 카페인음료, 술, 자극적인 음식 등을 피하는 것이 좋습니다. 그리고 항문이 가려울 때는 비누사용을 피하는 것이 좋습니다. 그리고 좌욕이 큰 도움이 됩니다.

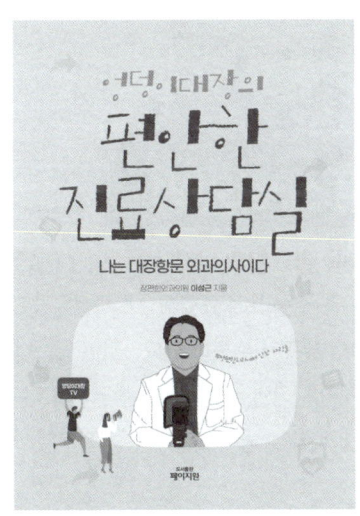

Part II 치핵(치질)

02 전지적 치질 시점

치질 수술은 꼭 필요할까요? 치질 수술은 어떻게 진행되나요? 치질 수술을 받은 이후에 해야 하는 일은 무엇이 있나요? 장편한외과 이성근 원장이 전지적 참견 시점으로 치질과 관련한 궁금증을 속 시원히 풀어드립니다.

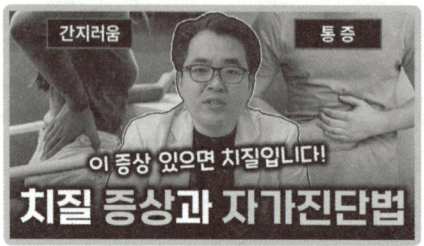 

1. 치질 수술 꼭 필요할까? 증상과 자가진단 알아보기

현대인의 고질병인 치질은 한 번 걸리면 수술해야 한다는 인식이 강합니다. 하지만, 치질은 수술만이 유일한 해결법은 아닙니다. 치질의 증상과 치질 자가 진단 방법을 알기 쉽게 설명해 드립니다.

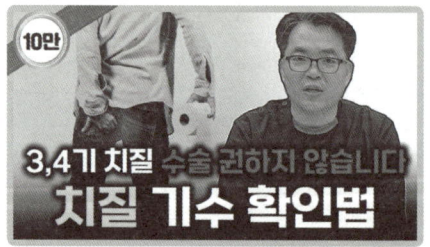 

2. 3~4기 치질 수술 꼭 필요할까? Nooop~~ 그 이유를 공개합니다.

치질을 치료하는 데에 꼭 수술이 필요할까요? 치질은 1기부터 4기까지 있지만, 3기·4기 치질의 경우에도 무조건 수술이 필요하지는 않습니다. 치질은 불편하거나, 특별한 합병증이 있는 게 아니라면 수술을 무조건 권유하지는 않습니다. 그렇다면 치질 기수 확인은 무의미할까요? 그렇지 않습니다. 치질 기수 확인법을 알기 쉽게 설명해 드립니다.

02 전지적 치질 시점

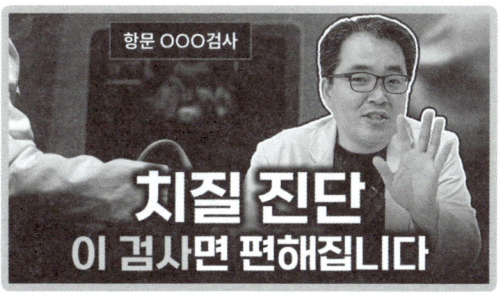 

3. 치질 진단에 꼭 필요한 검사만 알려드립니다!!
치질은 어떻게 진단할까요? 치질 진단에는 다양한 방법이 사용됩니다. 특히 치질을 진단하기 위해서는 3가지 검사를 꼭 해야 합니다. 첫 번째는 직장수지검사, 두 번째는 항문경 검사, 세 번째는 항문 초음파 검사입니다. 이 3가지 검사에 대해 자세히 설명해 드립니다.

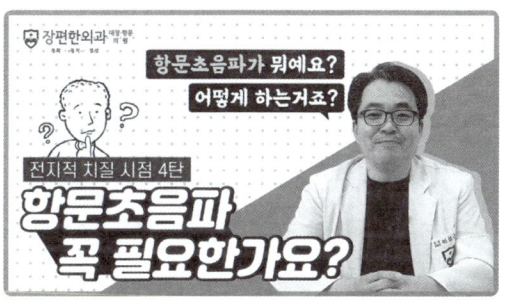 

4. 항문초음파 꼭 필요한가요? - 치핵 수술 전 항문초음파는 필요합니다.
치핵 수술 전에 항문 초음파를 꼭 해야 할까요? 항문 초음파 검사를 하면 치루가 확인되는 경우도 있으므로, 정확한 진단을 위해서는 항문 초음파 검사가 꼭 필요합니다. 치핵 수술 전에 항문 초음파를 해야 하는 이유와 방법에 대해 알려드립니다.

02 전지적 치질 시점

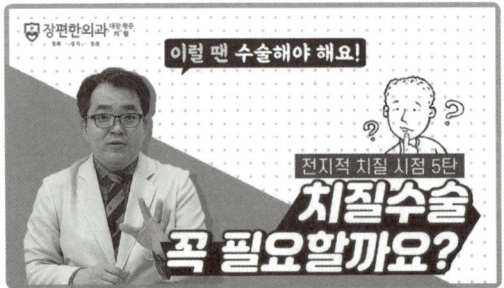 

5. 치질, 꼭 수술을 해야 하나요? - 치질 수술을 해야 하는 경우

치질 수술은 꼭 해야 할까요? 치질 수술은 무조건 해야 하는 것이 아닙니다. 치질 때문에 불편한 경우를 제외하면 무조건 수술할 필요는 없습니다. 치질 수술이 필요한 경우와 그렇지 않은 경우에 대해 알려드립니다.

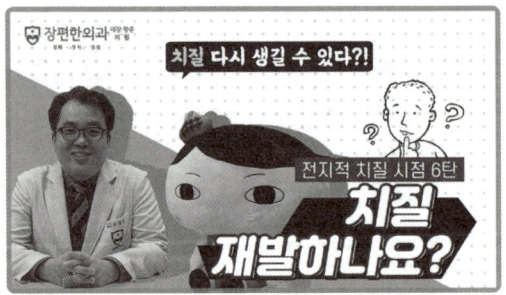 

6. 치질, 재발 하나요?

치질은 수술 위치에는 웬만하면 재발하지 않습니다. 다만 치질을 제거한 사이사이에 치질이 다시 생길 수 있습니다. 이것을 재발로 오해하는 것입니다. 치질이 다시 생기는 원인과 예방 방법에 대해 알려드립니다.

02 전지적 치질 시점

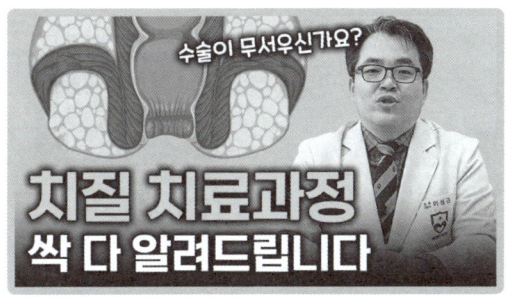 

7. 치질 수술은 어떻게 진행되나요?

치질 수술은 어떻게 진행될까요? 첫 번째로 의사 면담 및 설명, 두 번째로 입원 수속, 세 번째로 수액을 맞고 수술실 이동, 네 번째로 마취, 마지막 다섯 번째로 수술을 하게 됩니다. 그리고 수술이 끝난 다음에는 입원실로 이동하게 됩니다. 치질 수술 진행 과정에 대해 자세히 설명해 드립니다.

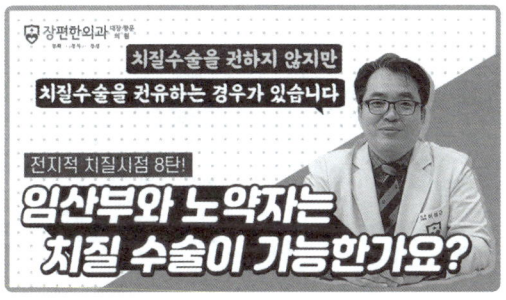 

8. 치질 수술을 무조건 권하지 않지만 권유하는 경우

임신하면 복압이 증가하게 되어 기존에 있던 치질이 악화될 수 있습니다. 그래서 특히 임산부들은 치질로 인해 고생하는 경우가 많습니다. 따라서, 임신을 계획하고 있는데 치질이 심한 상태라면 임신전에 수술을 권유 드립니다. 치질 수술을 권유하는 경우에 대해 자세히 설명해 드립니다.

02 전지적 치질 시점

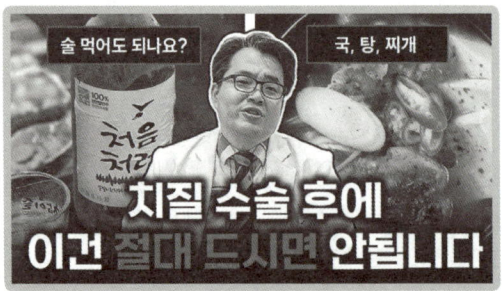 

9. 치질 수술 후 드셔야 할 5가지 음식!!
치질 수술을 받고 나면 무엇을 먹어야 할지 고민하는 분들이 많습니다. 치질 수술 후 먹으면 좋은 음식 5가지는 '과일, 채소, 식이섬유, 유산균, 물'입니다. 그리고 치질 수술 후 먹으면 안 되는 음식은 술입니다. 치질 수술 후 먹으면 좋은 음식과 먹으면 안 되는 음식에 대해 자세히 설명해 드립니다.

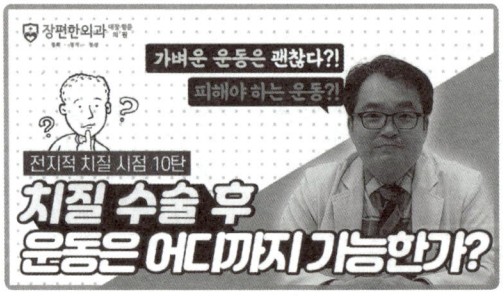 

10. 치질 수술 후 운동은 어디까지 가능해요?
치질 수술 후에는 어떤 운동을 해도 될까요? 치질 수술 후에는 격렬한 운동을 삼가야 합니다. 특히, 골프, 등산, 테니스 등은 피해야 합니다. 그리고 복압이 증가하는 운동도 하지 않아야 합니다. 계단 오르기, 하체 운동, 자전거 타기 등도 피해야 합니다. 치질 수술 후 운동에 대해 자세히 알려드립니다.

02 전지적 치질 시점

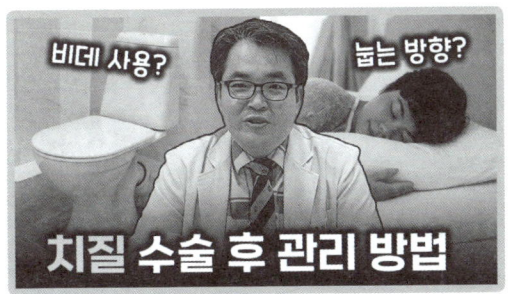 

11. 치질 수술 후 자주 하시는 질문 다섯 가지!!

치질 수술 후 환자분들이 많이 물어보시는 질문 5개가 있습니다. 수술 후 관리 방법으로 상처관리, 비데 사용, 회사에서의 관리 방법, 운전하는 직업일 때의 관리 방법, 변이 안 나올 때의 관장 여부입니다. 이 5가지 질문에 대해 자세히 설명해 드립니다.

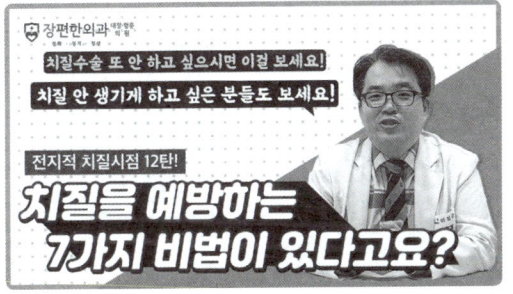 

12. 치질을 예방하는 7가지 비법!!

치질을 예방하는 것이 가능할까요? 치질 수술 후 관리법으로는 어떤 것이 있을까요? 좌욕, 올바른 배변습관, 변비 예방, 금주, 오래 서 있거나 앉아 있지 않기, 무리하지 않기, 무리한 운동이나 쪼그려 앉기 하지 않기 등이 있습니다. 치질 예방법 및 치질 수술 후 관리법 7가지를 자세히 설명해 드립니다.

02 전지적 치질 시점

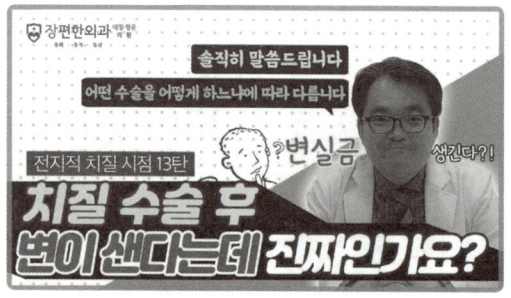 

13. 치질 수술 후 변이 샌다구요?

치질 수술 후 변이 샐까봐 걱정하신다고요? 걱정하지 않으셔도 됩니다. 치질 수술 후 변실금이 생기는 경우는 괄약근을 절제하는 수술법을 사용했을 때입니다. 괄약근을 절제하지 않는 수술 방법을 사용하면 변실금이 생길까봐 걱정하지 않으셔도 됩니다. 치질 수술 후 변실금에 대해 알려드립니다.

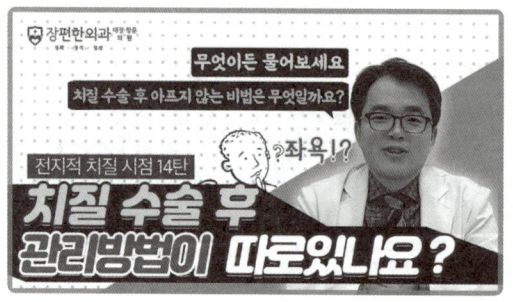 

14. 치질 수술 후 아프지 않는 비법!!

치질 수술 후 덜 아프려면 어떻게 해야 할까요? 치질 수술 후 언제까지 아플까요? 치질 수술을 하셨다면 효과가 좋은 진통제를 먹거나, 무통주사를 맞는 방법이 있습니다. 또한, 좌욕도 큰 도움이 됩니다. 치질 수술 후 통증 관리방법에 대해 자세히 설명해 드립니다.

02 전지적 치질 시점

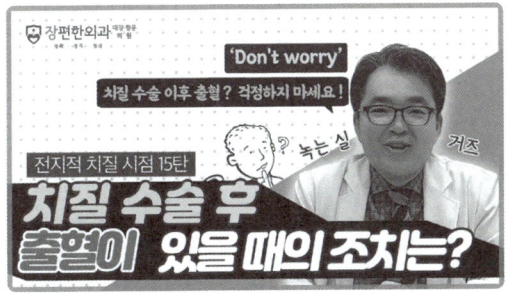 

15. 치질 수술 후 피가 나요!!

치질 수술 후 문제가 되는 출혈은 어떤 것일까요? 첫 번째는 코피처럼 피가 쏟아지는 경우입니다. 이때는 수술을 받은 병원으로 가야 합니다. 두 번째는 핏덩어리가 선지처럼 쏟아질 때입니다. 이때도 수술 받은 병원 또는 응급실에 가야 합니다. 치질 수술 후 출혈이 있을 때의 조치 방법에 대해 자세히 설명해 드립니다.

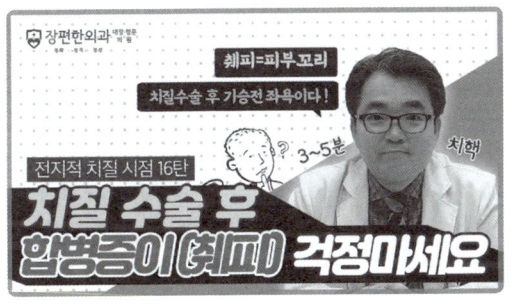 

16. 치질 수술 후 합병증(췌피) 걱정마세요!!

어떻게 하면 췌피(피부꼬리)가 생길까요? 첫 번째는 변을 볼 때 너무 힘을 주는 경우입니다. 또는 너무 오래 앉아 있거나, 너무 오래 서 있거나, 하중이 가해지는 운동을 할 때 생기기 쉽습니다. 그리고 췌피는 좌욕으로 예방할 수 있습니다. 췌피에 대해 자세히 설명해 드립니다.

Part II 치핵(치질)

03 항문건강에 대한 궁금증 [항문건강을 바꾸는 시간]

항문에서 피가 나는데 이거 대장암 아닌가요? 치핵, 치루, 치열의 차이점이 뭔가요? 장편한외과 이성근 원장이 대장항문건강과 관련한 궁금증을 속 시원히 풀어 드립니다.

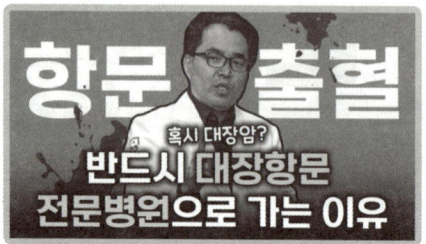 

1. 항문 출혈이 생기면 무조건 대장암?

출혈이 있으면 대장암에 걸린 걸까요? 항문 출혈의 가장 흔한 원인은 치질입니다. 하지만 치질인 줄 알았다가 대장암 진단을 받는 경우도 있으므로, 항문 출혈이 있으면 꼭 병원에 방문하여 진찰을 받아야 합니다.

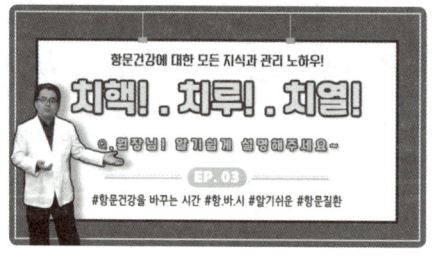 

2. 치핵. 치루. 치열. 알기 쉽게 설명해 드립니다!

항문에 발생하는 질환을 치질이라고 합니다. 그중 가장 흔한 것이 치핵입니다. 치루는 치핵보다 드물게 생기지만, 수술을 해야 하기 때문에 꼭 병원에 방문해야 합니다. 이 외에도 항문질환의 종류에 대해 자세히 설명해 드립니다.

03 항문건강에 대한 궁금증 [항문건강을 바꾸는 시간]

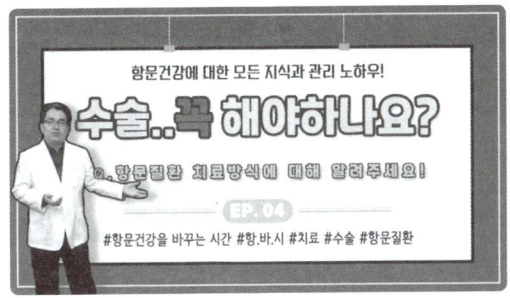 

3. 치핵. 치루. 치열. '수술 꼭 해야 하나?'라는 질문에 대해

치핵, 치루, 치열은 꼭 수술을 해야 할까요? 치핵은 수술이 반드시 필요한 것은 아니지만, 치루는 수술을 해야 합니다. 치루를 방치하면 복잡 치루로 진행되거나 치루암으로 악화될 수도 있습니다. 치열은 대부분 연고를 바르면 좋아지기 때문에 웬만하면 수술을 권유하지 않습니다. 이 외에 항문질환 수술에 대해 자세히 알려드립니다.

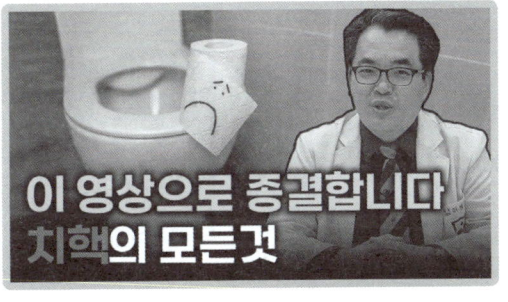 

4. 치질의 대표질환 '치핵'에 대해

치핵이란 무엇일까요? 항문질환 중 가장 흔한 것이 치핵으로 출혈, 탈출, 간지러움 등의 증상이 있습니다. 여자분들은 출산, 변비 등으로 치핵이 발생하는 경우가 많습니다. 치핵에 대해 알기 쉽게 설명해 드립니다.

03 항문건강에 대한 궁금증 [항문건강을 바꾸는 시간]

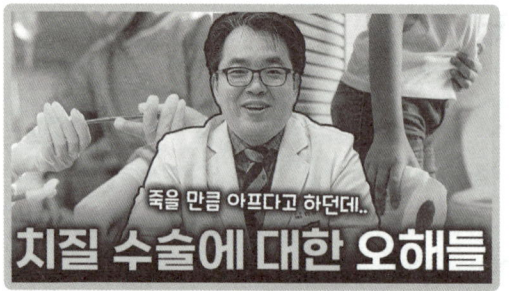 

5. 치질 수술에 대한 여러 오해들

치질과 관련된 오해로는 무엇이 있을까요? 수술로만 나을 수 있다는 것이 가장 큰 오해일 것입니다. 이 외에도 치질 수술과 관련된 다양한 오해에 대해 자세히 설명해 드립니다.

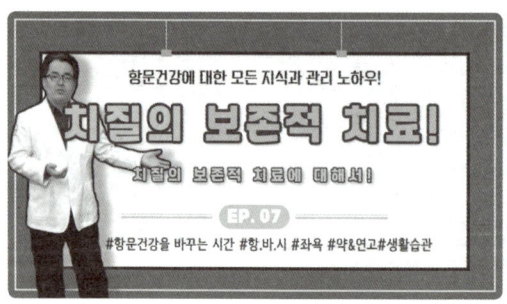 

6. 치질의 보존적 치료에 대해

대부분 치질은 수술을 해야 한다고 생각하지만, 무조건 수술해야 하는 것은 아닙니다. 좌욕, 연고, 약 등의 보존적 치료로 불편한 증상은 호전될 수 있습니다. 치질의 보존적 치료에 대해 알기 쉽게 설명해 드립니다.

03 항문건강에 대한 궁금증 [항문건강을 바꾸는 시간]

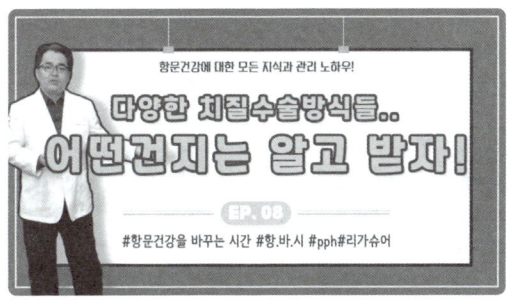

7. 치질의 다양한 수술방법에 대해

치질에는 다양한 수술 방법이 있습니다. 요즘에 인기 있는 수술 방법도 있고, 전통적인 방법으로 하는 경우도 있습니다. 간혹 비싼 장비를 사용한 수술이 좋은 것이라고 홍보하기도 하지만, 개개인에게 맞는 방법으로 수술하는 것이 가장 중요합니다. 치질의 다양한 수술 방법에 대해 알려드립니다.

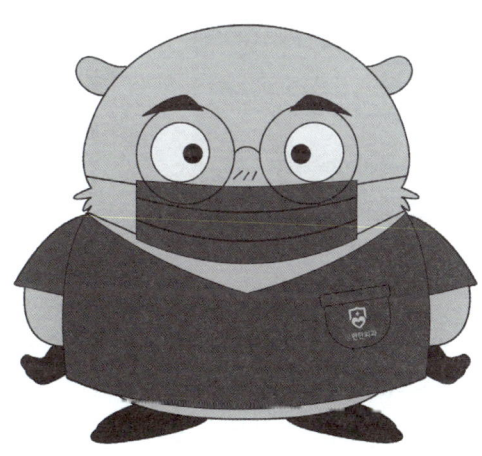

Part II 치핵(치질)

04 '별똥별이 빛나는 밤에'_ 치핵 편

치질 수술도 수술인데 정말 당일 퇴원이 가능한가요? 치질인 것 같아서 병원에 가려고 하는데 어떤 병원이 좋을까요? 치질도 암이 될 수 있나요? 장편한외과 이성근 원장이 치질과 관련한 사연을 소개하고, 사연 속 궁금증을 속 시원히 풀어드립니다.

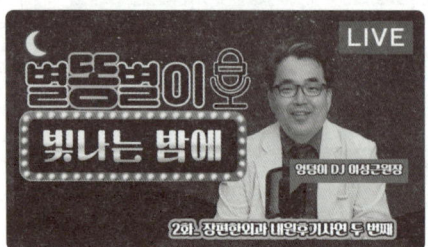 

1. '치질 수술, 입원 없이 당일 퇴원이 가능하다고요?' 비밀은 바로 미추마취!

치질 수술을 해도 당일 퇴원이 가능할까요? 치질 수술을 했을 때, 당일 퇴원이 어려운 이유는 척추마취를 하기 때문입니다. 하지만 장편한외과에서는 미추마취를 하고 치질 수술을 진행하기 때문에 당일 퇴원이 가능합니다. 장편한외과의 수술 방법에 대해 자세히 설명해 드립니다.

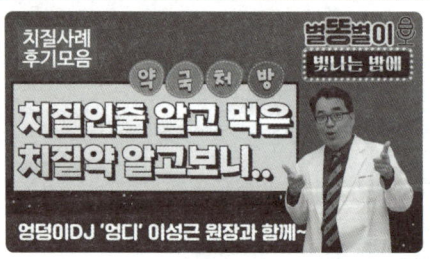 

2. '치질인 줄 알고 사 먹었던 치질약. 알고보니…'

요즘 미디어에서 치질약을 홍보하고 약국에서도 쉽게 구매할 수 있는데 본인이 치질이라고 판단하여 약을 복용하는 경우가 있습니다. 치질이 있다면 치질약을 복용해도 괜찮지만, 치질 치료는 가볍게 생각하면 안 됩니다. 실제로 병원에서 진단을 받으면 치질이 아니거나 치질과 함께 다른 질환이 있을 수도 있습니다. 치질약 복용 전에는 정확한 진단이 필요합니다.

04 '별똥별이 빛나는 밤에'_ 치핵 편

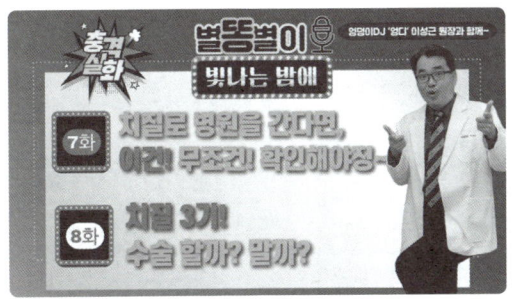 

3. 치질로 병원에 가기전에 인터넷으로 이거 하나는 꼭! 검색하고 가세요!
치질로 병원에 방문하기 전에 대장항문외과 세부전문의에 대해 꼭 알고 가세요! 의사들 중에서도 대장항문외과 세부전문의가 있다는 것을 모르는 경우가 많습니다. 그렇다면 대장항문외과 세부전문의는 무엇일까요? 대장항문외과 세부전문의에 대해 자세히 설명해 드립니다.

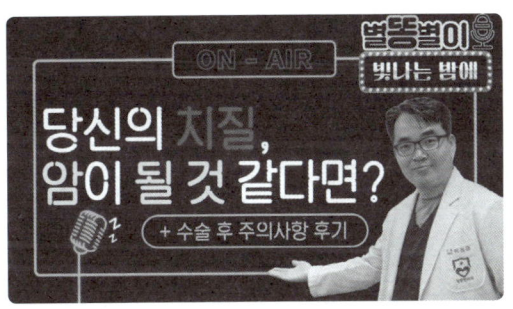 

4. 치질도 암이 될 수 있나요?
치질도 암이 될 수 있을까요? 작년에 치질 수술을 받았으나 재발하여 혹시나 암은 아닐지 걱정했던 환자분이 있습니다. 다행히 암은 아니었으며, 치질은 절대 암으로 변하지 않으니 걱정하지 말라고 말씀드렸습니다. 치질이 암으로 될 수 있는지에 대해 자세히 설명해 드립니다.

Part II 치핵(치질)

05 엉덩이대장 가상라이브

치질 수술 전에 하지 말아야 할 일이 있나요? 치질 수술 후 완치까지는 얼마나 오래 걸리나요? 엉덩이대장 이성근 원장이 MC와 함께 가상라이브를 통해 치질 수술 전후와 관련한 다양한 상황을 설명해 드립니다.

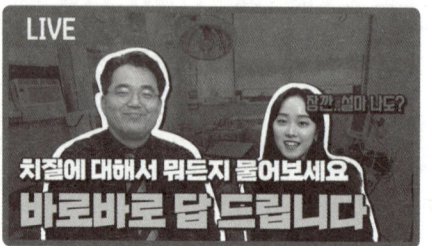 

1. 치질에 대해 궁금하세요? 뭐든지 물어보세요. 바로 알려드립니다

장편한외과 이성근 원장이 가상라이브를 진행하며 치질에 대한 궁금한 점에 대해 답변하는 시간을 가졌습니다. 치질의 개념과 종류, 관리 방법, 치질 수술 등에 대해 알려드립니다.

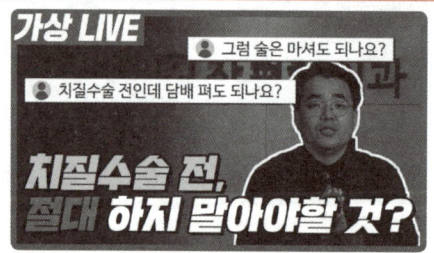 

2. 치질 수술 전, 절대 하지 말아야 할 것?

치질 수술 전에 절대 하지 말아야 하는 것은 무엇일까요? 병원에 오시면 수술 전 주의사항에 대해 물어보는 분들이 많습니다. 치질 수술 전후와 합병증 관리에 대해 자세히 설명해 드립니다.

05 엉덩이대장 가상라이브

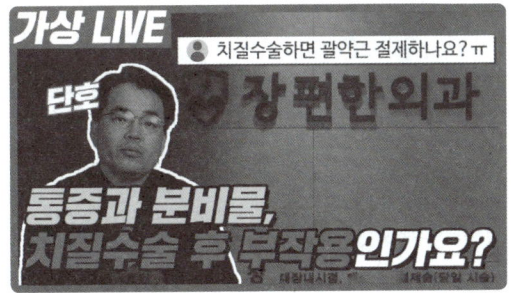 

3. 치질 수술 후 통증과 분비물이 부작용?

대부분 치질 수술 후 통증과 부작용에 대해 고민을 많이 합니다만, 치질 수술도 결국 수술이므로 통증이 없을 수는 없습니다. 다만 진통제, 무통주사, 연고, 좌욕 등으로 통증을 줄일 수는 있습니다. 그리고 치질 수술의 대표 부작용인 변실금은 괄약근을 절제하지 않는 수술 방법을 사용하면 예방할 수 있습니다. 치질 수술 후 관리에 대해 자세히 설명해 드립니다.

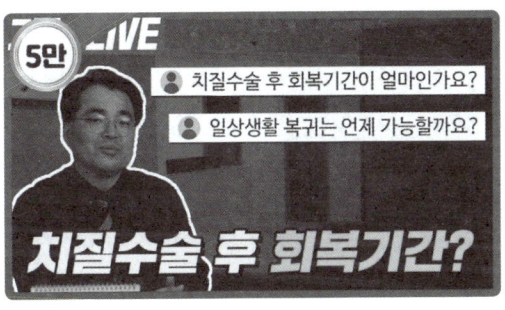 

4. 치질 수술 후 회복기간?

치질 수술 후 회복 기간이 얼마나 될까요? 치질 수술을 받고 나서 출혈이 있는 경우가 있는데 이건 괜찮은 걸까요? 치질 수술 후 출혈은 나아지는 과정에서 발생하는 것으로 출혈량이 너무 많은 경우가 아니라면 걱정하지 않아도 됩니다. 치질 수술 후 회복 기간에 대해 자세히 설명해 드립니다.

05 엉덩이대장 가상라이브

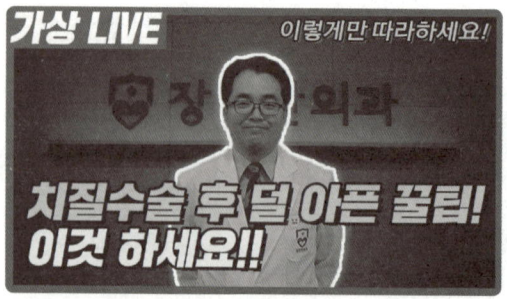 

5. 치질수술 후 덜 아픈 꿀팁!

치질 수술 후 관리는 어떻게 해야 할까요? 관리방법은 다양하지만, 그중 특히 좋은 것은 바로 좌욕입니다. 하루에 두 번 정도, 3~5분 정도 좌욕을 하는 것이 좋습니다. 좌욕을 꾸준히 하면 치질 수술 후 회복에 도움이 됩니다. 치질 수술 후 좌욕에 대해 알려드립니다.

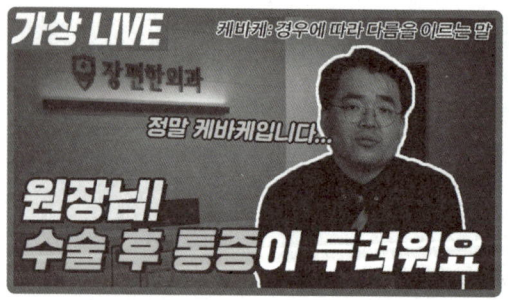 

6. 치질 수술 후 통증이 두렵나요?

치질 수술 후 통증이 두려우신가요? 안타깝게도 치질 수술 또한 수술의 한 종류이므로 통증이 아예 없을 수는 없습니다. 하지만 어떻게 수술하느냐, 어떻게 관리하느냐에 따라서 통증의 정도가 달라질 수 있습니다. 다른 병원에서 치질 수술을 받고 온 환자분의 사연을 통해 치질 수술과 수술 후 통증에 대해 알려드립니다.

Part II 치핵(치질)

06 치질을 논하는 외과의사들 [치질 써전]

외과의사 3명이 모여 치질과 관련해 토크쇼를 했습니다. 치질이란 무엇일까요? 그리고 치질은 어떻게 진단하고, 어떤 경우에 수술할까요? 치질과 관련한 모든 것을 이야기해 드립니다.

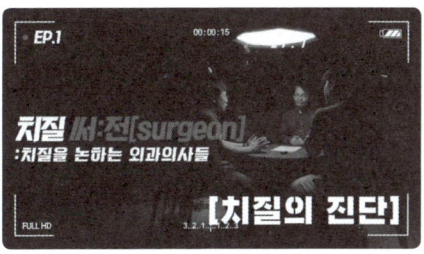 

**1. 치질에 대해 논하기 위해 외과의사 3인이 모였다?!
그 첫 주제는 바로! [치질의 진단]**

외과의사 3인이 모여 치질의 진단에 대해 논의합니다. 치핵이란 정확히 어떤 질환을 의미하는 것일까? 치핵은 어떻게 진단할 수 있을까? 치핵의 정의와 치핵 진단 방법에 대해 알려드립니다.

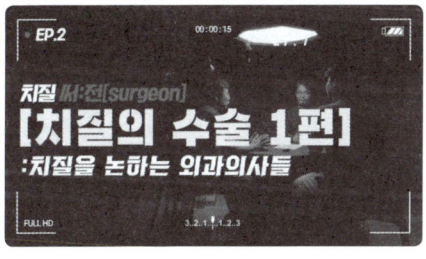 

2. 두 번째 주제는 바로! [치질의 수술 1편]

외과의사 3인이 모여 치핵 수술에 대해 논의합니다. 내치핵이 3기 이상인 경우 수술을 권유하기도 합니다. 외치핵은 약을 처방하거나 수술을 진행합니다. 개개인의 증상과 치핵 정도에 따른 수술에 대한 견해를 알려드립니다.

06 치질을 논하는 외과의사들 [치질 써전]

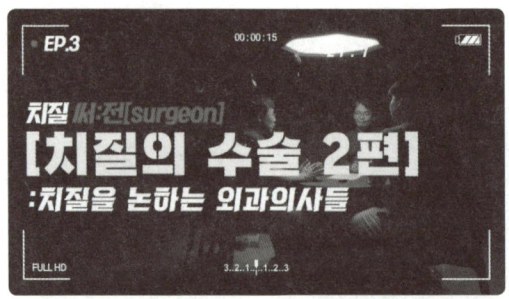

3. 두 번째 주제는 바로! [치질의 수술 2편]

환자마다 상황이 다르기 때문에 환자에게 가장 잘 맞는 수술 방법으로 수술받는 것이 가장 좋습니다. 치핵 수술의 다양한 방법과 장단점에 대해 알려드립니다.

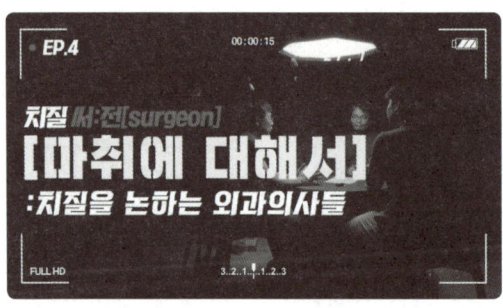

4. 세 번째 주제는 바로! [마취편]

외과의사 3인이 모여 항문 수술 마취에 대해 논의합니다. 일반적으로 척추마취를 하지만 최근에는 미추마취를 많이 합니다. 미추마취는 척추마취로 생길 수 있는 부작용이 거의 없으며 항문 수술에 가장 특화된 마취 방법이라고 할 수 있습니다.

06 치질을 논하는 외과의사들 [치질 써전]

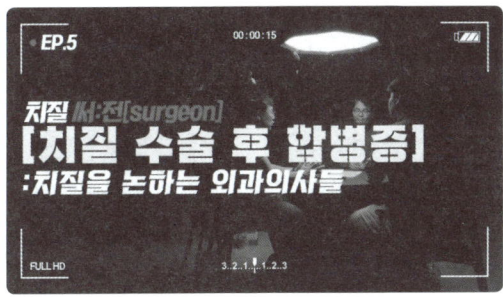 

5. 네 번째 주제는 바로! [수술 후 관리-통증]

외과의사 3인이 모여 치질 수술 후 관리 및 합병증에 대해 논의합니다. 환자들은 수술 후 얼마나 아플지, 통증이 얼마나 지속될지에 대한 질문을 많이 합니다. 치질 수술 후 통증을 완화할 수 있는 여러 가지 관리 방법에 대해 알려드립니다.

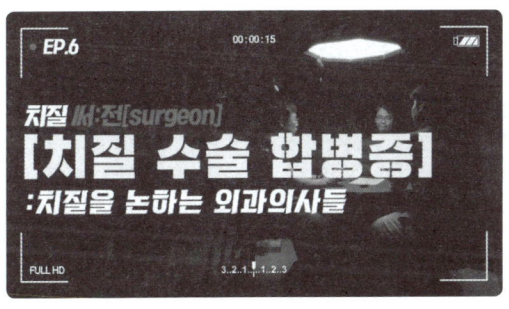 

6. 네 번째 주제는 바로! [수술 후 관리-합병증]

외과의사 3인이 모여 치질 수술 후 합병증에 대해 논의합니다. 수술받고 나면 췌피가 생길 수 있는데 피부 탄력이 약한 경우 더 많이 생깁니다. 그리고 췌피보다는 협착을 더 조심해야 합니다. 수술 후 생길 수 있는 췌피, 협착 등의 합병증에 대해 알려드립니다.

06 치질을 논하는 외과의사들 [치질 써전]

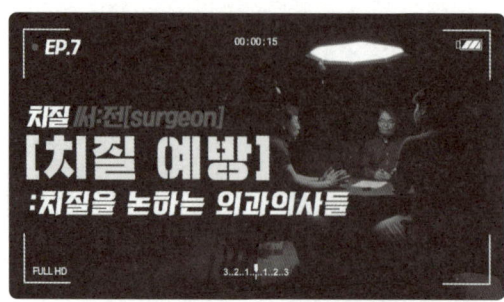 

7. 다섯 번째 주제는 바로! [치질 예방]

외과의사 3인이 모여 치질 예방에 대해 논의합니다. 치질 예방에는 변비 관리가 가장 중요합니다. 변비를 관리하고 적절한 식단과 운동을 병행하는 것이 좋습니다. 또한, 좌욕도 큰 도움이 됩니다. 다양한 치질 예방 방법에 대해 알려드립니다.

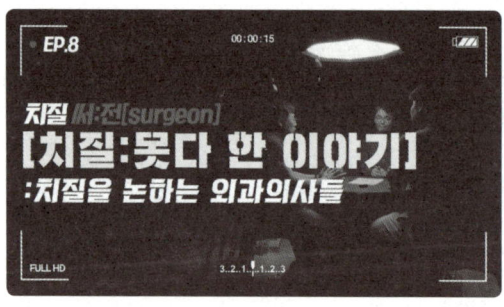 

8. 여섯 번째 주제는 바로! [치질, 못다 한 이야기]

외과의사 3인이 모여 치질과 관련된 다양한 주제에 대해 논의합니다. 포괄수가제는 왜 불편한 것일까? 대장내시경을 권유하는 이유는? 좋은 병원이라는 건 어떤 병원일까? 의료소비자가 불편하다고 느끼는 것들에 대한 의견을 알려드립니다.

Part II 치핵(치질)

07 치질 수술 후 7가지 주의사항

치질 수술 후에 주의해야 할 점이 무엇인가요? 치질 수술도 수술이니만큼 주의해야 할 점이 많습니다. 엉덩이대장 이성근 원장이 치질 수술 후 꼭 지켜야 할 7가지 주의사항을 알려드립니다.

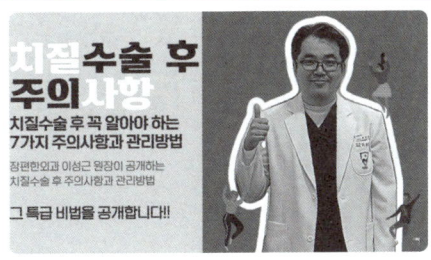 

1. 치질 수술 후 7가지 주의사항!! 치질 수술 더 이상 걱정하지 마세요~

치질 수술, 더 이상 걱정하지 마세요! 수술 후 통증 관리법으로는 무통주사, 진통제 복용, 연고, 좌욕 등이 있습니다. 수술 후 약간의 출혈은 걱정하지 않아도 되며, 진물도 양이 너무 많지 않으면 자연스러운 현상입니다. 치질 수술 후 7가지 주의사항에 대해 자세히 설명해 드립니다.

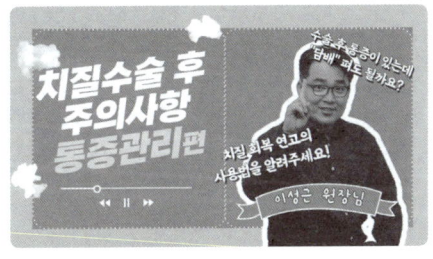 

2. 치질 수술 후 통증관리 및 주의사항!! [통증편]

치질 수술 후에는 통증을 잘 관리해야 합니다. 그러면 통증은 어떻게 관리할 수 있을까요? 통증은 무통주사, 진통제 복용, 연고, 좌욕 등으로 관리할 수 있습니다. 치질 수술 후 통증 관리 방법에 대해 알려드립니다.

07 치질 수술 후 7가지 주의사항

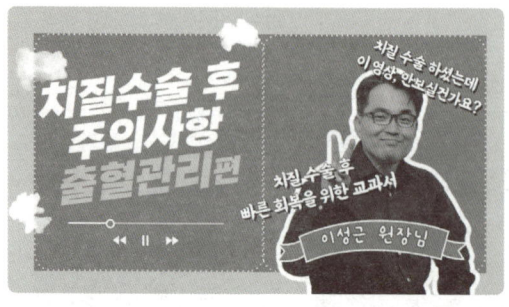 

3. 치질 수술 후 출혈관리 및 주의사항!! [출혈편]

치질 수술 후 두 번째 주의사항은 출혈을 관리하는 것입니다. 수술 후에는 약간의 출혈이 생길 수 있으며 이는 걱정하지 않으셔도 됩니다. 하지만 큰 핏덩어리나 많은 양의 출혈이 생기면 병원에 가보시는 것이 좋습니다. 치질 수술 후 출혈 관리에 대해 알려드립니다.

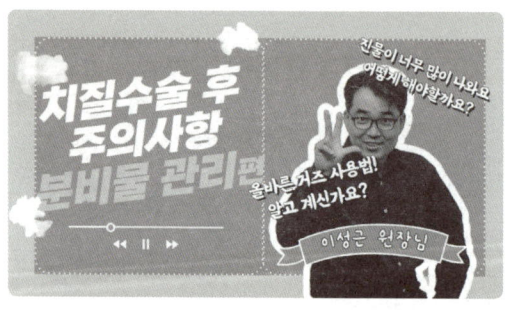 

4. 치질 수술 후 분비물 관리 및 주의사항!! [분비물편]

치질 수술 후 세 번째 주의사항은 분비물을 관리하는 것입니다. 상처가 아플 때에는 분비물이 계속 나올 수 있으며, 2~3주가 지나면 진물량이 줄어듭니다. 진물로 거즈가 젖으면 거즈를 교체하면 됩니다. 수술 부위가 붓고 아프거나 진물량이 많아질 경우에는 병원에 방문하는 것이 좋습니다. 치질 수술 후 진물 관리에 대해 알려드립니다.

07 치질 수술 후 7가지 주의사항

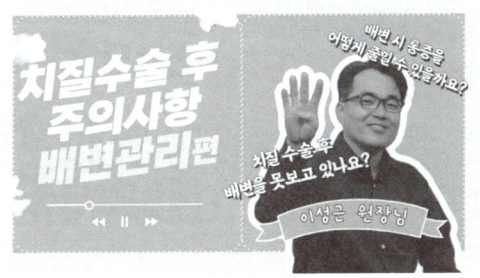 

5. 치질 수술 후 배변관리 및 주의사항!! [배변편]

치질 수술 후 네 번째 주의사항은 배변 관리입니다. 배변에 대해 걱정하시는 분들이 많지만, 수술 후 변을 무르게 하는 약을 처방해 드리기 때문에 너무 걱정하실 필요는 없습니다. 배변 전에 진통제 복용, 연고 사용, 좌욕 등을 하시면 배변에 도움이 될 수 있습니다. 이 외에 치질 수술 후 배변 시 통증을 줄이는 방법에 대해 알려드립니다.

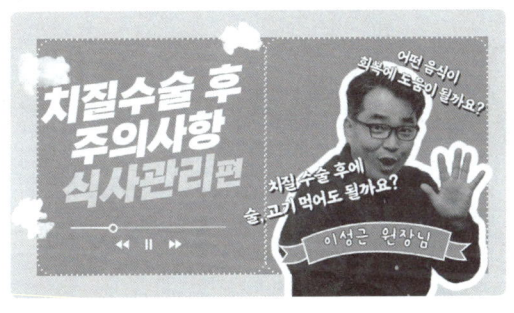 

6. 치질 수술 후 식사관리 및 주의사항!! [식사편]

치질 수술 후 다섯 번째 주의사항은 식단 관리입니다. 수술 후에는 술은 최대한 멀리하시는 것이 좋으며 기름기가 많은 육류, 자극적인 음식은 피해야 합니다. 이 외에도 주의해야 할 음식과 도움이 되는 음식에 대해 알려드립니다.

07 치질 수술 후 7가지 주의사항

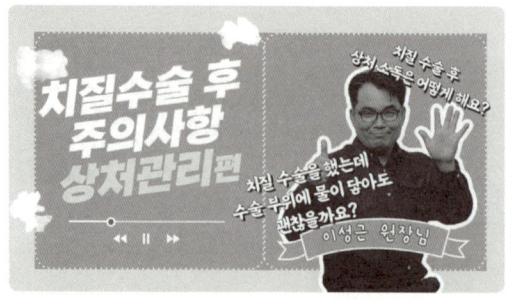 

7. 치질 수술 후 상처관리 및 주의사항!! [상처편]

치질 수술 후 여섯 번째 주의사항은 상처 관리입니다. 치질 수술의 경우 소독이 필요 없지만 농양 수술을 받으셨다면 하루에 1번 정도 소독해 주는 것이 좋습니다. 이 외에 다양한 상처 관리법에 대해 알려드립니다.

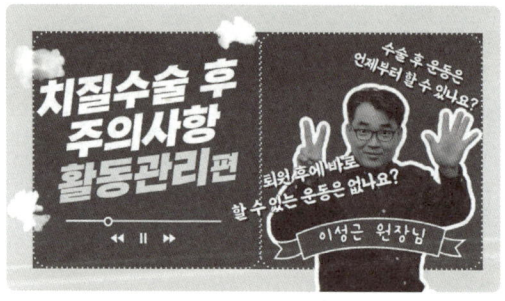 

8. 치질 수술 후 활동(운동)관리 및 주의사항!! [활동편]

치질 수술 후 일곱 번째 주의사항은 운동입니다. 보통 수술 후 1~2주는 격렬한 운동을 피하시는 것이 좋습니다. 치질 수술 시 받는 마취 방법에 따라 운동 관련 주의사항이 다릅니다. 치질 수술 후 운동에 대해 알려드립니다.

Part II 치핵(치질)

08 [치질 수술 후 주의사항] Ver. 2

치질 수술 후 주의사항 롱~~버전 입니다. 엉덩이대장 이성근 원장이 치질 수술 후 꼭 지켜야 할 7가지 주의사항을 긴 버전으로 자세히 알려드립니다.

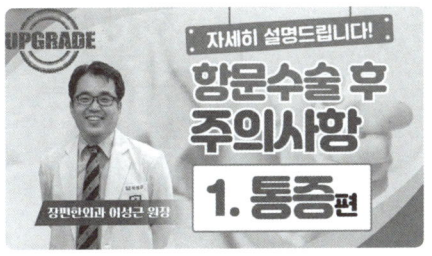 

1. 치질 수술 후 주의사항 롱~~ 버전! [통증편]

치질 수술 후 통증과 관련된 주의사항, 알기 쉽게 알려드립니다! 많은 병원에서 무통주사기를 사용하고 있습니다. 또한, 그 외에 통증을 완화하는 방법으로 진통제, 연고, 좌욕 등이 있습니다. 각각 어떤 차이가 있는지 알려드립니다.

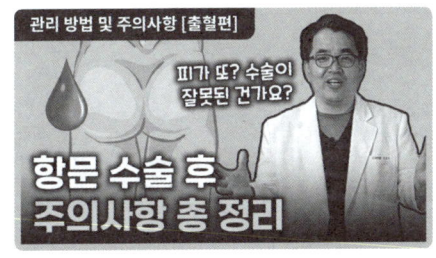 

2. 치질 수술 후 주의사항 롱~~버전!! [출혈편]

치질 수술 후에는 출혈이 생기기도 하며, 특히 출혈량이 적은 경우 걱정하지 않으셔도 됩니다. 치질 수술 후 주의사항 두 번째인 출혈에 대해 알려드립니다.

08 [치질 수술 후 주의사항] Ver. 2

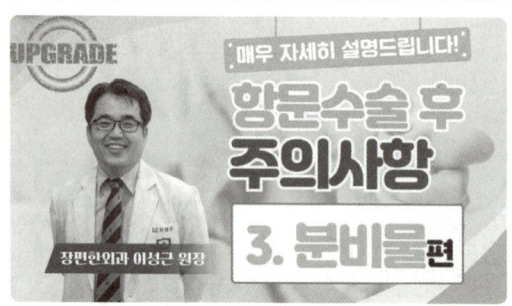

3. 치질 수술 후 주의사항 롱~~버전!! [분비물편]

치질 수술 후에는 분비물이 나올 수 있습니다. 수술하고 나면 살이 차오를 때까지 진물이 나오며 변을 볼 때마다 항문이 벌어졌다 아물기를 반복하기 때문에 진물이 계속 나올 수 있습니다. 치질 수술 후 주의사항 세 번째인 진물에 대해 알려드립니다.

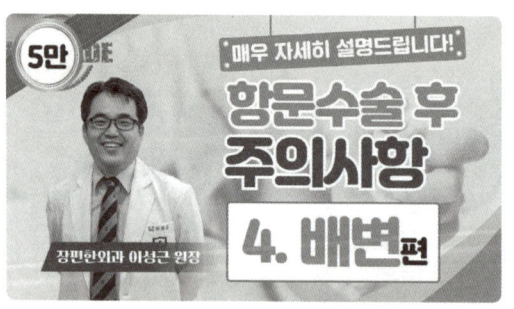

4. 치질 수술 후 주의사항 롱~~버전!! [배변편]

치질 수술 후 가장 두려운 것은 무엇일까요? 길어질 수 있는 회복기간? 치질 방석을 사용해야 한다는 사실에서 오는 부끄러움? 대부분 치질 수술 후 가장 두려워하는 것은 바로 '통증'과 '배변'입니다. 치질 수술을 받고 나면 평소보다 대변이 잘 나오지 않게 됩니다. 하지만 수술 후 배변은 3일에 한 번이어도 괜찮습니다. 치질 수술 후 주의사항 네 번째인 배변에 대해 알려드립니다.

08 [치질 수술 후 주의사항] Ver. 2

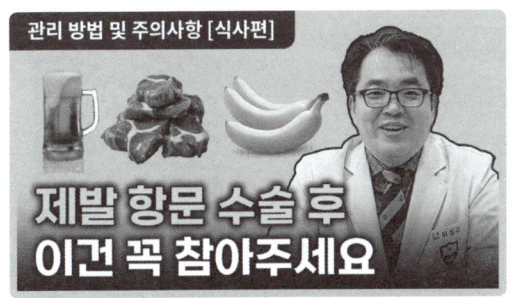 

5. 치질 수술 후 주의사항 롱~~버전!! [식사편]

치질 수술 후 관리를 위해 해야 할 일은 참 많습니다. 연고도 잘 발라야 하고, 좌욕도 열심히 해야 하고, 치질 방석도 추천드립니다. 그리고 먹는 것도 잘 먹어야 합니다. 수술하고 나서 식사를 잘 안 하는 분들이 계신데, 식사를 과하게 제한하면 변이 딱딱해지므로 식사는 해야 합니다. 그리고 술은 절대 드시면 안 됩니다. 이 외에도 치질 수술 후 주의사항 다섯 번째인 식사에 대해 알려드립니다.

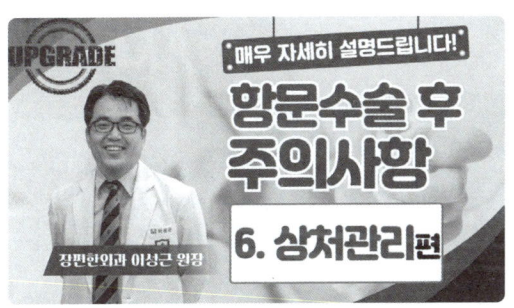 

6. 치질 수술 후 주의사항!! [상처관리편]

치질 수술 후 상처를 관리하는 방법에 대해 알려드립니다. 치질 수술을 받고 난 뒤 좌욕을 하는 것이 도움이 됩니다. 좌욕은 오래 하는 것보다는 3~5분씩 자주 하는 것이 좋습니다. 상처 소독은 필수가 아니기 때문에 너무 부담 가질 필요는 없으며 거즈만 잘 교체하셔도 충분합니다. 치질 수술 후 주의사항 여섯 번째인 상처관리에 대해 알려드립니다.

08 [치질 수술 후 주의사항] Ver. 2

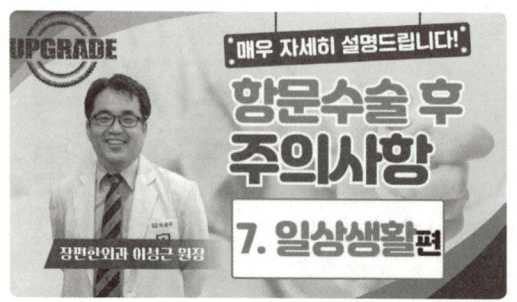 

7. 치질 수술 후 주의사항 롱~~버전!! [일상생활편]

치질 수술 후 테니스, 골프, 자전거 등 격렬한 운동은 피하시는 것이 좋습니다. 출혈이 생길 수 있기 때문인데 운동을 하고 싶다면 가벼운 운동을 추천드립니다. 치질 수술 후 주의사항 일곱 번째인 일상생활에 대해 알려드립니다.

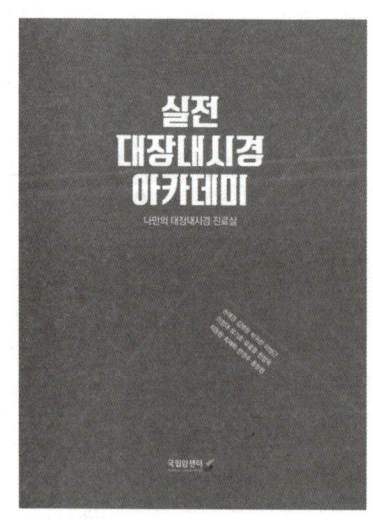

Part II 치핵(치질)

09 엉덩이 탐정

엉덩이 탐정 사무소에 오신 여러분, 환영합니다! 예리한 추리력을 가진 엉덩이 탐정 이성근 원장을 만나보세요! 여러분의 불편한 속을 아주 시원하게 뻥 뚫어줍니다! 엉덩이 탐정 이성근 원장이 항문질환과 관련한 모든 것을 알려드립니다!

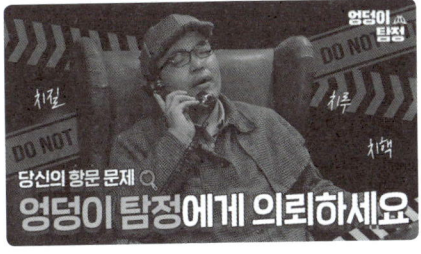 

1. 당신의 항문질환! 엉덩이 탐정에게 의뢰하세요!

한 직장인이 엉덩이 탐정 사무소의 엉덩이 탐정 이성근 원장에게 항문질환과 관련된 사연을 보냈습니다. 앉아서 일하는 시간이 많은 직장인의 경우 치질에 걸릴 확률이 높습니다. 이런 분들을 위해 치질 예방법을 알려드립니다.

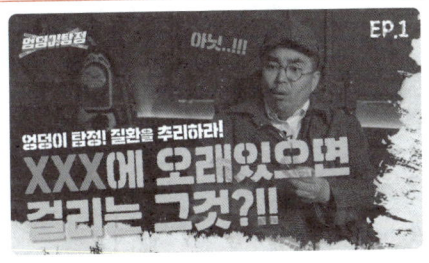 

2. 엉덩이 탐정! 항문질환을 추리하라! XXX에 오래 있으면 걸리는 그것?!

육식을 즐기는 30세 운동선수가 엉덩이 탐정 사무소의 엉덩이 탐정 이성근 원장에게 '항문이 찢어지는 통증을 느꼈다.'라는 사연을 보냈습니다. 사연을 통해 항문이 찢어지는 이유와 관리 방법을 알려드립니다.

09 엉덩이 탐정

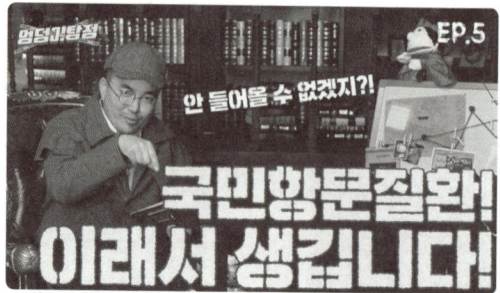

3. 의사가 말하는 '국민 항문질환' 생기는 이유!

45세 전업주부가 엉덩이 탐정 사무소의 엉덩이 탐정 이성근 원장에게 '항문에 통증과 출혈이 동반된다.'라는 사연을 보냈습니다. 이 같은 경우, 증상만으로 항문질환을 판별하기에는 무리가 있으므로 병원에 가서 진단을 받아야 합니다.

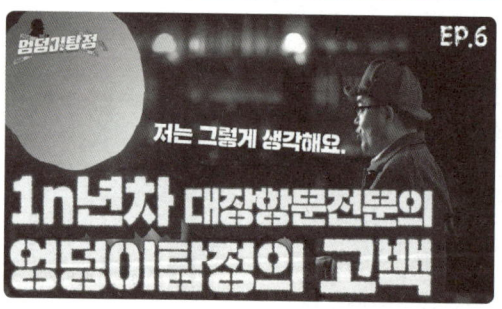

4. 1n년차 대장항문전문의 엉덩이탐정의 고백

한 그래픽 디자이너가 엉덩이 탐정 사무소의 엉덩이 탐정 이성근 원장에게 '치질을 앓고 있는데 항문에 통증이 있으며 혈변을 봤다.'라는 사연을 보냈습니다. 안 좋은 식습관과 오래 앉아 있는 습관은 치질의 원인이 될 수 있습니다. 사연을 통해 치질에 대해 알려드립니다.

Part II 치핵(치질)

10 치질 토론 [엉덩이대장 VS 엉덩이마왕]

치질수술은 꼭 해야 할까, 말아야 할까? 치질 수술 후 변실금은 흔할까, 흔하지 않을까? 엉덩이대장과 엉덩이마왕의 열띤 토론에서 그 답을 찾을 수 있습니다.

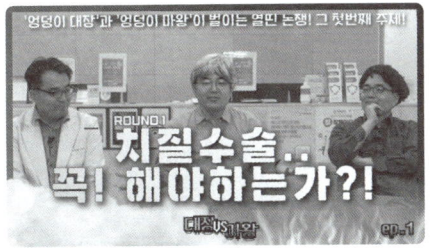 

1. 치질 수술.. 꼭 해야 하는가?! -1부-

엉덩이대장은 3기, 4기여도 수술을 바로 할 필요 없다는 생각입니다. 하지만 엉덩이마왕은 3기 이상이면 수술해야 한다는 의견입니다. 치질 수술에 대한 상반된 의견에 대해 알아보겠습니다.

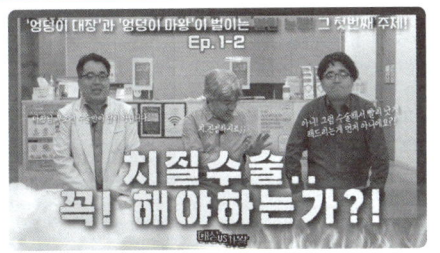 

2. 치질 수술..꼭 해야 하는가?! -2부-

엉덩이대장은 증상이 없다면 수술보다는 보존적 치료를 먼저 권유하는 것이 좋다는 의견입니다. 합병증이 없거나 불편하지 않다면 치질은 수술이 필요 없다는 엉덩이대장의 의견에 대해 좀 더 자세히 알아보겠습니다.

10 치질 토론 [엉덩이대장 VS 엉덩이마왕]

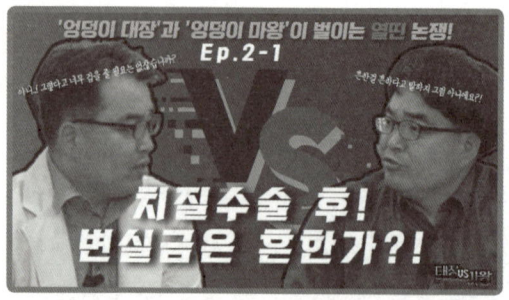

3. 치질 수술 후 변실금은 흔한가? -1부-
많은 분들이 치질 수술 후 변실금을 걱정하는 경우가 잦습니다. 엉덩이대장과 엉덩이마왕의 토론을 통해 치질 수술 후 변실금을 겪는 이유와 그 증상에 대해 알려드립니다.

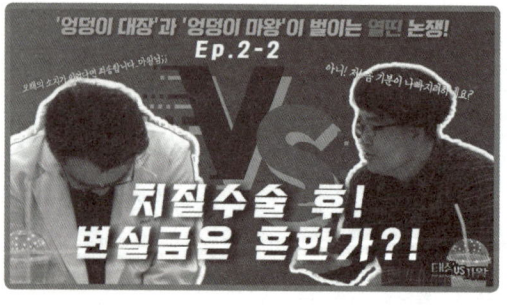

4. 치질 수술 후 변실금은 흔한가? -2부-
괄약근을 절제하지 않고 합병증이 생기지 않는 수술 방법을 활용하면 변실금이 안 생길 수 있습니다. 엉덩이대장과 엉덩이마왕의 토론을 통해 치질 수술 후 변실금에 대해 자세히 설명해 드립니다.

Part II 치핵(치질)

11 엉덩이대장 [책 읽어주는 의사]

치질은 무엇일까? 수술을 해야 할까, 말아야 할까? 치질 수술 후 관리 방법은 무엇일까? 이 모든 질문에 대한 대답을 장편한외과 이성근 원장의 저서 '알기 쉬운 치질'에 쓰인 내용으로 쉽게 풀어봅니다.

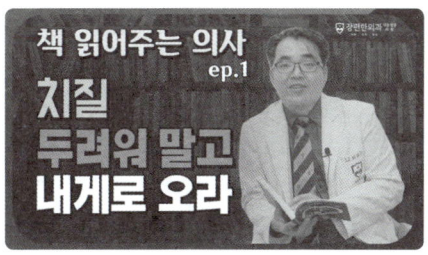 

1. 치질이 있는 사람, 두려워하지 말고 내게로 오라!

책 '알기 쉬운 치질'에서 치질은 절대 부끄러운 병이 아니라고 이야기합니다. 따라서, 치질은 조기에 병원을 찾아가 검사를 받아야 합니다. 치질에 대해 자세히 알려드립니다.

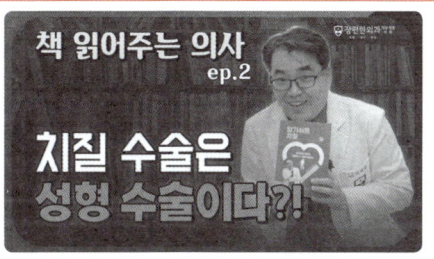 

2. 치질 수술은 성형 수술이다?!

책 '알기 쉬운 치질'에서 치질은 무조건 수술이 필요한 것은 아니라고 이야기합니다. 치질 때문에 큰 불편함을 겪거나 치질로 인한 합병증이 있는 게 아니면 반드시 수술해야 하는 건 아닙니다. 치질과 치질 수술에 대해 알려드립니다.

11 엉덩이대장 [책 읽어주는 의사]

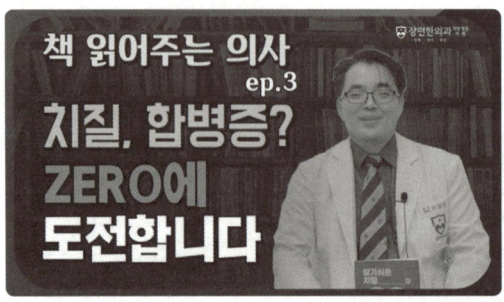 

3. 치질, 합병증? 제로에 도전합니다

책 '알기 쉬운 치질'에서 치질 수술 후 관리 방법에 대해 이야기합니다. 장편한외과는 미추마취를 하기 때문에 당일 퇴원이 가능하며 퇴원하기 전에 무통주사를 맞고 진통제를 처방받게 됩니다. 이 외에도 알면 도움이 되는 치질 수술 후 관리 방법에 대해 알려드립니다.

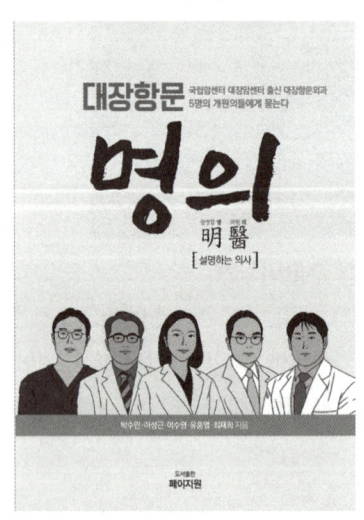

Part II 치핵(치질)

12 항문질환에 관련된 Q&A

초등학생도 치질에 걸릴까요? 하루종일 앉아서만 일하는데 이러면 치질에 걸리기 쉬워지나요? 치질 수술 전후의 생생한 고민을 장편한외과 이성근 원장이 핵심만 쏙쏙 집어 설명해 드립니다.

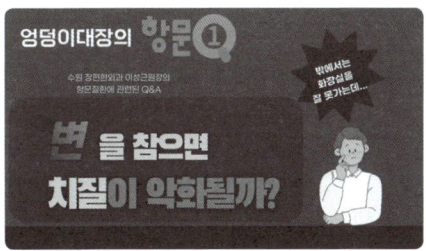 

1. 변을 참으면 치질이 악화될까?

30대 여성분의 질문입니다. 공공장소에 있는 화장실을 잘 못가는 편입니다. 그래서 변을 많이 참는 편인데, 변을 참으면 치질이 악화될까요?

배변과 관련된 다양한 습관에 대해 알려드립니다.

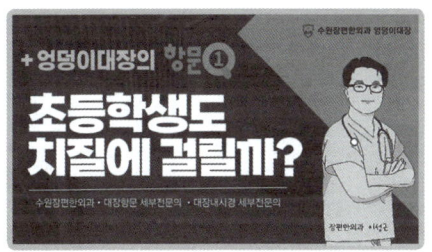 

2. 초등학생도 치질에 걸릴까요?

최근 초등학생이 혈전과 치열 때문에 병원을 많이 방문합니다. 치질과 치열은 안 좋은 배변 습관으로 생기는 경우가 많습니다. 따라서 올바른 배변 습관이 필요합니다. 치질과 치열을 일으킬 수 있는 배변 습관에 대해 알려드립니다.

12 항문질환에 관련된 Q&A

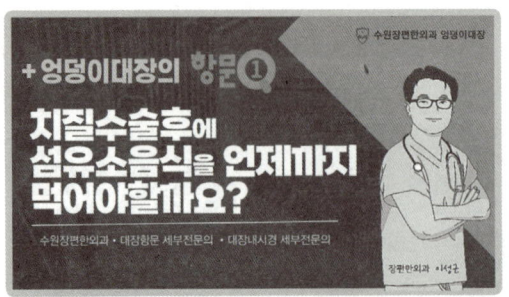 

3. 치질 수술 후 섬유소 음식을 언제까지 먹어야 할까요?

치질 수술을 받고 나서 과일, 채소와 같은 섬유소 식품은 꾸준히 섭취하는 것이 좋습니다. 특히 바나나, 키위, 사과, 미역국에 섬유소가 풍부하게 들어있습니다. 이 외에 치질 수술 후 도움이 되는 음식과 자제해야 하는 음식에 대해 알려드립니다.

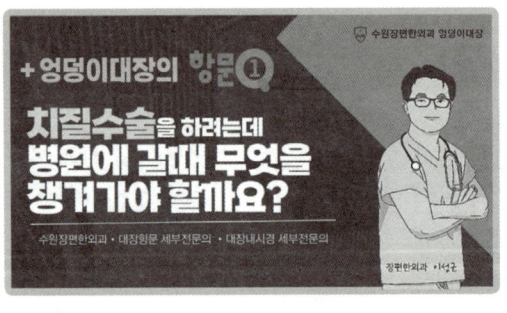 

4. 치질 수술할 때 병원에 들고 갈 준비물이 있을까요?

장편한외과는 미추마취를 하여 당일 퇴원이 가능하기 때문에 필요한 준비물은 따로 없습니다. 좌욕기와 방석은 수술 후 도움이 될 수 있습니다. 이 외에 수술 후 준비물에 대해 알려드립니다.

12 항문질환에 관련된 Q&A

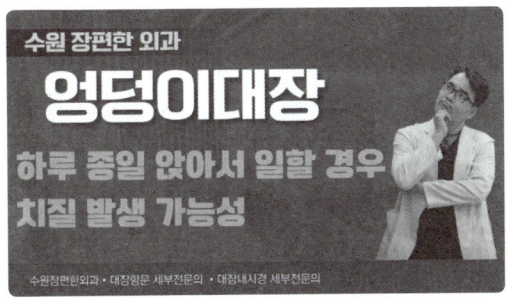 

5. 하루종일 앉아서만 일을 하는데 치질 가능성은?

앉아 있는 시간이 길면 치질에 걸리기 쉽습니다. 오래 앉아서 생활하는 분들은 2~3시간 간격으로 일어나서 스트레칭을 하거나 조금 움직여주는 것이 좋습니다. 이 외에 대장항문건강에 좋지 않은 습관에 대해 알려드립니다.

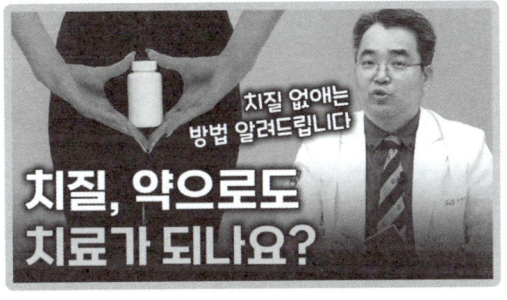 

6. 치질을 수술 없이 약으로 치료할 수 있을까요?

치질의 증상은 완화될 수 있지만 치질은 없어지지는 않습니다. 좌욕과 약 복용이 증상 완화에 도움이 될 수 있습니다. 다만 혈전을 동반한 경우 등 수술이 필요한 경우에는 수술을 해야 합니다. 이 외에 치질 치료에 대해 알려드립니다.

12 항문질환에 관련된 Q&A

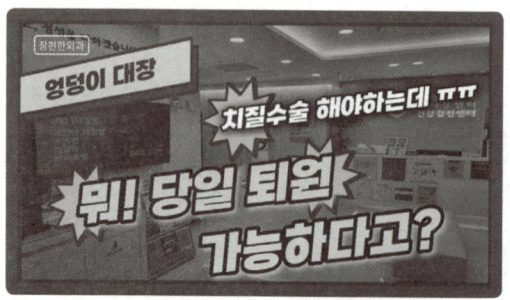 

7. 치질 수술! 하루만에 퇴원 가능합니다!!

치질이 심해 병원을 방문했더니 수술해야 한다고 하는 경우가 있습니다. 그러나 3기, 4기라고 해서 무조건 수술해야 하는 것은 아니며 수술을 진행할 경우 장편한외과에서는 미추마취로 당일 퇴원이 가능합니다. 이 외에 치질 수술에 대해 알려드립니다.

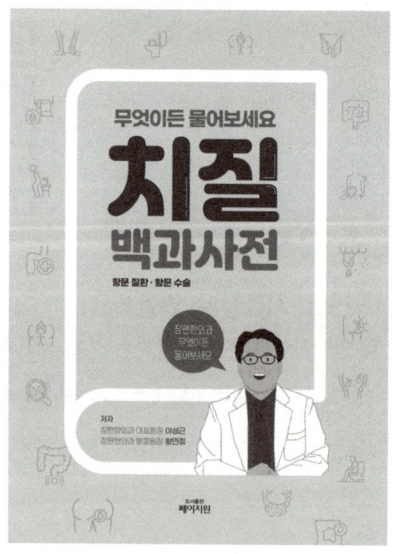

Part II 치핵(치질)

13 장편한외과의 치질 진료와 치료

장편한외과에서의 치질 진료과 치료는 다른 병원과 다릅니다.
장편한외과 이성근 원장이 생각하는 치질에 대해 자세히 설명해드립니다.

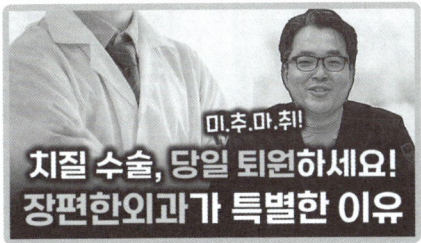 

1. [치질 수술] 미추마취, 당일퇴원 장편한외과의 장점과 특징

장편한외과는 항문수술 할 때, 미추마취를 하기 때문에 당일에 퇴원하실 수 있습니다. 장편한외과의 미추마취에 대해 자세히 알려드립니다.

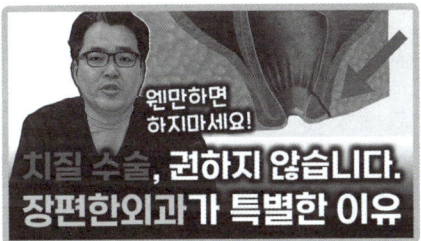 

2. [치질 수술 NO ~~ 왠만하면 모두 권하지 않아요]
장편한외과의 장점과 특징

장편한외과는 치질 수술을 무조건 권유하지 않습니다! 치질이 3기, 4기여도 증상이 없다면 수술은 필요없다고 생각합니다. 장편한외과에서 치질 수술을 권하지 않는 이유에 대해 알려드립니다.

13 장편한외과의 치질 진료와 치료

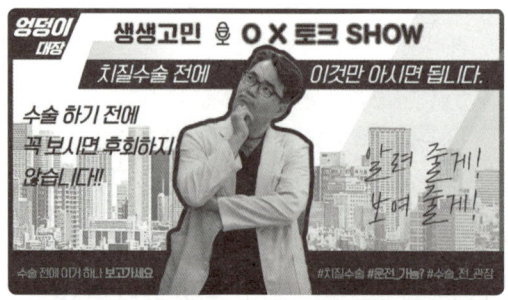 

3. 치질 수술 전에 이것만 아시면 됩니다.

치질 수술을 앞두고 금식에 대한 고민을 하는 분들이 많습니다. 장편한외과에서는 미추마취를 하기 때문에 식사를 하고 오셔도 되고 수술 1~2시간 후에는 걸어다니는 것도 가능합니다. 이 외에도 치질 수술 전 궁금한 점에 대해 알려드립니다.

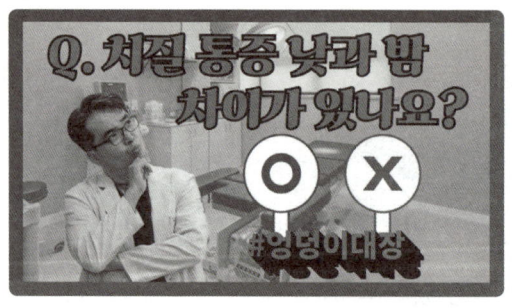 

4. 치질 수술 후에 생길 수 있는 궁금증! –통증

치질 수술 후 아플 때마다 진통제를 먹어도 될까요? 치질 수술을 한 뒤 진통제를 아낄 필요는 없습니다. 치질 수술 후 느끼는 통증의 대부분은 극복할 만한 수준이지만 아프다면 진통제를 드셔도 됩니다. 이 외에도 치질 수술 후 생길 수 있는 통증에 대해 알려드립니다.

13 장편한외과의 치질 진료와 치료

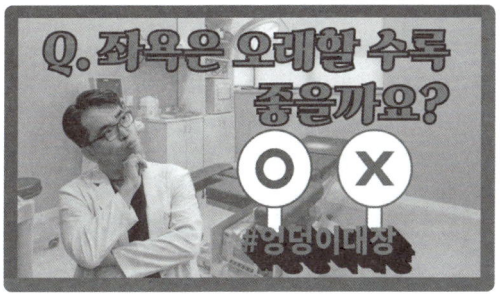

5. 치질 수술 후에 생길 수 있는 궁금증! -좌욕

치질 수술 후 좌욕은 오래 할수록 좋을까요? 좌욕을 하면 통증 완화와 상처 회복에 도움이 됩니다. 한 번 하실 때 3~5분만 해도 충분합니다. 치질 수술 후 좌욕 방법에 대해 알려드립니다.

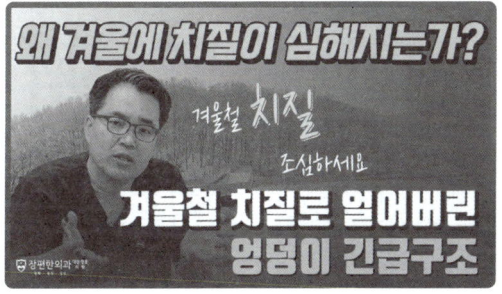

6. 겨울에 치질이 심해지는 이유는?

치질이 겨울에 심해지는 이유는 무엇일까요? 겨울철 치질 수술 건수는 전체 건수의 30%로 날씨 변화와 낮은 활동량으로 인해 치질이 발생하기 쉽습니다. 겨울철 걸리기 쉬운 치질과 치질 진단 방법에 대해 알려드립니다.

13 장편한외과의 치질 진료와 치료

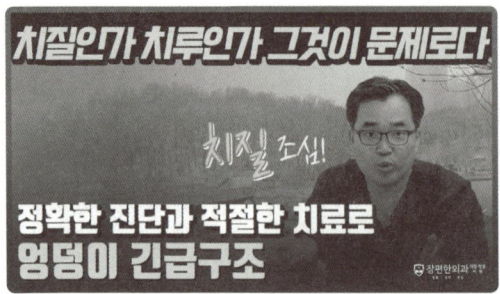 

7. 치질인가 치루인가?
치질을 방치해도 될까요? 치질과 치루는 복합적인 다양한 증상이 생길 수 있기 때문에 증상으로만 판단하기엔 어렵습니다. 항문이 불편하다면 병원에 방문해서 진찰을 받아야 합니다. 치질과 치루의 공통점과 차이점에 대해 알려드립니다.

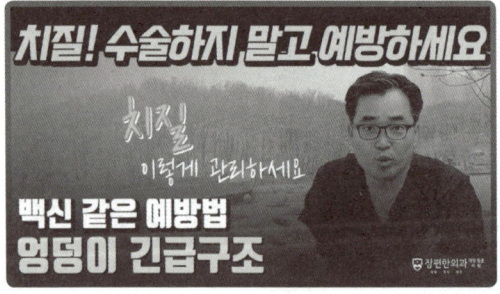 

8. 치질! 수술하지 말고 예방하세요!!
최근 젊은 분들이 치질을 앓는 경우가 많습니다. 앉아 있는 시간이 길어지면 치질에 걸릴 수 있습니다. 이럴 경우 스트레칭을 하거나 치질 방석을 이용하는 것이 도움이 됩니다. 이 외에 치질 예방법에 대해 알려드립니다.

13 장편한외과의 치질 진료와 치료

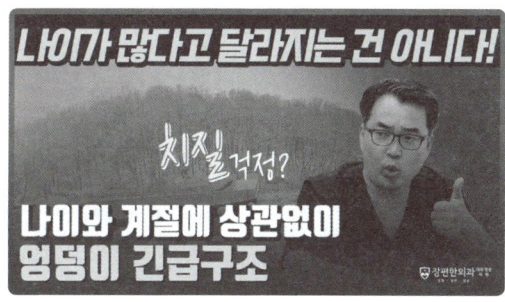 

9. 나이와 계절에 상관없는 치질!

치질은 나이와 상관이 없습니다. 또한, 치질은 수술한 위치가 아닌 곳에서 다시 발생하기도 합니다. 치질과 치질의 재발에 대해 자세히 알려드립니다.

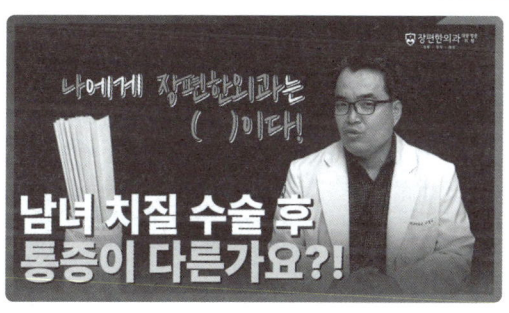 

10. 남자와 여자의 치질 수술 후 통증, 다를까요?

성별에 따라 치질 수술 후 통증이 다를까요? 여자와 남자의 항문질환은 양상이 다소 다릅니다. 여성은 바깥쪽이 많으며 남성은 주로 안쪽이 심합니다. 또한, 성별에 따라 통증도 달라질 수 있습니다.

13 장편한외과의 치질 진료와 치료

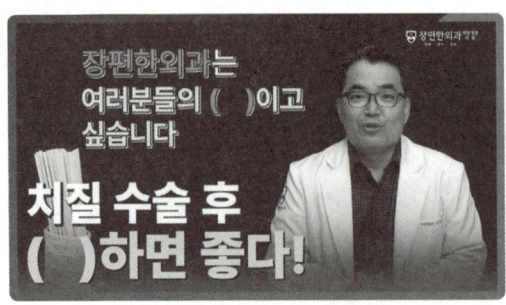 

11. 치질 수술후 (　)을 하면 좋을까요?!

치질 수술 후 치질 방석을 사용하면 도움이 될까요? 치질 방석은 수술하신 분들뿐만 아니라 치질을 겪고 있는 모든 분들에게 도움이 됩니다. 치질 방석의 유용성에 대해 알려드립니다.

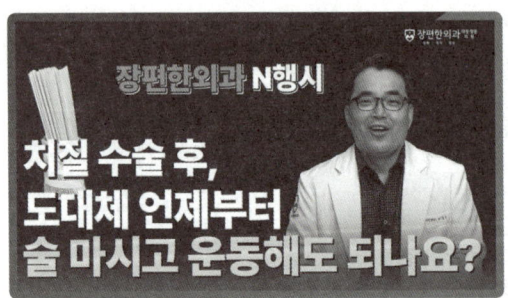 

12. 치질 수술 후 언제부터 술 마시고 운동할 수 있을까요?

치질 수술 후 언제부터 음주와 운동이 가능할까요? 출혈이 있는 기간에도 술은 피하셔야 합니다. 운동의 경우는 상황마다 다릅니다. 치질 수술 후 음주와 운동에 대해 알려드립니다.

13 장편한외과의 치질 진료와 치료

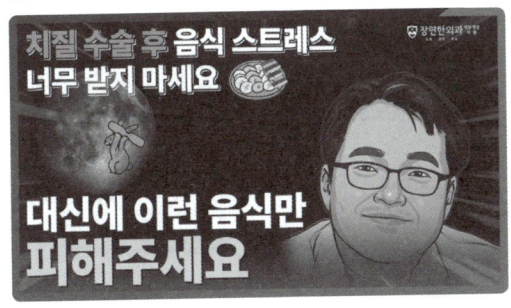 

13. 치질 수술 후 음식 스트레스 너무 받지 마세요! 대신 이런 음식만 피해주세요

치질 수술을 받았다면 술은 피하는 것이 좋습니다. 또한, 변비를 유발하는 육류와 맵고 짠 음식 등을 멀리하시는 것이 좋습니다. 치질 수술 후 피해야 하는 음식에 대해 알려드립니다.

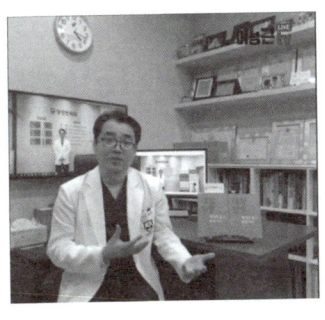 

14. 치질수술 꼭 해야 하나??

치질 수술은 꼭 해야 하는 걸까요? 많은 분들이 치질 수술은 반드시 해야 하는 거라고 생각합니다. 하지만 치질 수술은 몇 가지 경우를 제외하면 반드시 해야 하는 것은 아닙니다. 치질에 대한 오해에 대해 알려드립니다.

13 장편한외과의 치질 진료와 치료

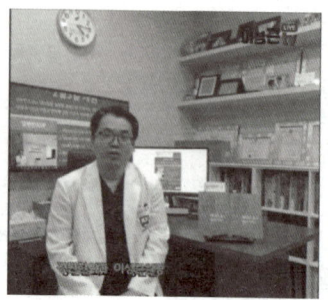 

15. 치질이 오래되면 치질암?? 대장암으로 되나요?

치질을 방치하면 정말 대장암이 될까요? 많은 분들이 치질을 치료하지 않으면 대장암이 된다고 생각합니다. 하지만 치질은 대장암과 무관합니다. 치질과 대장암의 진실에 대해 알려드립니다.

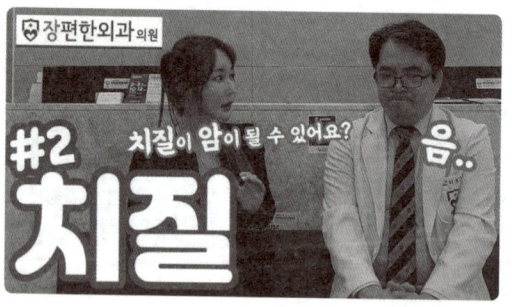 

16. '치질' 암이 될 수 있다고 하는데 정말인가요!!

치질과 대장암은 무관합니다. 치질은 수술 외에도 다양한 치료 방법이 있습니다. 치질 치료법과 치질 수술에 대해 알려드립니다.

13 장편한외과의 치질 진료와 치료

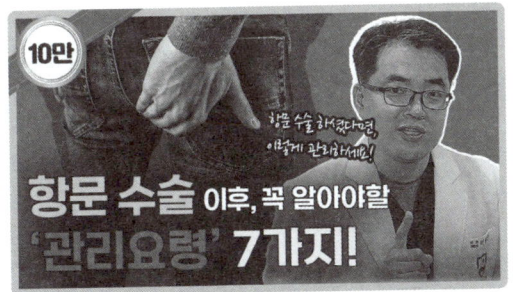 

17. '치질 수술 하신 분들 그리고 하실 분들' !!
치질 수술 이후 관리방법 '일곱가지 특급비법' 지금 소개 합니다!!

치질은 여타 질환과 똑같이 관리가 중요한 질환입니다. 특히 수술 후에는 더욱 열심히 관리해야 합니다. 그렇다면 치질 수술 이후 관리방법에는 무엇이 있을까요? 치질 수술 후 관리를 위한 7가지 특급비법을 소개합니다.

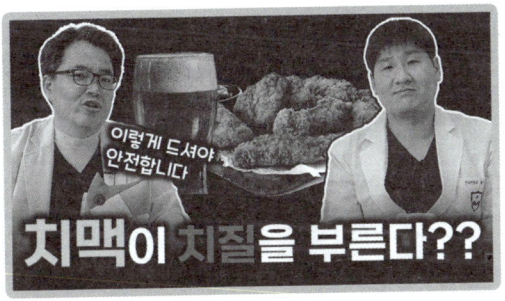 

18. [치질과 음식] 치맥 건강하게 드시고 치질 걸리지 마세요~~!!

치맥도 건강하게 먹을 수 있습니다! 기름진 치킨과 알코올의 조합은 대장항문 건강의 적입니다. 하지만 대한민국에서 치맥을 먹지 않는 것은 어려운 일입니다. 그러면 어떻게 해야 할까요? 치맥을 건강하게 즐길 수 있는 방법을 알려드립니다.

13 장편한외과의 치질 진료와 치료

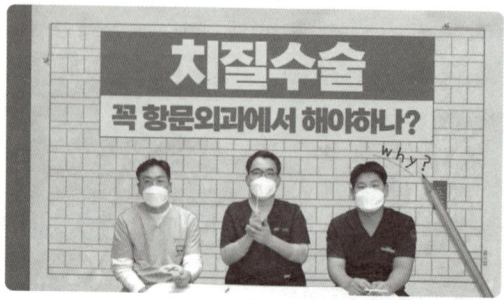 

19. '치질 수술' 어디에서 해야 하나요?? [엉덩이대장 삼총사]

외과의사 3인이 치질 수술이 필요할 때 가야 하는 병원에 대해 이야기합니다. 치질 수술을 받으러 가야 하는 병원에 대해 알려드립니다.

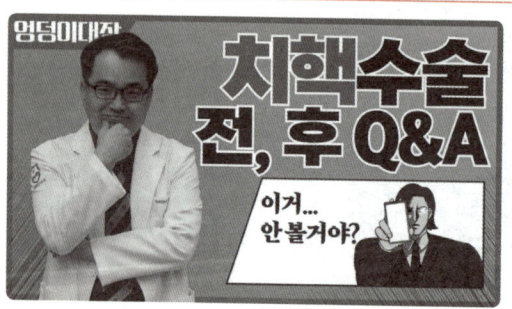 

20. 치핵수술 전·후 Q&A

치핵 수술 전 관장과 금식이 꼭 필요할까요? 장편한외과에서는 미추마취를 하기 때문에 관장, 금식을 하지 않아도 됩니다. 치핵 수술 전에 많이 궁금해 할 만한 점들에 대해 알려드립니다.

13 장편한외과의 치질 진료와 치료

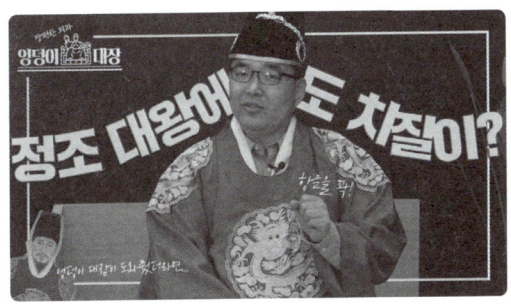

21. '정조 대왕'도 치질로 고생했단 사실! 알고 계신가요?

정조 대왕도 치질을 앓았다는 사실, 알고 계시나요? 과거에는 임금 위주로 기록하다 보니 항문질환으로 고생하신 임금님들의 이야기를 심심치 않게 찾을 수 있습니다. 그 중 가장 심하게 앓은 분이 바로 정조 대왕입니다. 정조 대왕의 치질 이야기를 알려드립니다.

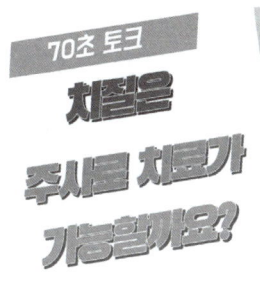
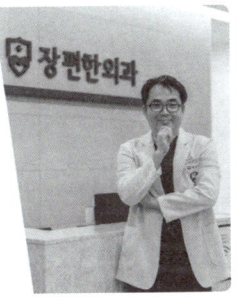

22. [70초 토크] 치질은 주사로 치료가 가능할까요?

치질을 앓고 계신 한 60대 남자분이 주사로 바로 치료가 가능한지 물어보신 적이 있습니다. 과거엔 주사로 치료를 많이 했지만 부작용이 있을 수 있기 때문에 개개인에 맞는 치료 방법을 찾아야 합니다. 치질 치료 방법에 대해 알려드립니다.

13 장편한외과의 치질 진료와 치료

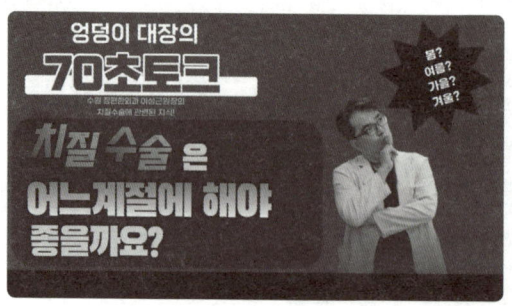 

23. [70초토크] 치질 수술은 어느 계절에 하면 좋을까요?

한 50대 남자분이 치질 수술을 하기 좋은 계절에 대해 물어보셨습니다. 치질 수술은 계절과 상관이 없으며 치질이라고 해서 무조건 수술해야 하는 것은 아닙니다. 하지만 불편해지면 수술을 해야 하기 때문에 병원에 방문하시는 것이 좋습니다. 치질 수술에 대해 알려드립니다.

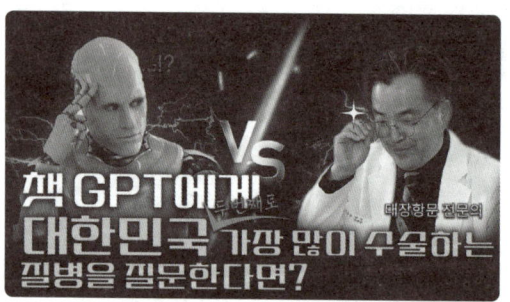 

24. 의사가 작정하고 챗GPT에게 치질을 물어보면 생기는 일

챗GPT에게 치질에 대해 물어보는 시간을 가졌습니다. '치질'이란 모든 항문질환을 통틀어 이르는 말인데 챗GPT는 치질의 개념에 대해 틀린 답변을 하였습니다. 장편한외과 이성근 원장이 챗GPT와 치질에 대해 나눈 대화를 알려드립니다.

13 장편한외과의 치질 진료와 치료

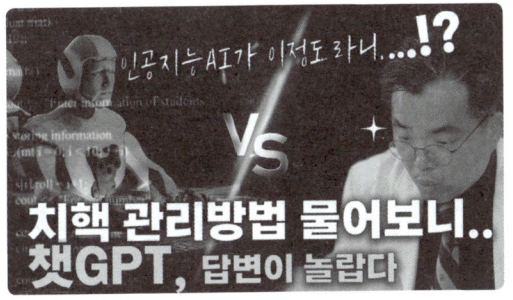 

25. 챗GPT와 항문외과전문의의 '한판대결'

챗GPT와 치질 수술에 대해 대화하는 시간을 가졌습니다. 챗GPT는 일반적으로 치핵은 수술할 필요가 없다고 답변했습니다. 챗GPT의 의견처럼 증상이 심한 경우가 아니라면 수술을 권유하지 않습니다. 장편한외과 이성근 원장이 챗GPT와 치질 수술에 대해 나눈 대화를 좀 더 자세히 설명해 드립니다.

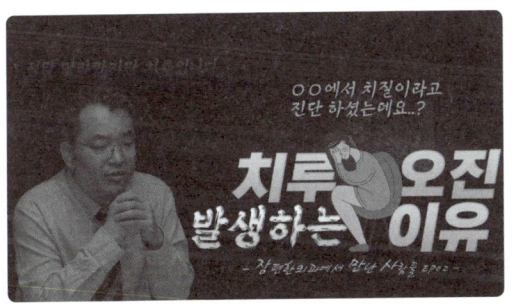 

26. 치질 오진이 발생하는 이유 ㅣ 장편한외과에서 만난 사람들

다른 병원에서 치루와 항문농양을 진단받고 장편한외과에 방문하시는 분들이 많습니다. 대부분 오셔서 괄약근과 변실금에 대해 많이 질문하십니다. 치질 오진이 발생하는 이유에 대해 알려드립니다.

13 장편한외과의 치질 진료와 치료

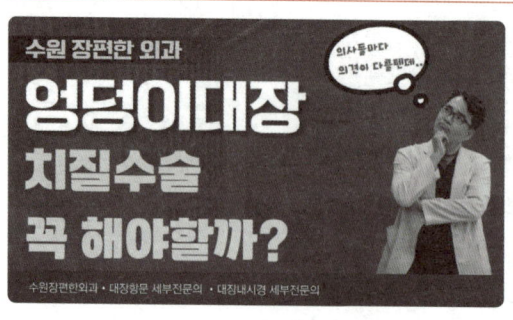 

27. 아.. 치질!! 수술 꼭 해야 하나?

한 30대 남자분의 치질 수술에 대해 이야기하는 영상입니다. 이 환자분은 앉아 있는 것도 힘들 정도로 치질이 심했는데 치질은 피곤하거나 스트레스가 많을 때 악화되기도 합니다. 치질을 수술이 아닌 방법으로 치료할 수 있는 방법에 대해 알려드립니다.

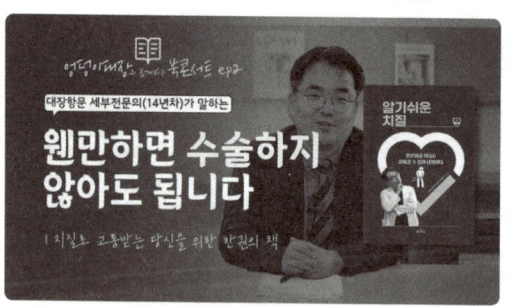 

28. 치질로 고통 받는 분들을 위한 북콘서트. 알기 쉬운 치질!

'알기 쉬운 치질'이라는 책을 바탕으로 치질에 대해 설명합니다. 치질로 고통받는 분들을 위해 장편한외과 이성근 원장이 직접 쓴 책입니다. 치질에 대한 잘못된 오해들과 관리 방법 등에 대해 알려드립니다.

13 장편한외과의 치질 진료와 치료

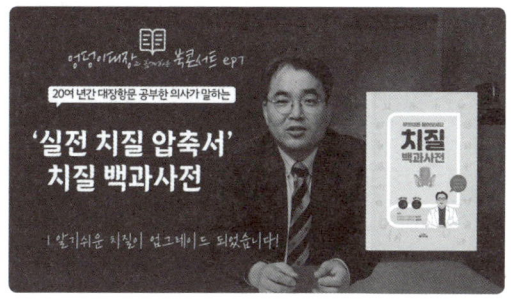 

29. 실전 치질 압축서 '무엇이든 물어보세요 치질 백과사전' 북콘서트

'치질 백과사전'이라는 책을 바탕으로 치질에 대해 설명합니다. 장편한외과 이성근 원장의 19번째 책이자 대장항문질환과 관련하여 출판된 10번째 책입니다. '치질 백과사전'은 '알기 쉬운 치질'이라는 책의 업그레이드 버전으로 '실전 치질 압축서'입니다.

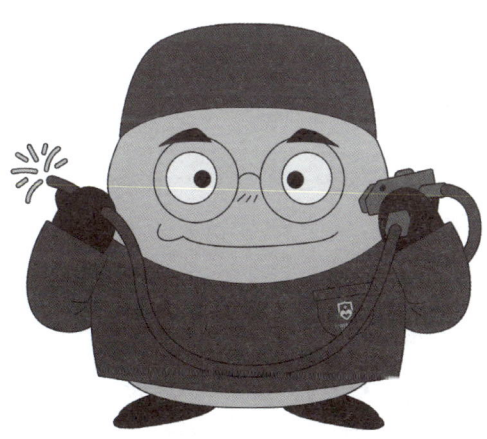

YOUTUBE
『엉덩이대장』

QR코드 사용방법

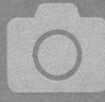 →  → 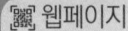 웹페이지
브라우저에서 Youtube에 접속하려면 여기를 누르세요.

1. 기본 카메라 앱을 열어주세요.
   (애플/안드로이드 동일)
2. 화면에 맞춰 사진을 찍는 것처럼 QR코드를 화면 중앙에 배치합니다.
3. 위와 같이 나타나는 창을 누르면 영상이 유튜브에서 재생됩니다.
   (애플도 팝업창 열기를 해 주세요.)

Part
III

치루 & 항문농양

01. 치루 집중탐구
02. 치루 & 항문농양 즉문즉답 Q&A
03. 치루 써전 Ver. 2!
04. 별똥별이 빛나는 밤에 – 치루 편
05. 항문건강에 대한 궁금증
   [항문건강을 바꾸는 시간] – 치루 편
06. 엉덩이대장 가상라이브 – 치루 편
07. 엉덩이 탐정 – 치루 편
08. 항문농양의 모든 것
09. 장편한외과의 치루 진료와 치료

Part III 치루 & 항문농양

항문농양 / 치루

항문농양은 항문 주위 조직에 고름이 생긴 상태입니다.
치루는 항문농양이 항문피부나 항문관 속으로 터져 나와
통로를 만든 경우를 말합니다.
즉, 항문농양은 급성 염증 상태이며, 이 염증이 터져서
만성화된 것이 치루입니다.

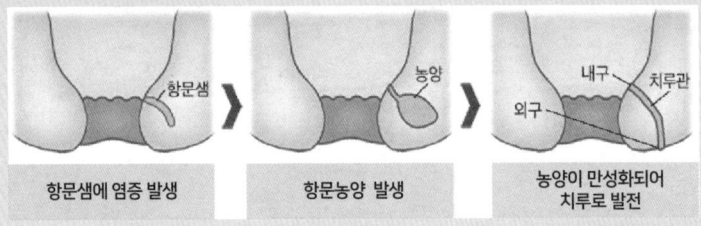

전형적인 증상은 단시간에 진행하는 항문 통증, 발열, 부종이
있을 수 있고, 고름이 흐르거나 속옷에 묻을 수도 있습니다.
간혹 전신통증, 오한, 열 등 몸살의 증상을 동반할 수도 있습니다. 그러나 심부농양의 경우 증상이 불명확할 수 있어 주의가
필요합니다.
치루로 진행하면 항문 주위에서 딱딱한 몽우리가 만져지거나
항문 주위 피부가 붓고 고름이 나오는 증상이 반복적으로 나타
날 수 있습니다.

♡ 항문농양 / 치루의 원인

항문농양이 발생하는 주된 이유는 항문샘의 감염입니다. 항문에는 배변시 윤활액이 나와 변이 잘 나오게 하는 항문샘이 보통 6~12개가 있는데, 이 항문샘에 균이나 변이 들어가면 감염이 돼 곪게 됩니다. 이 염증이 심해지고 주위 조직으로 퍼져 나가면 항문농양이 악화되면서 치루가 형성됩니다.
그밖에 설사나 당뇨병, 크론병, 궤양성대장염과 같은 염증성 장 질환이나 피로, 과로 등으로 인해 면역력이 낮아진 사람에게도 발병할 수 있습니다.

치루는 20~40대 남성에게 빈번하게 나타납니다. 남성이 여성보다 항문샘이 깊고, 남성호르몬의 영향도 있기 때문입니다.

♡ 항문농양 / 치루 검사

1. 직장 수지 검사 : 항문에 손가락을 넣어 검사.
2. 항문경 검사 : 항문과 직장 일부를 검사함으로써 상태를 파악하고 다른 질환이 있는지 확인.
3. 항문초음파 검사 : 가장 정확한 검사방법.
   항문농양과 치루의 분포, 깊이 정도를 파악.

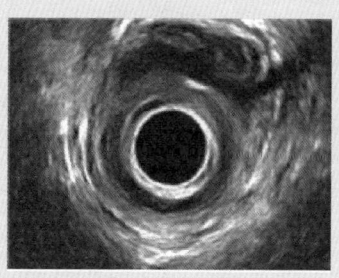

Part III 치루 & 항문농양

항문농양 / 치루의 치료

항문농양은 외과적 수술이 무조건 필요합니다.
신속하게 수술하여 고름을 빼 주어야 합니다.
시간이 지날수록 고름이 주위 조직으로 퍼져 더 악화되므로 서둘러 수술해야 합니다.

치루는 약물치료로는 한계가 있으며, 수술이 까다롭고 재발이 잘 됩니다. 또한, 오랜 시간 방치하는 경우 치루암으로 진행될 수 있습니다. 따라서, 반드시 수술적 치료가 필요합니다.

■ 항문농양 수술법
항문농양을 절개하여 고름을 빼낸 후 항생제 치료합니다.

■ 치루 수술법
- 치루의 상태와 범위에 따라 수술이 달라집니다.
① 치루 절개술
② 시톤법

<치루 절개술>

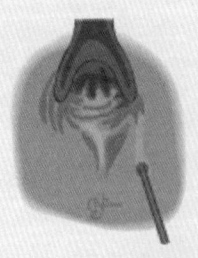 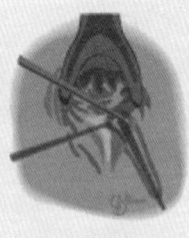 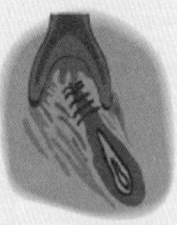

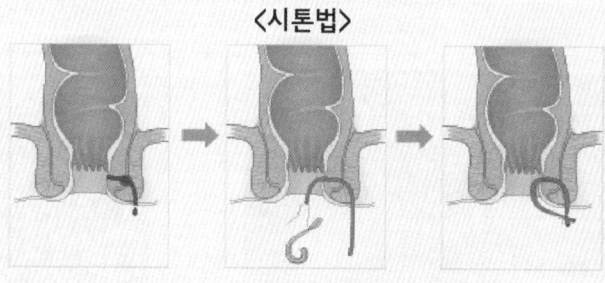

〈시톤법〉

♡ 항문농양 / 치루의 예방습관

예방 Key Point

- **건강하고 규칙적인 생활습관!**
  균이 감염을 유발하여 농양을 만드는 상황은 면역이 떨어진 틈을 타 발생하게 됩니다.
  따라서 잘 먹고, 잘 자고, 운동하고, 스트레스를 최소화하는 건강한 생활습관을 유지해야 합니다.

- **자극적인 식습관 자제!**
  맵고 짠 자극적인 음식, 음주 등은 설사를 발생하는데, 설사는 항문샘 감염의 원인이 됩니다.

- **항문 불편감, 즉시 진료받기!**
  대장 질환, 항문질환 등이 의심되는 경우에는 정확한 진단과 조기 치료를 위해 진료를 받으셔야 합니다.

Part III 치루 & 항문농양

치루 집중탐구

치루에 대한 다양한 궁금증을 장편한외과 이성근 원장이 속 시원히 풀어드립니다.

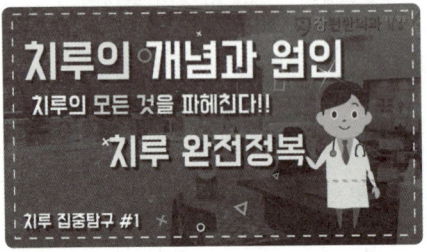 

1. 치루의 개념과 원인 – 치루의 모든 것을 파헤친다!! [치루 완전정복]
'치루'란 무엇이며 왜 생기는 걸까요? 치루는 항문 주위에 생기는 염증의 길이라고 할 수 있으며, 항문농양과 연관이 많습니다. 치루의 개념과 원인에 대해 자세히 알려드립니다.

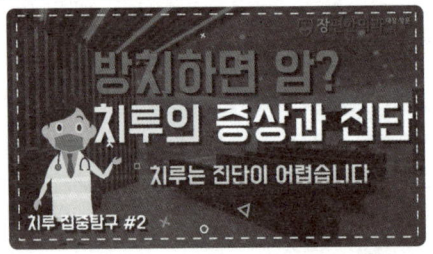 

2. 치루의 증상과 진단 – 방치하면 암??!! [치루는 진단이 어렵습니다]
치루의 증상은 무엇이며 방치하면 정말 암이 되나요? 우선 치루를 진단하는 것은 상당히 어렵습니다. 진찰해 보면 치루가 숨겨져 있는 경우도 많기 때문입니다. 치루의 증상과 진단 방법에 대해 알려드립니다.

01 치루 집중탐구

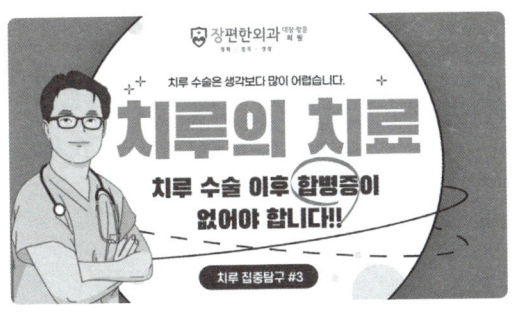 

3. 치루 수술은 어렵습니다 - 치루 수술 방법들 [치루의 치료]

치루는 무조건 수술해야 합니다. 다만 치루 수술 후에는 변이 새거나 재발하는 경우도 있고, 합병증이 생길 수도 있습니다. 따라서, 수술을 잘 받는 것이 중요합니다. 또한, 수술받고 나서도 관리를 잘 해야 합병증이 생기지 않습니다. 치루 수술에 대해 알려드립니다.

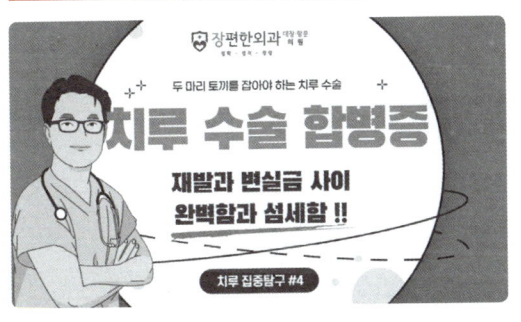 

4. 치루 수술 이후 합병증 - 재발과 변실금 [치루 수술]

치루는 염증이기 때문에 재발 가능성이 있습니다. 따라서 재발하지 않고 합병증 또한 생기지 않도록 충분한 수술 경험이 있는 의사를 찾아가는 것이 좋습니다. 치루 수술과 합병증에 대해 알려드립니다.

01 치루 집중탐구

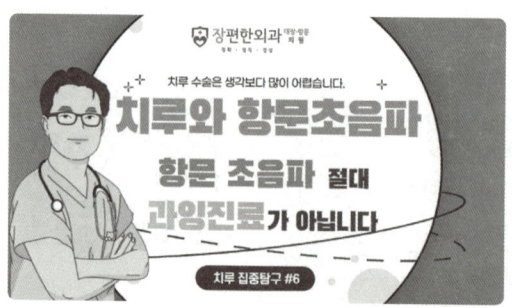 

5. 항문 초음파 절대 과잉진료가 아닙니다! [치루와 항문 초음파]

치루에 대해 이야기할 때 항문 초음파가 자주 언급됩니다. 항문 초음파 검사는 급여 인증이 되기 때문에 부담 갖지 않고 받을 수 있습니다. 항문 초음파 검사를 하면 환자의 상태를 쉽게 알 수 있기 때문에 항문 초음파 검사를 무조건 받는 것이 좋습니다. 항문 초음파 검사에 대해 알려드립니다.

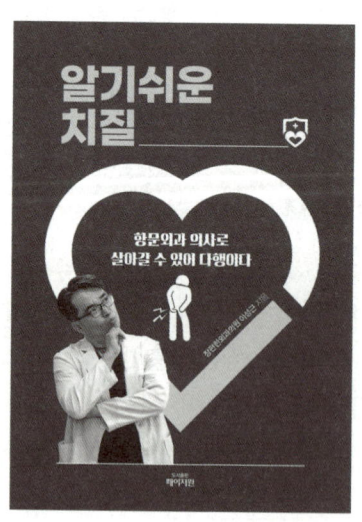

Part III 치루 & 항문농양

02 치루 & 항문농양 즉문즉답 Q&A

치루와 항문농양의 생생한 고민을 장편한외과 이성근 원장이 핵심만 쏙쏙 집어 설명해드립니다.

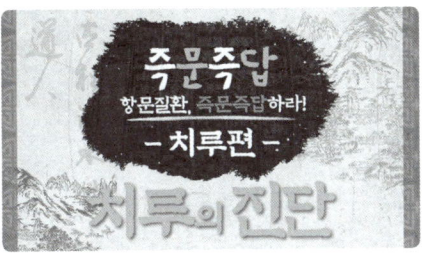 

1. 치루 치료의 지름길, '빠른 진단'은 어떻게 할까요?

치루는 어떻게 진단할 수 있나요? 오래 앉아 있는 직업에 종사하는 분들에게 치루가 잘 생깁니다. 또한 당뇨, 염증성 장질환이 있다면 치루에 걸릴 확률이 높습니다. 치루의 원인과 예방법에 대해 알려드립니다.

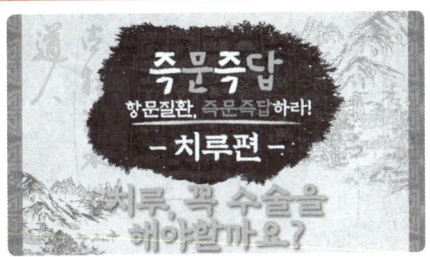 

2. '치루', 꼭 수술을 해야 할까? | 치루 수술 전 봐야할 영상

무조건 수술을 해야 하는 질환, 치루. 그 이유에 대해 답을 드립니다. 치루는 수술 이외에는 답이 없습니다. 치루는 약만으로는 낫지 않고 놔두면 더 심해집니다. 그리고 그냥 두면 암으로 되는 경우도 있습니다.

02 치루 & 항문농양 즉문즉답 Q&A

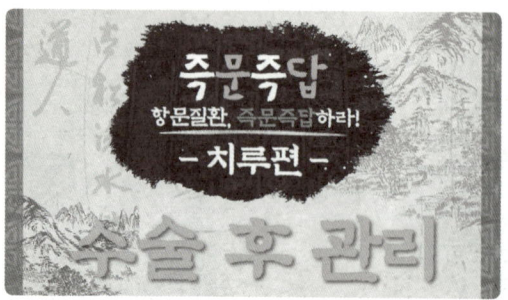 

3. '치루', 수술 후 이 영상 꼭 보세요! | 치루 수술 후 봐야할 영상

치루는 수술했다고 해서 끝이 아니라 수술 후 관리가 중요합니다. 치루 수술 후 관리 방법에 대해 알려드립니다.

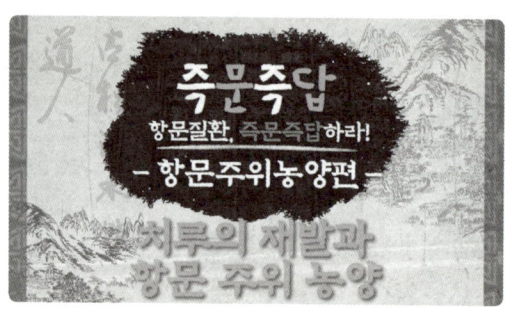 

4. '항문농양', 치루가 될까요? | 치루 재발, 항문농양

항문농양과 치루는 원인도 기전도 비슷합니다.
이 둘은 동반되는 경우도 많고, 항문농양 수술 후 치루가 생기거나 발전할 수 있습니다. 항문농양 및 치루 검사와 치루 재발 예방법에 대해 알려드립니다.

Part III 치루 & 항문농양

03 치루 써전 ver. 2!

치루는 무엇일까요? 그리고 치루는 어떻게 진단하고, 어떻게 치료할까요? 외과의사 3인이 모여 치루와 관련한 모든 것을 이야기 해 드립니다.

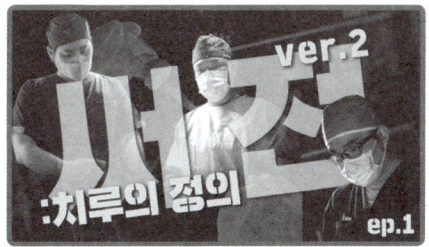 

1. 치루의 정의-1편

외과의사 3인이 모여 치루에 대해 논의합니다. 일반인들은 치루를 부끄러운 질환이라고 생각하는데 전혀 부끄러워할 필요가 없습니다. 부끄럽다고 치루를 방치하면 상태가 악화되기 때문에 바로 병원을 가야 합니다. 치루에 대해 자세히 설명해 드립니다.

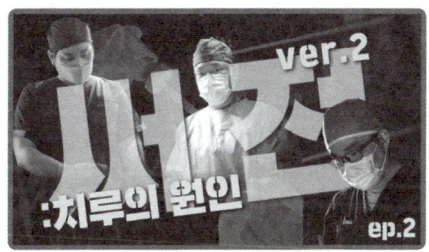 

2. 치루의 정의-2편

외과의사 3인이 치루의 원인에 대해 논의합니다. 치루는 음주, 설사와 연관이 깊습니다. 또한, 남자와 비만인 분들이 더 많이 걸리는 편입니다. 치루의 원인에 대해 자세히 설명해 드립니다.

03 치루 써전 ver. 2!

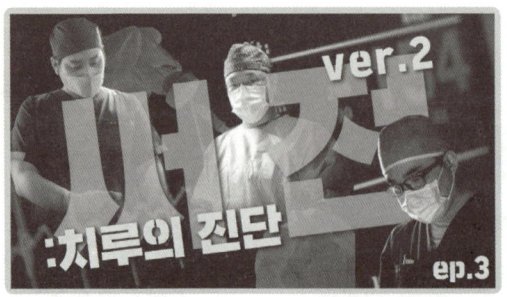 

3. 치루의 진단-1편

외과의사 3인이 치루의 진단에 대해 논의합니다. 치루로 병원에 방문하시는 분들 대부분 통증보다는 항문에 무언가가 만져진다거나 분비물이 나와서 오시는 경우가 많습니다. 치루는 증상이 다양하기 때문에 쉽게 진단하기 어려운 질환입니다. 치루의 증상과 진단 방법에 대해 알려드립니다.

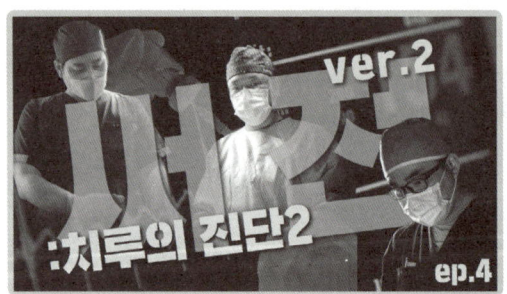 

4. 치루의 진단-2편

외과의사 3인이 치루의 진단에 대해 좀 더 자세히 알아봅니다. 항문농양과 동반되는 치루는 통증이 있어서 빠른 진단이 가능합니다. 다만 항문 초음파 검사를 통해 치루의 길과 고름 위치 등을 정확하게 파악하는 것이 필요합니다. 치루의 진단 방법에 대해 자세히 설명 드립니다.

03 치루 써전 Ver. 2!

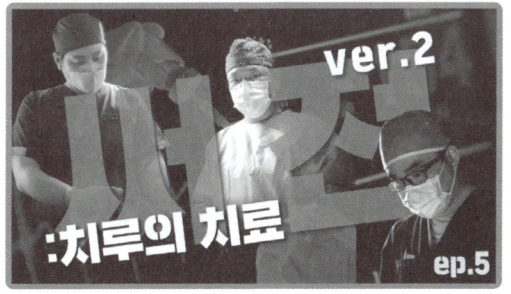

5. 치루의 치료-1편

외과의사 3인이 치루의 치료 방법에 대해 논의합니다. 치루는 수술을 해야 하는데 치루 수술 경험이 많은 의사에게 수술받는 것이 좋습니다. 치루의 치료 방법에 대해 알려드립니다.

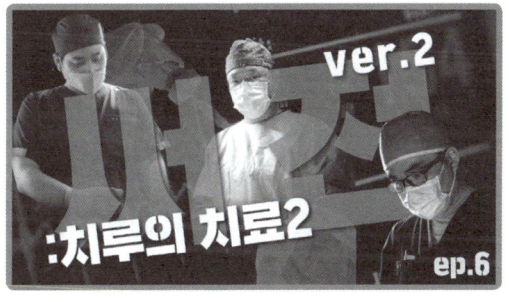

6. 치루의 치료-2편

외과의사 3인이 치루의 치료 방법에 대해 좀 더 자세히 알아봅니다. 치루에는 단순 치루와 복잡 치루가 있는데 수술 방법이 많이 다릅니다. 단순 치루가 있는 분들의 경우 복잡 치루로 악화되기 전에 치료받는 것이 중요합니다. 이 외 치루 종류별 치료 방법에 대해 자세히 설명해 드립니다.

03 치루 써전 Ver. 2!

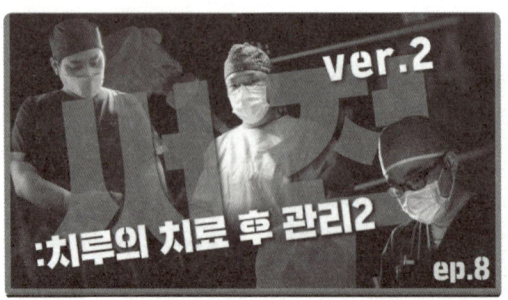

7. 치루의 치료 후 관리

외과의사 3인이 치루 수술 후 관리 방법에 대해 논의합니다. 치루는 합병증이 생길 수 있기 때문에 수술 후 잘 관리하는 것이 매우 중요합니다. 치루 수술 후 관리에 대해 어떤 의견을 갖고 있는지 설명해 드립니다.

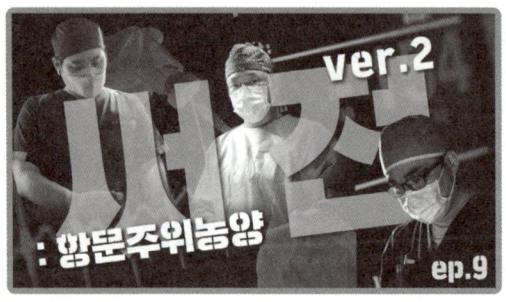

8. 항문농양

외과의사 3인이 항문농양에 대해 논의합니다. 치루가 있다면 항문농양을 동반할 수 있는데 항문 주위에 있는 염증의 길 유무에 따라 차이가 있습니다. 항문농양에 대해 자세히 알려드립니다.

03 치루 써전 Ver. 2!

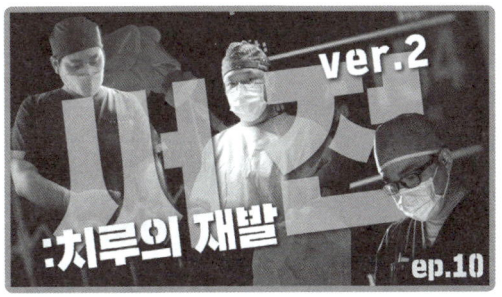 

9. 치루의 재발

외과의사 3인이 치루의 재발에 대해 논의합니다. 치루의 재발 확률은 대략 40~60%로 많은 분들이 치루의 재발을 걱정합니다. 단순 치루는 재발률이 낮지만 복잡 치루는 재발률이 높습니다. 치루의 재발과 예방 방법에 대해 알려드립니다.

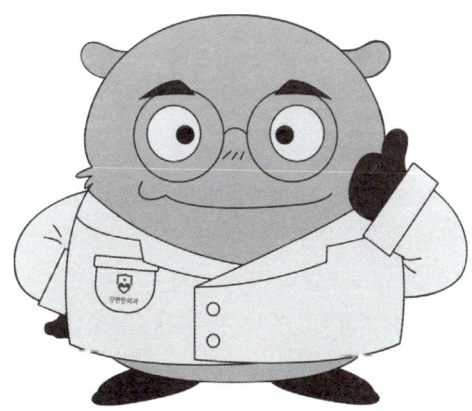

Part III 치루 & 항문농양

04 별똥별이 빛나는 밤에 - 치루 편

장편한외과 이성근 원장이 치루와 관련한 사연을 소개하고, 사연 속 궁금증을 속 시원하게 풀어드립니다.

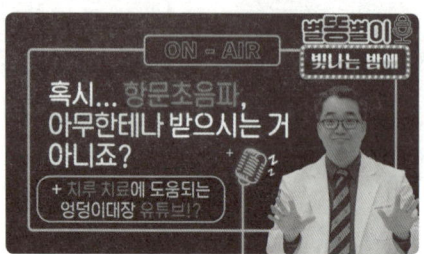

1. 치루, 정말 가벼운 질환이 아닙니다.

한 환자분이 다른 병원에 방문했다가 장편한외과에 와서 항문 초음파 검사를 받고 치루 진단을 받았습니다. 치루는 재발 가능성이 있기 때문에 정확한 검사를 해야하며, 수술을 제대로 받아야 합니다. 사연을 통해 항문 초음파 검사에 대해 알려드립니다.

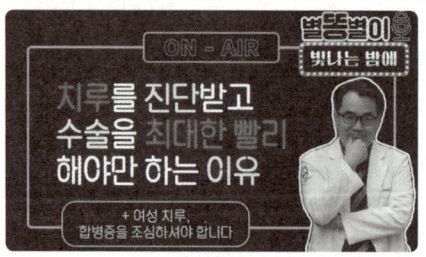

2. 항문질환 중 하나인 치루, 최대한 빨리 수술해야 하는 이유?

치루는 염증이 빠져나가면 없어졌다고 생각하는 환자분들이 많습니다. 그래서 치루인 줄 모르는 분들이 있는데 치루를 방치하면 합병증이 발생하고 심할 경우 암이 될 수도 있으므로 바로 병원에 가야 합니다. 사연을 통해 치루에 대해 알려드립니다.

04 별똥별이 빛나는 밤에 - 치루 편

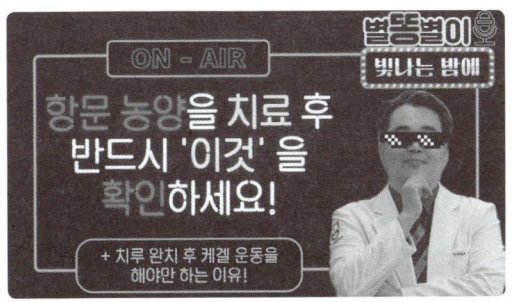

3. '항문농양'을 치료하고 나서는 반드시 '이것'을 확인해야 합니다!

항문농양을 치료하고 나서 재발에 대해 걱정하는 분들이 많습니다. 재발 방지를 위한 다양한 관리 방법에 대해 알려드립니다.

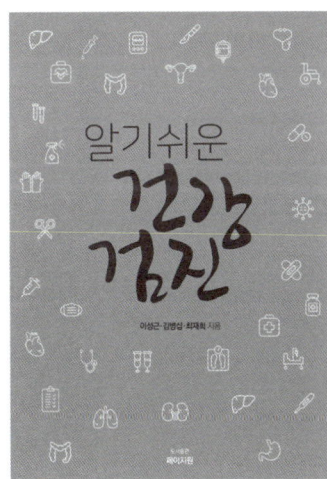

Part III 치루 & 항문농양

05 항문건강에 대한 궁금증 [항문건강을 바꾸는 시간] - 치루 편

장편한외과 이성근 원장이 대장항문건강, 치루에 대한 다양한 궁금증을 속 시원히 설명해 드립니다.

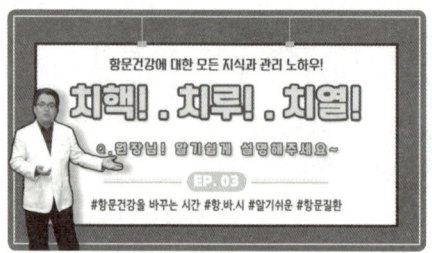 

1. 치핵. 치루. 치열. 알기 쉽게 설명해 드립니다!

항문에 발생하는 질환을 통틀어 '치질'이라고 합니다. 그중 가장 흔한 것이 치핵이며 보통 치핵을 치질이라고 합니다. 그렇다면 치루와 치열은 무엇이며, 치핵과 어떻게 다를까요? 다양한 항문질환에 대해 알기 쉽게 설명해 드립니다.

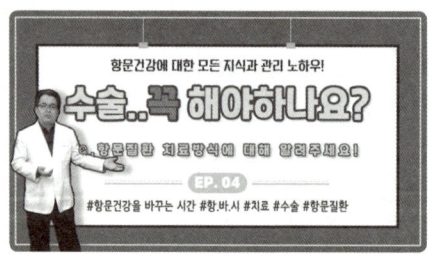 

2. 치핵. 치루. 치열. '수술 꼭 해야 하나?' 알기 쉽게 설명해 드립니다!

항문질환을 치료하려면 꼭 수술해야 할까요? 항문질환마다 치료 방법이 다르며 치핵과 치열은 반드시 수술할 필요는 없습니다. 그러나, 치루는 반드시 수술해야 합니다. 항문질환별 치료 방법에 대해 알기 쉽게 설명해 드립니다.

05 항문건강에 대한 궁금증[항문건강을 바꾸는시간] - 치루 편

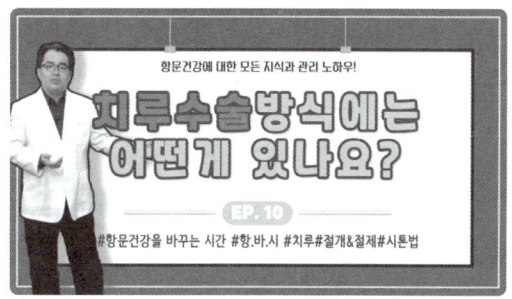

3. 치루 수술방식에 대해 알아봅시다!

치루는 수술을 꼭 해야 하는데, 이때 합병증이 생기지 않도록 수술하는 것이 중요합니다. 재발과 변실금이 생기는 것을 막기 위해 수술을 제대로 받아야 합니다. 치루 수술에 대해 알기 쉽게 설명해 드립니다.

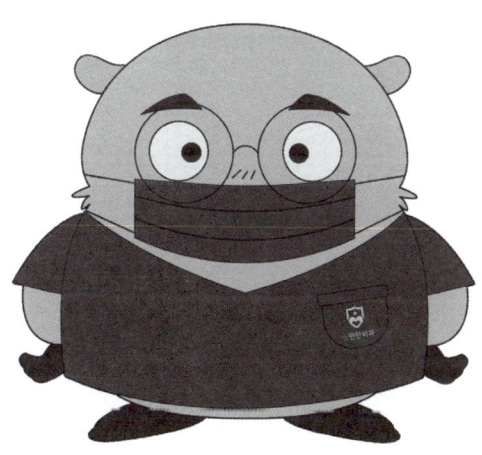

Part III 치루 & 항문농양

06 엉덩이대장 가상라이브 - 치루 편

엉덩이대장 장편한외과 이성근 원장이 MC와 함께 가상라이브를 통해 치루와 항문농양에 대해 다양한 상황을 설명해드립니다.

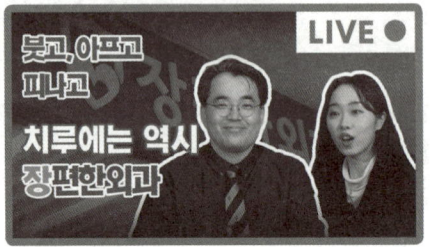 

1. 붓고 아프고 피나는 치루, 치루에는 역시 장편한외과입니다

치루로 고생 중이시라면 장편한외과로 오세요. 장편한외과는 치루 수술을 받기 위해 전국에서 찾아오는 분들이 많습니다. 장편한외과는 치루 수술을 제대로 합니다. 치루에 대해 알려드립니다.

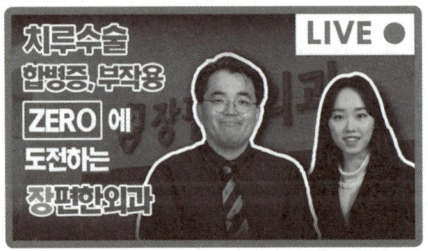 

2. 치루 수술 합병증, 부작용 zero 에 도전하는 장편한외과

치루에 가장 좋은 검사는 항문 초음파 검사입니다. 그리고 치루 수술은 합병증과 부작용이 없도록 하는 것이 중요합니다. 장편한외과 치루 수술의 장점에 대해 알려드립니다.

06 엉덩이대장 가상라이브 - 치루 편

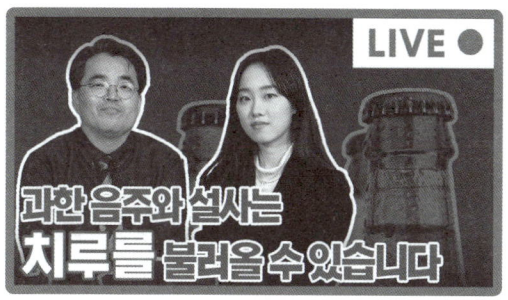 

3. 치루 예방을 위한 필수영상

음주와 설사는 치루를 유발할 수 있습니다. 치루에 가장 안 좋은 것은 음주와 설사입니다. 항문건강에 좋지 않은 음식에 대해 알려드립니다.

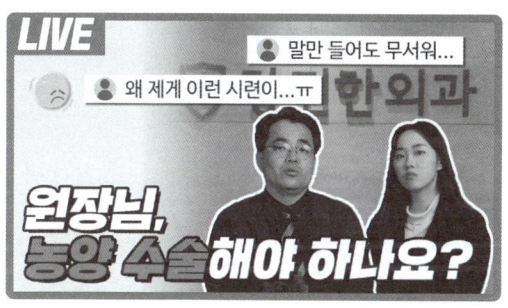 

4. 항문농양 수술해야 하나요?

항문농양은 꼭 수술해야 할까요? 항문농양은 항문샘에 염증이 생기면서 곪는 것을 말합니다. 치루와 동반되는 경우가 많기 때문에 검사가 필요하며, 수술을 해야 합니다. 하지만 크게 걱정하지 않으셔도 됩니다. 항문농양과 수술에 대해 알려드립니다.

06 엉덩이대장 가상라이브 - 치루 편

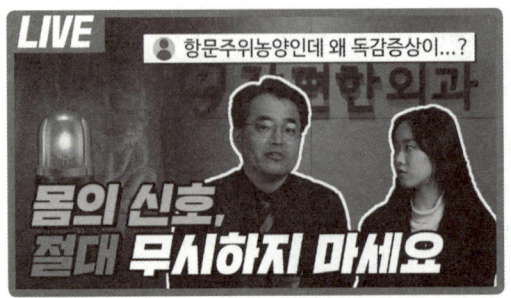 

5. 항문농양. 몸의 신호, 절대 무시하지 마세요!!

30대 후반 직장인분이 항문농양으로 수술을 받아야 한다는 사연을 보냈습니다. 농양이 있으면 치루도 같이 있을 가능성이 있기 때문에 항문 초음파 검사를 통해 치루가 있는지 확인해야 합니다.

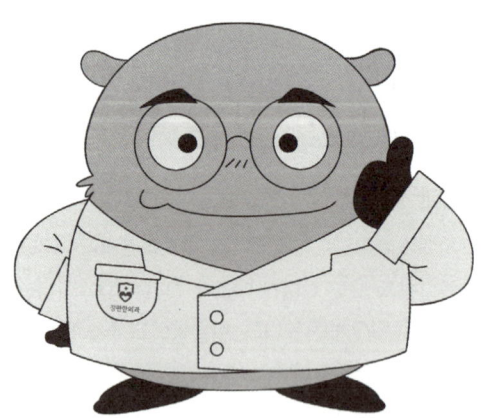

Part III 치루 & 항문농양

07 엉덩이 탐정 - 치루 편

엉덩이 탐정 사무소에 오신 여러분, 환영합니다! 예리한 추리력을 가진 엉덩이 탐정 이성근 원장을 만나보세요! 여러분의 불편한 속을 아주 시원하게 뻥 뚫어줍니다! 엉덩이 탐정 이성근 원장이 치루의 모든 것을 알려드립니다!

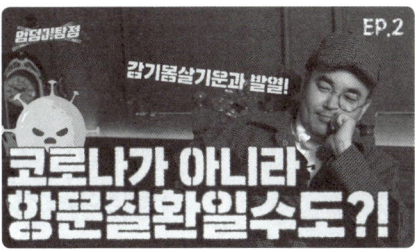

1. 코로나가 아니라 항문질환일수도?! (감기·몸살 기운이 있다면 의심해보자!)

엉덩이 탐정 장편한외과 이성근 원장이 치루에 대해 의뢰가 들어온 질문을 자세히 설명해 줍니다. 항문 쪽에 통증이 있고 열이 나는 경우 항문질환일 가능성이 있습니다. 감기·몸살 기운이 있는 사람들의 경우에도 치루일 가능성이 있다는 것을 알려드립니다.

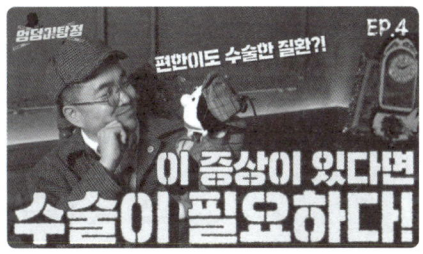

2. 이 증상이 있다면 수술이 필요합니다!

엉덩이 탐정 장편한외과 이성근 원장이 치루 수술에 대해 의뢰가 들어온 질문을 자세히 설명해 줍니다. 설사를 많이 하고, 엉덩이에 통증이나 고름이 있는 경우 치루일 가능성이 있습니다. 이럴 때는 병을 키우지 말고 병원에 찾아가셔야 합니다. 치루와 치루 수술에 대해 알려드립니다.

Part III 치루 & 항문농양

08 항문농양의 모든 것

장편한외과 이성근 원장이 항문농양의 모든 것을 설명해 드립니다.

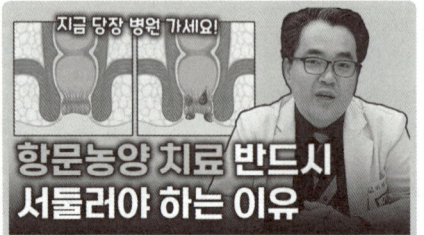 

1. 항문농양 치료는 늦을수록 안좋습니다!! – 항문농양을 수술해야 하는 이유!!
항문농양은 치료는 반드시 수술을 받아야 합니다. 항생제나 연고로는 나아지지 않습니다. 항문농양을 방치하면 증상이 더 심해지고 합병증이 발생할 수 있어서 빨리 치료받아야 합니다. 항문농양에 대해 알려드립니다.

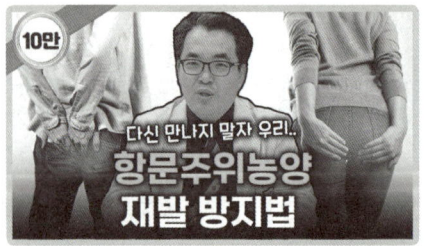 

2. 항문농양 재발 방지법!! – 항문농양 수술 후 관리
항문농양의 재발을 방지하려면 수술 후 관리가 매우 중요합니다. 항문농양 수술 후 관리법에 대해 알려드립니다.

Part III 치루 & 항문농양

09 장편한외과의 치루 진료와 치료

챗GPT와 대장항문 전문의가 치루에 대해 토론을 나누면? 아프지 않은 치루가 있다? 장편한외과 이성근 원장이 치루의 진료와 치료를 알기 쉽게 설명해 드립니다.

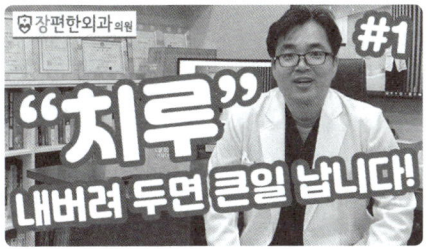

1. '치루' 반드시 수술 해야 합니다!! 방치하면 큰일 납니다!!

치루는 반드시 수술해야 합니다! 치루는 단순 치루와 복잡 치루로 나뉘는데 치루를 방치하면 항문 주위에 염증이 생겨서 증상이 더 심해질 수 있습니다. 따라서 치루가 생기면 방치하지 말고 대장항문외과 전문의에게 수술을 받아야 합니다. 치루에 대해 알려드립니다.

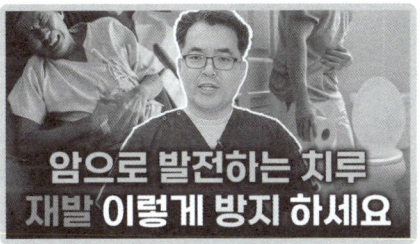

2. 방치하면 암이 될 수 있는 치루 – 재발방지 꿀팁 5가지!!

치루는 수술을 받았다고 하더라도 수술 후 관리를 잘 하는 것이 중요합니다. 치루 재발 방지를 위한 관리 방법 5가지에 대해 알려드립니다.

09 장편한외과의 치루 진료와 치료

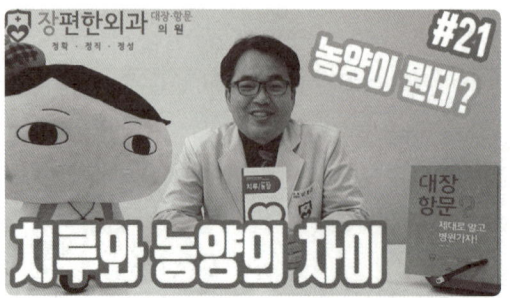

3. 항문농양은 무조건 수술 하셔야 합니다

항문농양은 무조건 수술해야 합니다. 항문농양은 초기엔 증상이 없을 수도 있고, 몸살, 항문 통증, 고열 등의 증상이 생길 수 있어 병원에 꼭 방문하여 진단을 받아야 합니다. 항문농양 수술에 대해 알려드립니다.

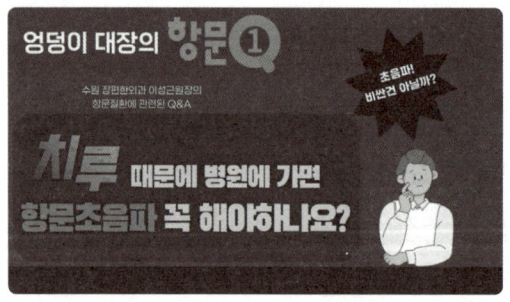

4. 치루 때문에 병원에 가면 항문초음파를 꼭 해야 할까요?

치루를 진단하려면 반드시 항문 초음파 검사를 해야 합니다. 항문 초음파로 치루 상태, 괄약근, 치루 유형 등을 확인할 수 있기 때문에 꼭 항문 초음파 검사를 받아야 합니다. 치루와 항문 초음파 검사에 대해 알려드립니다.

09 장편한외과의 치루 진료와 치료

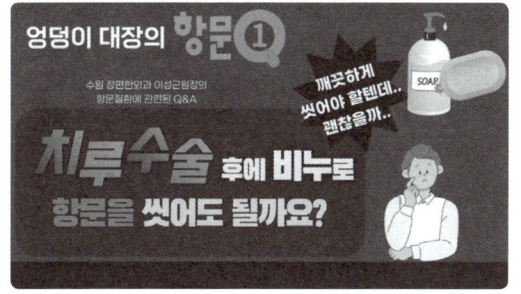 

5. 치루 수술 후에 비누로 항문을 씻어도 될까요?

치루 수술 후 비누로 항문을 씻어도 될까요? 치루 수술 후 비누를 사용하여 씻지 않아도 됩니다. 비누를 사용하면 오히려 항문이 간지러울 수 있기 때문에 물로만 씻는 것이 가장 좋습니다. 치루 수술 후 관리에 대해 알려드립니다.

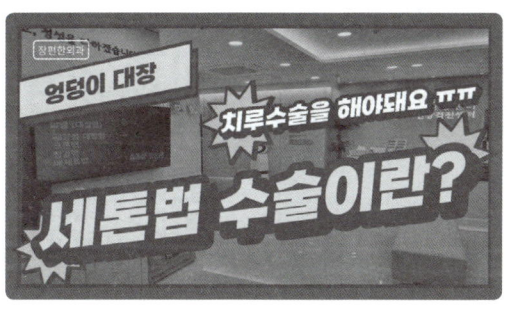 

6. 치루 수술할 때 시톤법 수술을 한다는데

시톤법 수술은 어떤 수술일까요? 복잡 치루가 있는 분들은 시톤법 수술을 권유받는 경우가 자주 있습니다. 수술 이후 관리가 번거로울 수 있으나 좋은 치료법이 될 수 있습니다. 시톤법 수술에 대해 알려드립니다.

09 장편한외과의 치루 진료와 치료

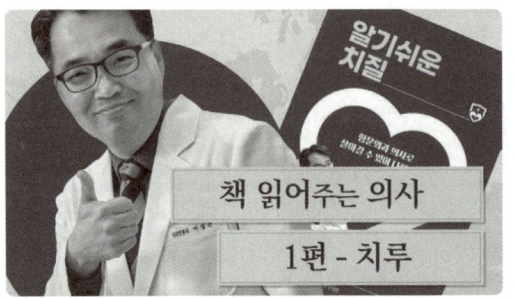 

7. 치루, 반드시 '크론병'이 원인인지 파악하셔야 합니다!!!!
치루의 원인으로 크론병이 아닌지 확인해 봐야 합니다. 크론병은 염증성 장질환입니다. 치루와 크론병에 대해 알려드립니다.

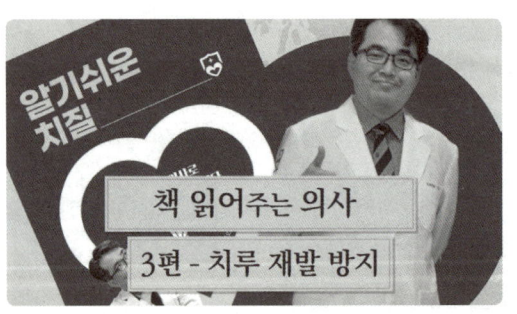 

8. 치루 재발 방지를 위한 방법들, 혹시 알고 계신가요?
치루 재발을 방지하려면 어떻게 해야 할까요? 치루 수술은 수술 후 변실금과 재발을 주의해야 합니다. 치루 재발을 방지하기 위한 수술 방법으로 무엇이 있는지 알려드립니다.

09 장편한외과의 치루 진료와 치료

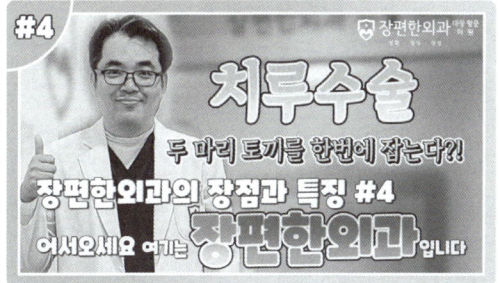

9. 두마리 토끼를 한번에 잡는다?! 장편한외과의 장점과 특징

장편한외과에서는 괄약근이 다치지 않도록 수술하여 합병증이 생기지 않도록 합니다. 괄약근 손상을 최소화할 수 있는 장편한외과의 치루 수술에 대해 설명해 드립니다.

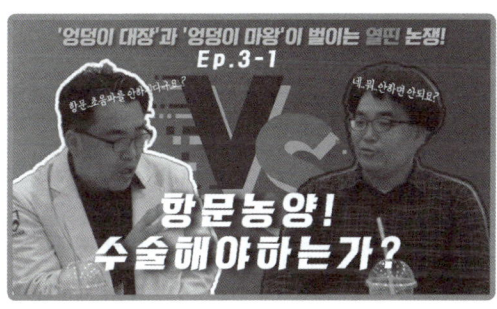

10. [엉덩이대장 VS 엉덩이마왕] 항문농양 수술해야 하는가?!

항문농양은 반드시 수술해야 합니다. 농양이 생겼다면 약이나 항생제로 치료하기 어렵기 때문에 무조건 수술을 통해 농양을 제거해야 합니다. 농양을 방치하면 치료가 까다롭고 증상 또한 심해지기 때문에 빨리 수술을 받는 것이 좋습니다. 엉덩이대장과 엉덩이마왕의 토론을 통해 항문농양에 대해 알려드립니다.

09 장편한외과의 치루 진료와 치료

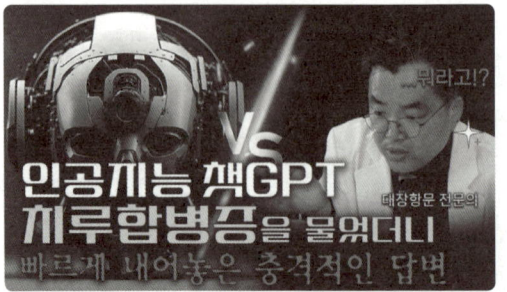

11. 치루 합병증 질문 했더니 "뭐라고...!?" 챗GPT가 이 정도라니..

챗GPT에게 치루 합병증에 대해 물어보았습니다. 치루에 수술이 필요한지, 치루 합병증은 어떤 것들이 있는지 등 치루에 대한 전반적인 질문들을 해보았는데 설명이 정확하지 않았습니다. 이에 대해 자세히 설명해 드립니다.

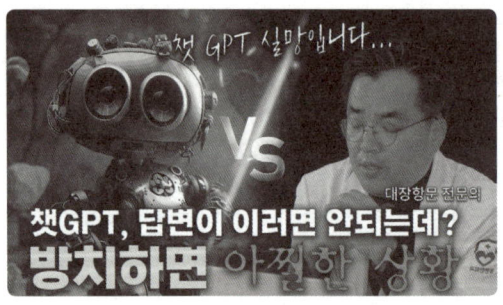

12. 전문의 vs 챗GPT(치루, 치질 예방, 수술 후 관리법 등)

챗GPT에게 치루 진단 방법에 대해 질문해 보았습니다. 챗GPT의 답변은 명확하지 않고 두루뭉술했습니다. 이에 대해 자세히 설명해 드립니다.

09 장편한외과의 치루 진료와 치료

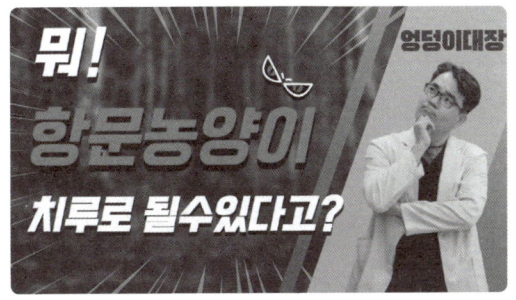 

13. 항문농양이 치루로 진행될 수 있다고?

항문농양은 치루로 발전할 수 있습니다. 타 병원에서 항문농양을 수술했으나 치루가 생겨 다시 병원에 방문하는 분들이 많습니다. 항문농양은 치루가 동반되기 때문에 꼭 항문 초음파 검사를 해서 치루가 있는지 확인해 봐야 합니다. 이에 대해 자세히 설명해 드립니다.

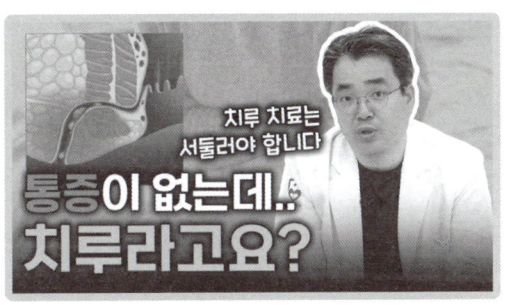 

14. 아프지도 않은데 치루라고?

한 50대 여자분이 엉덩이에 뾰루지가 생겨서 병원에 갔다가 치루 진단을 받았습니다. '통증이 없었는데 치루일 수 있냐?'라고 질문하셨는데, 치루는 통증을 동반하지 않는 경우도 있습니다. 이에 대해 자세히 설명해 드립니다.

YOUTUBE
『엉덩이대장』

QR코드 사용방법

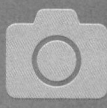

1. 기본 카메라 앱을
   열어주세요.
   (애플/안드로이드 동일)

2. 화면에 맞춰 사진을
   찍는 것처럼 QR코드를
   화면 중앙에 배치합니다.

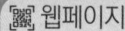

웹페이지
브라우저에서 Youtube에
접속하려면 여기를 누르세요.

3. 위와 같이 나타나는 창을
   누르면 영상이 유튜브에
   서 재생됩니다.
   (애플도 팝업창 열기를 해 주세요.)

Part IV

치열

01. 엉덩이대장 가상라이브 – 치열 편
02. 장편한외과의 치열 진료와 치료

Part IV 치열

♡ 치열

치열의 증상

1. 항문 열상에 의한 출혈과 통증
2. 배변 후 통증과 휴지에 묻어나는 선명한 선홍색의 피
3. 증상이 반복될 경우, 손상된 점막에서 나온 점액으로 인한 가려움증

* 불편함과 통증으로 배변을 미루다 보면 변비가 심해지며 치열이 만성화될 수 있음.

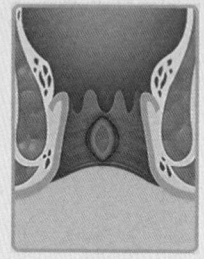

♡ 치열의 원인

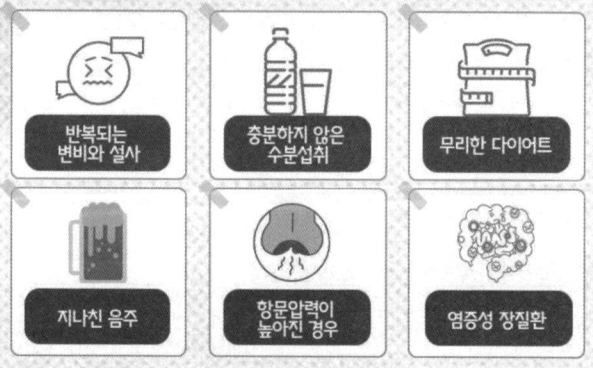

 수술이 필요한 상황이 되기 전,
다양한 보존적 치료 방법으로도 호전될 수 있으므로,
증상이 나타날 경우 대장 항문외과 전문의와의 충분한 상담을 통해
진단을 받고, 치료 결정 추천

치열의 치료방법-보존적 치료

1. 온수 좌욕이 도움이 됩니다.

2. 변이 딱딱해지지 않게 합니다.

3. 약물 치료하고, 연고를 항문주위 피부와 항문관내에 발라서 상처를 치유합니다.

외과적 치료가 필요한 경우

1. 보존적 치료가 효과가 없거나 증상이 심한 만성 치열은 수술합니다.

2. 수술방법은 측방내괄약근절개술이나 피부판이동술 등입니다.

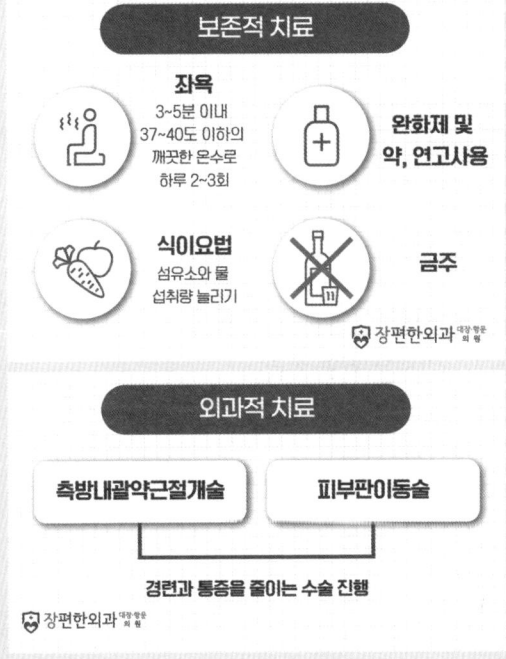

Part IV 치열

엉덩이대장 가상라이브 - 치열 편

치료에도 트렌드가 있다? 엉덩이대장 이성근 원장이 MC와 함께 가상라이브를 통해 치열에 대한 다양한 상황을 설명해 드립니다.

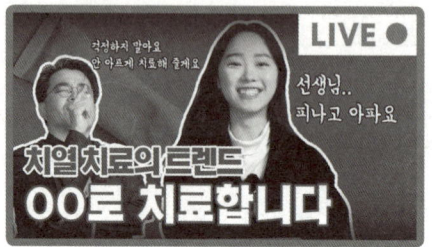 

1. 치열 치료의 트렌드

치열이란 항문 점막이 찢어지는 것을 말합니다. 심한 변비나 잦은 설사로 발생할 수 있습니다. 치열은 통증과 출혈을 동반하며 심할 경우 오랜시간 통증이 지속되기도 합니다. 과거에는 만성 치열을 대부분 수술했지만 최근에는 수술하지 않아도 치료할 수 있는 방법이 있습니다. 이에 대해 자세히 설명해 드립니다.

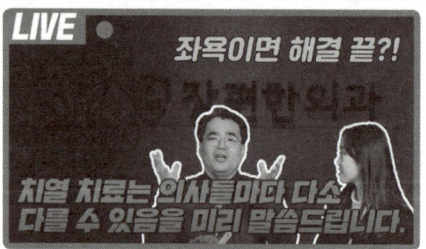 

2. 엉덩이대장이 제안하는 치열 치료

치열은 원인을 해결하고 잘 관리해야 합니다. 치열의 원인과 치료, 관리 방법에 대해 알려드립니다.

01 엉덩이대장 가상라이브 - 치열 편

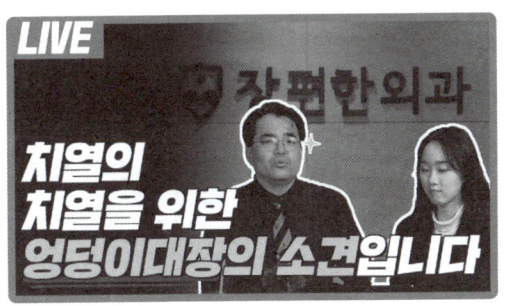 

3. 치열에 대한 엉덩이대장의 의견

다른 병원에서 치열 수술을 권유받고 장편한외과에 오시는 경우가 많은데 장편한외과에서는 치열 수술을 웬만하면 하지 않습니다. 치열 치료와 예방 방법에 대해 알려 드립니다.

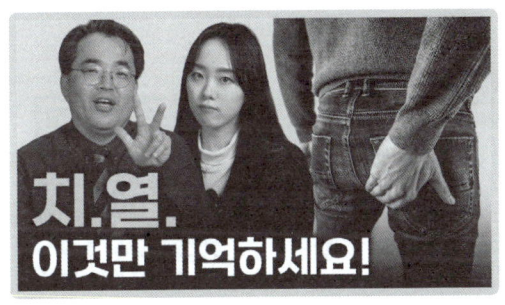 

4. 치열의 해결책은 ○○이다!!

치열을 치료할 수 있는 연고가 있습니다. 치열은 좌욕과 연고, 먹는 약으로 치료가 가능합니다. 만성 치열은 수술이 필요할 수 있지만, 심한 경우가 아니라면 다양한 치료로 호전될 수 있습니다. 이에 대해 자세히 설명해 드립니다.

Part IV 치열

02 장편한외과의 치열 진료와 치료

장편한외과 이성근 원장이 치열 진료와 치료를 알기 쉽게 설명해 드립니다.

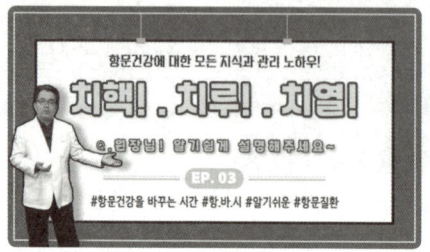

1. 치핵. 치루. 치열. 알기 쉽게 설명해 드립니다!

항문에 발생하는 질환을 통틀어 치질이라고 합니다. 그중 가장 흔한 것이 치핵이며 보통 치핵을 치질이라고 합니다. 그렇다면 치루와 치열은 무엇이며 치핵과 어떻게 다를까요? 다양한 항문질환에 대해 알기 쉽게 알려드립니다.

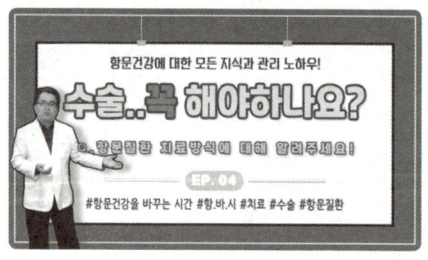

2. 치핵. 치루. 치열. '수술 꼭 해야하나?' 알기 쉽게 설명해 드립니다!

항문질환을 치료하려면 꼭 수술을 해야 할까요? 항문질환마다 치료 방법이 다른데 치핵 치열은 웬만하면 수술 할 필요가 없습니다. 그렇다면 치핵과 치혈은 어떻게 치료할까요?

치핵과 치열의 치료법에 대해 알려드립니다.

02 장편한외과의 치열 진료와 치료

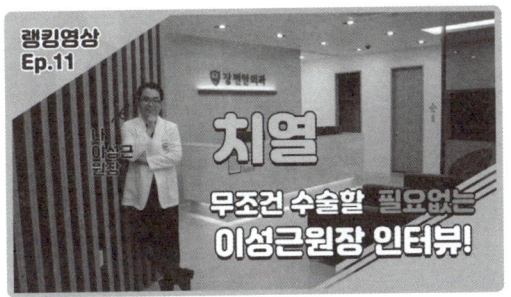 

3. 무조건 수술할 필요 없는 치열

치열은 항문 점막이 찢어지는 것으로 급성 치열은 수술하지 않아도 됩니다. 하지만 만성 치열인 경우 보존적인 치료만으로는 한계가 있기 때문에 수술을 하는 경우도 있습니다. 치열의 수술에 대해 알려드립니다.

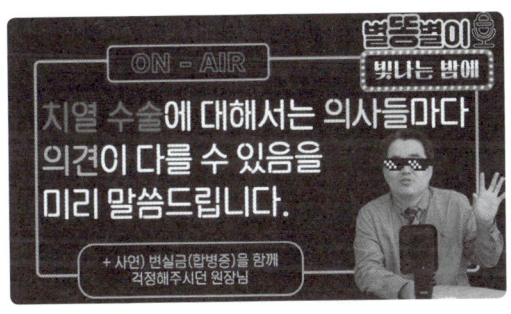 

4. '치열 수술'에 대해서는 의사들마다 의견이 다를 수 있습니다.

한 환자분이 화장실에서 볼일을 보다가 출혈이 생겨 병원에 갔더니 치열 진단을 받았다고 합니다. 수술을 하면 합병증이 생길 수 있어 고민이 많다고 하는데, 환자분의 사연을 통해 치열 수술과 치료 방법에 대해 알려드립니다.

02 장편한외과의 치열 진료와 치료

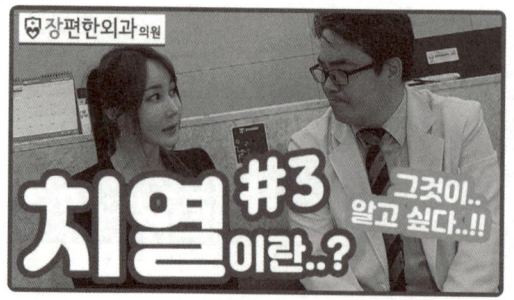 

5. '치열' 그것이 알고 싶다!! 치열의 모든 것!!

장편한외과는 치열의 경우 수술을 잘 하지 않고 대부분 보존적 치료를 권유합니다. 치열 수술은 괄약근과 관련된 합병증이 생길 수 있기 때문입니다. 그래서 왠만하면 치열 수술을 권하지 않는데, 이에 대해 자세히 설명해 드립니다.

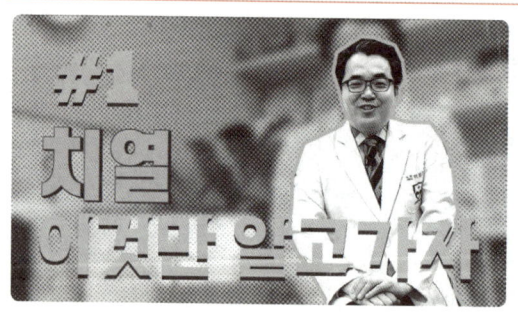 

6. '치열' 이것만 알고가자! 치열의 끝판왕

치열은 항문 점막이 찢어지는 것을 말하는데 변이 딱딱하거나 설사를 자주 하는 경우 생길 수 있습니다. 항문에 무리한 힘을 주는 것도 원인이 됩니다. 치열의 증상과 원인에 대해 알려드립니다.

02 장편한외과의 치열 진료와 치료

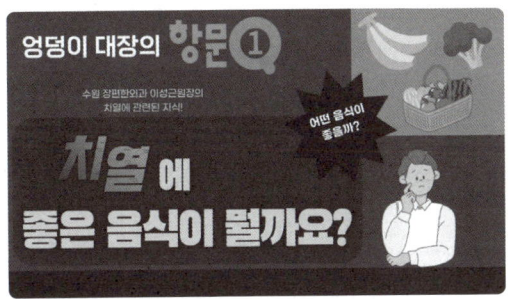 

7. 치열에 좋은 음식은 뭐가 있을까요?
치열 예방을 위해서는 설사를 유발하는 자극적인 음식을 피하는 것이 좋으며, 섬유질이 풍부한 과일, 채소를 먹는 것이 도움이 됩니다. 치열에 좋은 음식에 대해 알려드립니다.

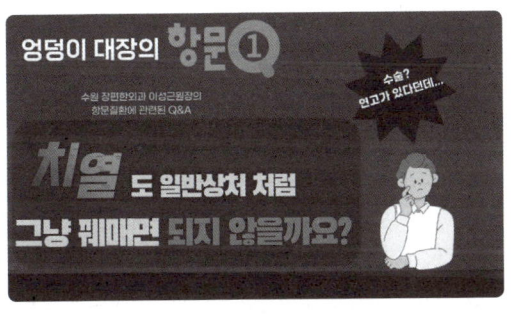 

8. 치열을 일반 상처처럼 그냥 꿰매면 될까요?
치열은 꿰매더라도 또 찢어지는 경우가 많기 때문에 괄약근 측방을 절제하는 수술을 주로 합니다. 하지만 장편한외과에서는 치열에 특화된 연고를 수술보다 먼저 추천드립니다. 이에 대해 자세히 설명해 드립니다.

YOUTUBE
『엉덩이대장』

QR코드 사용방법

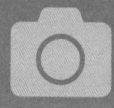
1. 기본 카메라 앱을 열어주세요.
(애플/안드로이드 동일)

→

2. 화면에 맞춰 사진을 찍는 것처럼 QR코드를 화면 중앙에 배치합니다.

→

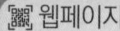 웹페이지
브라우저에서 Youtube에 접속하려면 여기를 누르세요.

3. 위와 같이 나타나는 창을 누르면 영상이 유튜브에서 재생됩니다.
(애플도 팝업창 열기를 해 주세요.)

Part
V

항문소양증

01. 장편한외과의 항문소양증 진료와 치료

Part V 항문소양증

♡ 항문소양증

항문소양증(가려움증)이란 항문 주변 피부에 가려움이나 화끈거림 같은 증상이 나타나는 것을 말합니다.
항문소양증의 증상과 불편함은 주관적입니다.
때문에 얼마나 많은 사람들이 겪고 있는지 정확히 파악하기 힘듭니다. 건강보험 심사평가원 통계에 의하면 2017년 기준 한 해에만 약 41,000명의 항문소양증 환자가 진료를 받았습니다. 30~50대의 환자 분포가 높습니다.

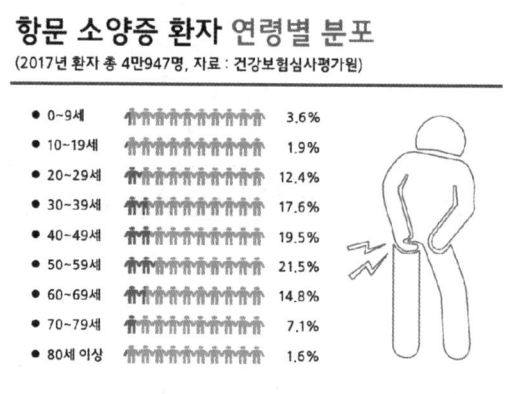

♡ 항문소양증의 원인

항문소양증(가려움증)은 크게 두 종류로 나눌 수 있습니다.
여러 가지 질환과 원인의 이차적인 증상으로 나타나는 '속발성 가려움증'과 원인을 찾기 힘든 '특발성 가려움증'입니다.

■ '속발성 가려움증'에 영향을 주는 요인
1. 당뇨병, 간질환, 알레르기 등과 같은 전신질환
2. 요충증, 진균증 등 세균, 기생충 감염
3. 치루, 치핵, 치열 등 항문질환에 따른 분비물 자극
4. 무른 변이나 설사에 의한 피부 자극
5. 항문을 심하게 문지르거나 비누로 자주 씻는 습관
6. 접촉성 피부염, 건선, 습진 등 항문주변 피부질환
7. 자극적인 음식(향신료, 알코올 및 카페인 함유 음식 등)
8. 불안, 초조, 긴장, 스트레스 등 정신심리적 요인

♡ 항문소양증의 악화

항문소양증(가려움증)은 관리하지 않으면
"가려움 → 긁기 → 상처 → 증상 악화"
의 악순환이 반복됩니다.
여기에 항문 주변이 습해지면 세균감염이 발생하여
염증이 생길 수도 있습니다.

■ 항문소양증(가려움증)이 심해지는 경우
1. 비누 사용을 자주 할 때
2. 땀을 흘리는 등 항문 주변이 습해질 때
3. 면 소재가 아닌 속옷이나 꽉 끼는 옷/스타킹을 착용할 때
4. 밤에 잠들기 진
5. 치루, 치핵, 치열 등 항문질환이 있을 때

Part V 항문소양증

♡ 항문소양증의 치료

항문소양증(가려움증)을 예방하고 증상을 개선하려면 크게 두 가지를 챙겨야 합니다.
원인질환 치료와 항문의 위생적인 관리 입니다.

■ 원인질환 치료 방법
1. 무른 변인 경우 식이섬유를, 설사를 할 경우 지사제를 사용하여 대변을 정상적으로 관리해 주는 것이 필요합니다.
2. 항문질환이 원인인 경우 치료를 병행하는 것이 필요합니다.
3. 취침 전 안정제나 항히스타민제를 드시는 것이 좋습니다.
4. 일시적으로 스테로이드 연고를 사용하는 것이 효과적이나 장기간 사용할 경우 피부 약화의 원인이 되므로 반드시 의사와 상의 후 사용해야 합니다.

♡ 항문소양증의 예방관리

■ 항문의 위생적인 관리
1. 배변 후 휴지로 문지르면서 닦지 않습니다.
2. 비누를 사용하지 않습니다.
3. 배변 후 물로 씻고 항문을 말립니다.
4. 마른 수건으로 두드리거나 드라이어기를 이용합니다.
5. 좌욕을 자주 합니다.

■ 온수 좌욕 방법

온수 좌욕은 항문의 청결 유지에 가장 효과적입니다. 또 치핵, 치열 등 항문질환의 보조적인 치료방법으로도 중요합니다.

1. 온수(37~40도 정도, 목욕탕 온탕 온도)를 사용합니다.
2. 배변하는 자세로 엉덩이를 3~5분 정도 담급니다.
3. 좌욕 후 마른 수건으로 두드리거나 드라이어기로 뜨겁지 않은 바람으로 건조합니다.
+ 배변 직후에 해주는 것이 가장 좋습니다.
+ 매일 꾸준히 하는 것이 좋습니다.
- 소금이나 소독약, 쑥 등을 타지 않고 맹물로 합니다.
- 뜨거운 물로 할 경우 화상을 입을 수 있으므로 주의합니다.
- 지나치게 오래 좌욕을 하는 것은 좋지 않습니다.

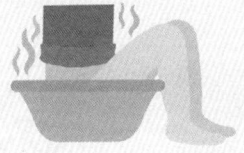 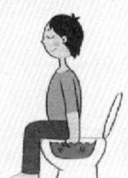

■ 피해야 할 것들

1. 피부에 자극이 될 정도로 문질러 닦거나 비누를 사용하는 것은 피합니다.
2. 향신료, 강한 조미료 등 자극적인 음식은 피합니다.
3. 초콜릿, 커피, 탄산음료, 카페인 음료를 피합니다.
4. 우유 및 유제품(치즈, 버터 등)과 견과류를 되도록 피합니다.
5. 알코올과 담배를 피합니다.
6. 나일론 소재의 스타킹과 엉덩이를 꽉 끼는 옷은 피합니다.
7. 스트레스나 긴장, 불안 등 정신적 자극은 되도록 피합니다.

Part V 항문소양증

장편한외과의 항문소양증 진료와 치료

항문소양증의 원인은? 항문소양증은 치료할 수 있는 것일까? 장편한외과 이성근 원장이 항문소양증의 진료와 치료를 알기 쉽게 설명해 드립니다.

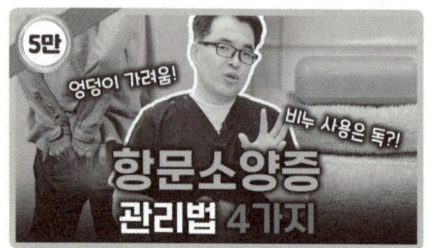 

1. '항문소양증의 모든 것' 비누, 휴지 사용하지 마세요.!!

항문에서 느껴지는 간질간질함은 느껴본 사람만이 알 수 있는 불쾌함입니다. 항문을 간지럽히는 항문소양증은 어떻게 관리해야 할까요? 항문소양증이 있을 때, 비누나 세정제를 사용하면 안 됩니다. 그리고 물로 씻고 좌욕을 해야 합니다. 이 외에도 항문소양증을 관리하는 방법에 대해 알려드립니다.

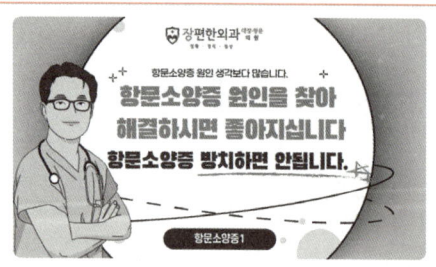 

2. 항문소양증 원인을 찾아 해결하시면 좋아지십니다!! [항문소양증 원인]

항문소양증의 원인은 치질, 아토피, 음식 등 여러 가지가 있습니다. 원인을 찾아 해결하면 좋아질 수 있기 때문에 원인을 제대로 찾는 것이 중요합니다. 항문소양증의 원인에 대해 알려드립니다.

01 장편한외과의 항문소양증 진료와 치료

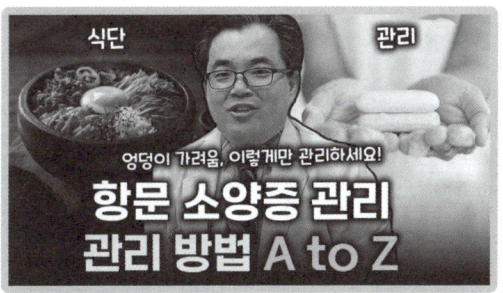 

3. 항문소양증은 치료될 수 있습니다!! [항문소양증 관리]

항문소양증은 정확한 원인을 파악하고 증상에 따른 치료 방법을 정하는 것이 중요합니다. 수술만이 항문소양증의 해결책이 아닙니다. 항문소양증의 원인 및 치료, 관리 방법에 대해 알려드립니다.

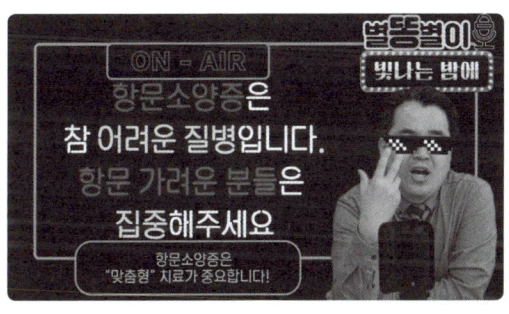 

4. 항문이 가려운 항문소양증은 참 어려운 질병입니다

항문소양증은 원인을 찾기 어려운 질병입니다. 항문이 가려우신 분들은 대장항문외과가 아닌 피부과에 먼저 가시는 경우가 있는데, 피부가 아닌 항문질환이 원인일 수 있습니다. 항문소양증이 의심되면 어느 병원에 가야 하는지 알려드립니다.

01 장편한외과의 항문소양증 진료와 치료

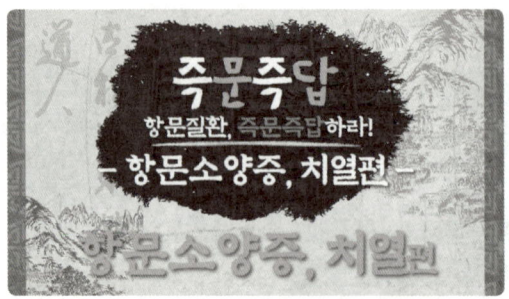 

5. 항문소양증, 어떻게 관리하고 치료해야 할까요?

항문소양증은 어떻게 관리하고 치료해야 할까요? 항문소양증은 원인을 찾아 해결하는 것이 가장 중요합니다. 항문질환만이 항문소양증의 원인이 아니기 때문입니다. 항문소양증에 대해 알기 쉽게 알려드립니다.

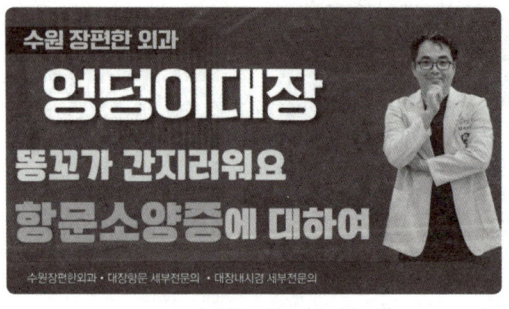 

6. 엉덩이가 가려워요 -항문소양증-

항문소양증을 흔히 항문가려움증이라고도 합니다. 항문이 가려워서 계속 긁게 되면 진물이 나고 항문이 습해집니다. 그러면 또 간지러워 긁고 상처가 생기는 악순환이 반복됩니다. 이럴 경우 절대 긁으시면 안 됩니다. 대장항문외과에 방문하셔서 빨리 원인을 찾고 해결해야 합니다.

01 장편한외과의 항문소양증 진료와 치료

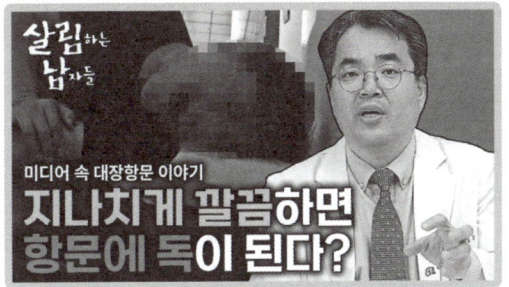 

7. [미디어 속 항문질환] 대장항문외과 전문의가 보는 예능 속 항문소양증

항문소양증은 항문 간지럼증입니다. 가벼운 질환이라고 생각하여 방치하기도 하지만, 항문소양증이 심하면 일상생활이 불편할 수도 있습니다. 항문소양증의 개념 및 원인에 대해 알려드립니다.

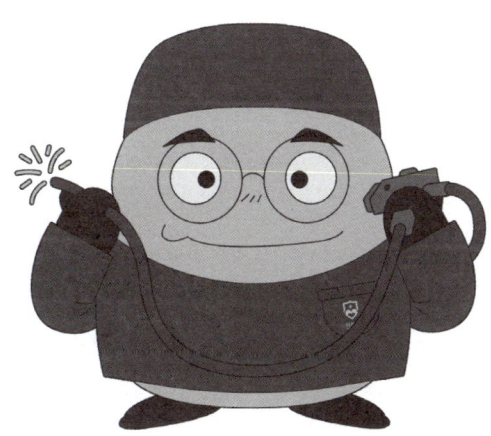

YOUTUBE
『엉덩이대장』

QR코드 사용방법

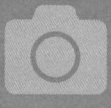 →  →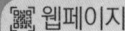

1. 기본 카메라 앱을 열어주세요.
(애플/안드로이드 동일)

2. 화면에 맞춰 사진을 찍는 것처럼 QR코드를 화면 중앙에 배치합니다.

3. 위와 같이 나타나는 창을 누르면 영상이 유튜브에서 재생됩니다.
(애플도 팝업창 열기를 해 주세요.)

Part
VI

대장내시경

01. 슬기로운 대장내시경 생활
02. 대장내시경 전·후 주의사항
03. 써전2 대장내시경
04. 대장내시경 세부전문의
05. 장편한외과의 대장내시경
06. 위내시경

Part VI 대장내시경

💟 대장내시경

대장내시경 검사는 대장내시경을 통해 맹장에서부터 직장, 항문까지 관찰하는 검사입니다. 대장내시경을 통해 대장암, 직장암은 물론 대장용종, 염증성 장질환(궤양성 대장염, 크론병, 장결핵) 등을 검사할 수 있습니다. 대장내시경 검사는 정확도가 높고, 대장내 이상이 있을 경우 바로 조직검사나 용종절제술이 가능하다는 장점이 있습니다.

국가암검진에서는 대변검사(분변잠혈검사)에서 이상 소견이 나온 경우에만 대장내시경 검사를 지원하고 있습니다.
그래서 대장내시경 검사를 받지 않아도 분변잠혈검사에서 이상이 없으면 안심하는 경우가 많지만, 분변잠혈검사는 검사 정확도가 낮습니다. 대장암이 있어도 21.4~50%에서 분변잠혈검사가 정상(음성)으로 나올 수 있어 대변검사가 정상이라도 안심할 수 없습니다. 대장내시경 검사가 대변검사보다 대장암을 조기 발견하는 데 훨씬 정확하므로, 대장내시경 검사를 받아보시는 것이 좋습니다.

💟 대장내시경으로 알 수 있는 질환

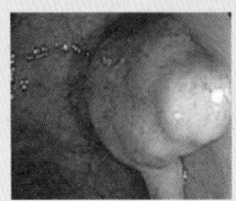
대장 용종

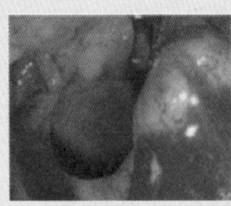
대장암

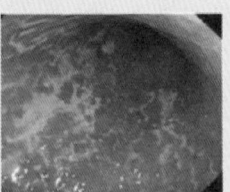
궤양성 대장염

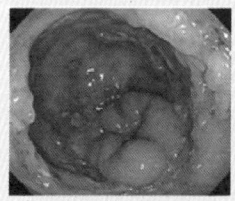 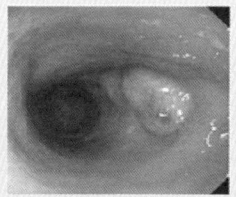 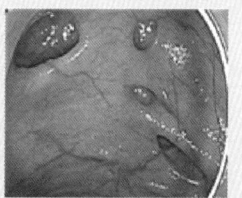

| 결핵성 대장염 | 신경내분비종양 | 대장게실 |

💛 대장내시경 주의사항

■ 검사 전

1. 아스피린이나 항혈전제 등 출혈을 야기할 수 있는 약물을 복용중이라면 사전에 알려주셔야 합니다. 용종절제술을 시행하기 위해서는 검사 전 일정기간 동안 아스피린과 항혈전제 등을 중단해야 하기 때문입니다.
2. 심장질환, 호흡계질환, 뇌질환, 신장질환 등이 있으시다면 미리 의료진에게 알려주셔야 안전하게 검사하실 수 있습니다.
3. 장 청소가 잘 되어야 정확한 용종의 확인 및 절제가 가능합니다. 검사 전 반드시 맑은 물 설사가 나오는지 확인하시고 그렇지 않다면 검사 전 추가로 장 정결제 복용이 필요하므로 의료진에게 알려주셔야 합니다.

■ 검사 중

1. 검사 중에는 갑자기 몸을 움직이지 않습니다.
   의료진이 자세를 바꾸도록 권하면 잘 협조합니다.
2. 검사 중 대장 병변을 찾기 위해 공기를 주입힙니다.
   공기에 의해 배가 불러지면 자연스럽게 가스를 배출하는 것이 좋습니다.

Part VI 대장내시경

■ 검사 후
1. 복부불편감은 대장내 주입한 공기로 인한 것입니다. 검사 후공기를 많이 배출하면 호전됩니다.
2. 진정내시경을 하신 경우는 어지러울 수 있으므로 조심하셔야 합니다. 침대에서 내려올 때나 화장실을 갈 때 넘어지지 않도록 조심합니다.
3. 진정내시경을 하셨다면 검사 당일에는 운전을 하거나, 중요한 결정을 내리는 일은 피해야 합니다.
4. 가능하면 검사 당일은 휴식을 취하면 좋습니다.
5. 술과 자극적인 음식은 피하시고, 한 끼 정도는 죽이나 스프를 드시는 것이 좋습니다.
6. 조직검사를 한 경우에는 대변에 피가 섞여 나올 수 있습니다. 대부분 곧 멈추기 때문에 걱정하지 않으셔도 되지만, 만일 계속해서 피가 나올 때에는 병원으로 연락해주십시오.
7. 용종절제술을 시행한 경우는 의료진의 추가 설명에 따릅니다.

대장용종

대장용종이란 대장 점막 일부가 주위 점막 표면보다 돌출하여 마치 혹처럼 형성된 것입니다.
대장용종은 매우 흔한 질환으로 우리나라 성인의 경우 약 30% 정도에서 발견되는 것으로 알려져 있으며, 대장용종 중 선종은 암으로 발전되기도 하므로 반드시 제거해야 합니다.

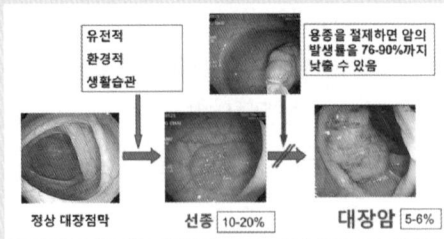

■ **대장용종의 치료**

대장용종의 크기에 따라 제거법이 다릅니다.
1. 크기가 2~4mm 정도 : 조직검사로 제거합니다.
2. 크기가 5mm 이상 : 용종절제술이나 내시경적점막절제술 (EMR)을 통해서 제거합니다.

* 대장용종의 위치나 검사자의 상태에 따라서 대장용종의 절제방법은 다소 달라질 수 있습니다.

♡ 대장용종절제술 후 주의사항

1. 용종절제술 후에는 3~6시간 동안은 물만 드시는 것이 필요하며, 이후에는 죽으로 드시는 것이 좋습니다.
2. 일반적인 식사는 용종절제술 후 다음날부터 가능합니다.
3. 술은 1~2주간 드시면 안 됩니다.
4. 무리한 운동(등산, 골프 등)도 1~2주간 자제합니다.
5. 용종절제술 후 출혈이 발생하면 의료진에게 알립니다. 출혈여부를 확인하기 위해서 배변후 변기를 반드시 확인합니다. 약간의 출혈은 걱정하지 않으셔도 됩니다. 많은 출혈이 확인되면 병원으로 내원하셔야 합니다.
6. 용종절제술 후 복통이 발생하면 의료진에게 알립니다. 극히 드물기는 하지만 대장 천공으로 인해 복막염이 발생할 수 있기 때문입니다.

대장내시경 후 주의사항 관련 영상입니다.

Part VI 대장내시경

01 슬기로운 대장내시경 생활

대장내시경을 통해 알 수 있는 질환에는 무엇이 있을까? 대장내시경을 꼭 받아야 하는 전조증상은 무엇일까? 장편한외과 이성근 원장이 대장내시경과 관련한 궁금증을 속 시원히 풀어드립니다.

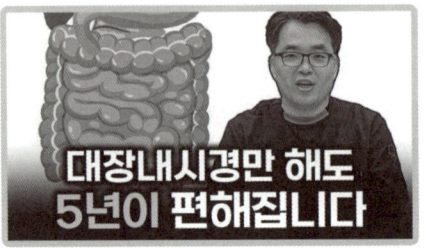

1. 대장내시경을 통해 알 수 있는 질환들

대장내시경을 통해 알 수 있는 질환은 무엇이 있을까요? 대장내시경을 하면 대장암, 대장용종, 염증성 장질환 진단이 가능합니다. 대장내시경을 통해 알 수 있는 질환들에 대해 알려드립니다.

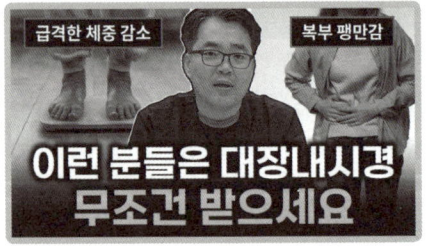

2. 대장내시경을 꼭 받아야 하는 경우

대장내시경은 어떤 경우에 받아야 할까요? 대장 관련 증상이 없어도 대장내시경은 꼭 필요합니다. 특히 출혈이 있거나 치질을 앓고 있는 경우, 염증성 장질환, 게실, 혈관성 병변 등에 해당한다면 대장내시경을 반드시 받아야 합니다. 대장내시경을 받아야 하는 경우에 대해 알려드립니다.

01 슬기로운 대장내시경 생활

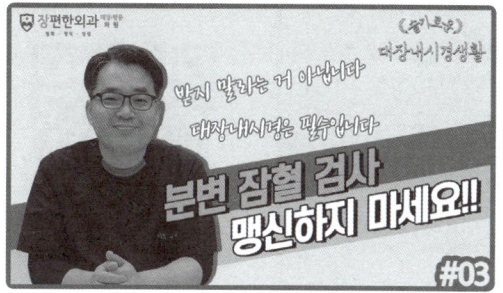 

3. 대장내시경은 선택이 아닌 필수입니다

분별잠혈검사(대변검사)는 정확도가 낮아서 신뢰하기 어렵습니다. 하지만 국가암검진인 분별잠혈검사에서 정상이 나오면 대장암이 없다고 오해하는 경우가 많습니다. 따라서 많은 의사들이 대장내시경을 대장암 검진으로 도입해야 한다고 주장하고 있습니다. 대장내시경을 받아야 하는 이유를 알려드립니다.

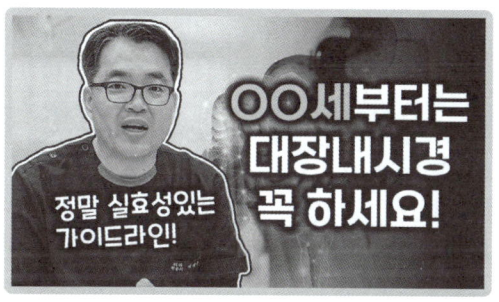 

4. 대장내시경 몇 살부터 해야 할까요? 일찍 하면 좋은 경우는?

국립암센터에서는 45세부터 하는 것이 좋다고 합니다. 또한 국가에서는 50세부터 대장암 검진을 진행하고 있습니다. 그러나 장편한외과의 이성근 원장은 35세부터 받는 것을 권장합니다. 이에 대해 자세히 설명해 드립니다.

01 슬기로운 대장내시경 생활

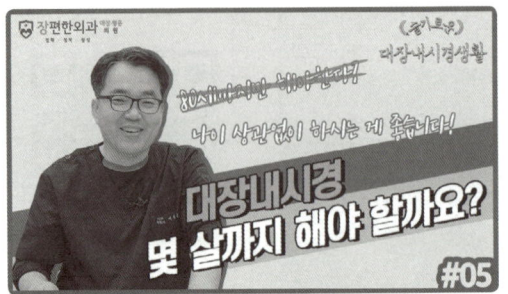 

5. 대장내시경 몇 살까지 해야 할까요?

나이가 많은 사람도 대장내시경을 해도 될까요? 증상이 있거나 가족 중 대장암으로 고생한 분이 계시다면 나이와 상관없이 대장내시경을 하는 것이 좋습니다. 대장내시경을 권장하는 나이와 대장내시경을 받아야 하는 경우에 대해 알려드립니다.

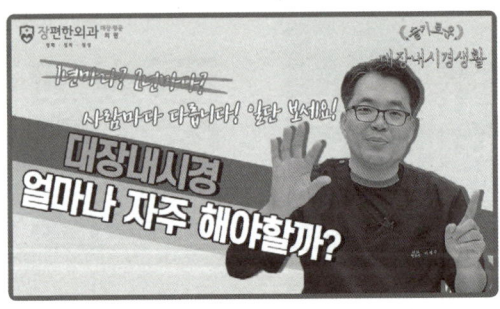 

6. 사람마다 다른 대장내시경 검사 주기!!

대장내시경 검사 주기는 사람마다 다릅니다! 정상인 경우 5년 정도를 추천하며 용종이 1~2개 정도 있는 경우에는 3년 후에 검사하는 것이 좋습니다. 대장용종 상태에 따른 대장내시경 검사 주기를 알려드립니다.

01 슬기로운 대장내시경 생활

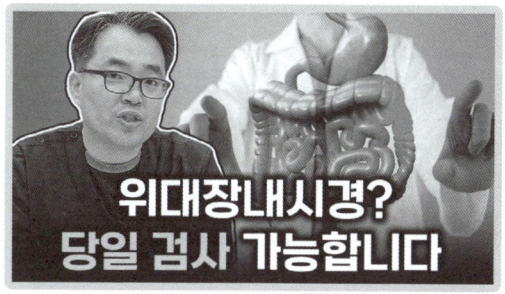 

7. 당일 대장내시경이 가능할까요? 대장내시경과 위내시경을 한번에~~

장편한외과는 당일에도 대장내시경이 가능하며 위내시경을 같이 진행할 수도 있습니다. 또한, 다른 병원에서 용종을 제거하지 못한 경우 장편한외과에 방문하시면 당일에 용종절제가 가능합니다. 장편한외과의 대장용종절제에 대해 알려드립니다.

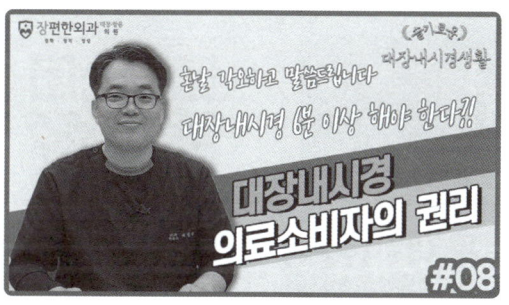 

8. 혼날 각오하고 말씀드립니다 [대장내시경 - 의료소비자의 권리]

여러 학회에서 대장내시경은 최소 6분 이상 관찰하라고 권고합니다. 의료소비자분들은 대장내시경을 6분 이상 진행해달라는 권리를 요구할 수 있습니다. 대장내시경은 자세히 보지 않으면 병변을 놓칠 확률이 있기 때문에 정확하게 검사해야 합니다. 이에 대해 자세히 설명해 드립니다.

01 슬기로운 대장내시경 생활

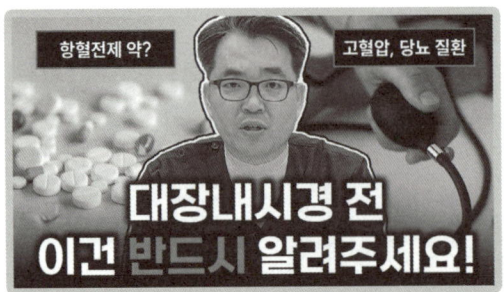 

9. 대장내시경 전 의료진에게 이것만은 꼭!! 알려주세요

대장내시경 검사 전 의료진에게 전달해야 하는 사항이 있습니다. 심장이나 콩팥이 안 좋은 분, 간이나 뇌 질환이 있는 분, 당뇨와 혈압이 있는 분들입니다. 대장내시경 검사 전에는 당뇨약을 복용할 수 없으며 혈압약은 반드시 복용해야 합니다. 이 외에도 의료진에게 미리 알려야 하는 사항에 대해 설명해 드립니다.

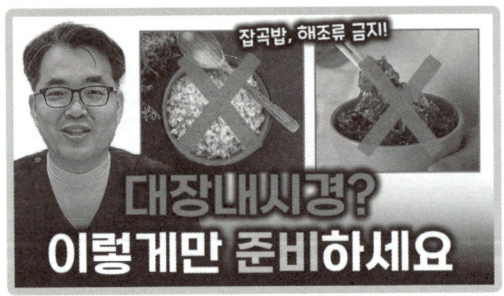 

10. 장청소를 잘하시면 대장용종과 대장암 발견이 쉽습니다!

대장내시경 검사 전에 장 정결제를 복용하고 장을 비워야 합니다. 또한, 씨가 있는 과일이나 잡곡밥, 채소류, 견과류 등 섭취를 자제해야 하는 음식들이 있습니다. 대장내시경 검사 전 주의사항에 대해 알려드립니다.

01 슬기로운 대장내시경 생활

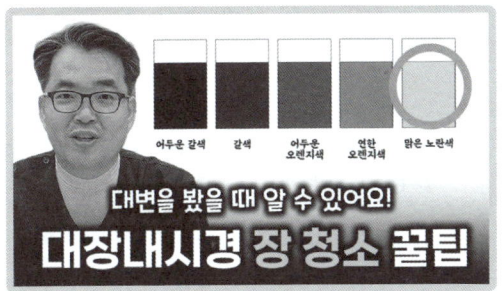

11. 장 청소가 잘 됐는지 어떻게 알 수 있나요?

장 정결제를 복용했는데 장 청소가 잘 되었는지 어떻게 알 수 있을까요? 장 정결제를 복용하면 여러 번 대변을 보게 됩니다. 만약 마지막 대변을 봤을 때 노란 물만 나오게 되면 장 청소가 잘 되었다고 볼 수 있습니다. 이에 대해 자세히 설명해 드립니다.

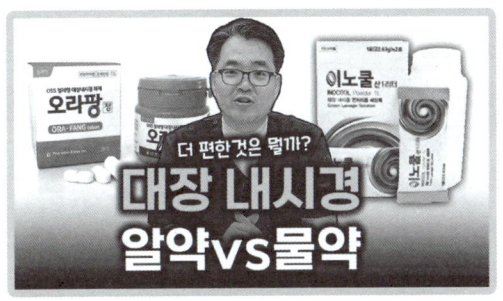

12. 대장내시경 검사 전 '장 청소약' 알약도 있습니다

대장내시경 검사 전 장을 비우는 약은 병원마다 서로 다른 약을 사용하지만, 대표적으로 물약과 알약으로 나눌 수 있습니다. 이 중 물약을 드시기 힘든 사람은 알약을 드셔도 됩니다. 다만 알약은 비급여 항목입니다. 이에 대해 자세히 설명해 드립니다.

01 슬기로운 대장내시경 생활

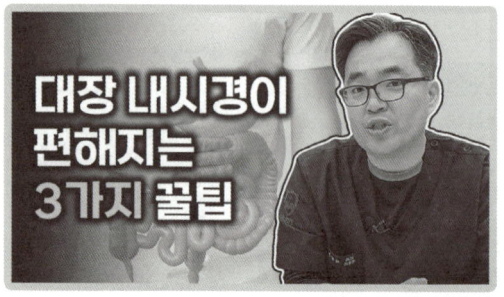 

13. 대장내시경 3가지만 알면 편하게 받을 수 있습니다

대장내시경 검사를 편하게 받으려면 대장내시경을 전문으로 하고 경험이 많은 병원을 찾아서 하는 것이 좋습니다. 대장내시경을 전문으로 하는 병원을 찾으려면 대장내시경 세부전문의 자격증이 있는지 확인해 보면 됩니다. 이에 대해 자세히 설명해 드립니다.

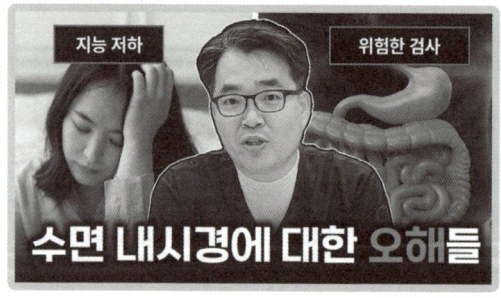 

14. 대장내시경 진정내시경에 대한 걱정과 오해!

진정내시경은 위험하다고 오해하시는 분들이 많습니다. 하지만 진정내시경은 제대로만 사용된다면 위험하지 않습니다. 진정내시경에 대한 걱정과 오해를 풀어드립니다.

01 슬기로운 대장내시경 생활

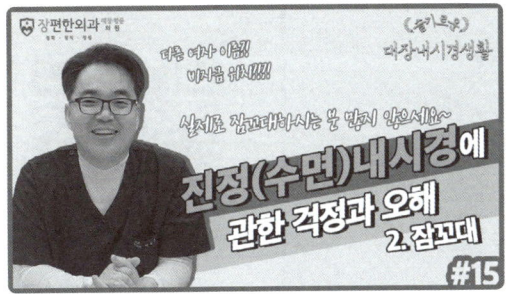 

15. 대장내시경 진정내시경에 대한 걱정과 오해! [잠꼬대]

진정내시경 검사를 할 때 잠꼬대를 하는 사람은 생각보다 적습니다. 검사를 받는 80~90%의 분들은 편하게 숙면을 취합니다. 진정내시경에 대한 걱정과 오해에 대해 알려드립니다.

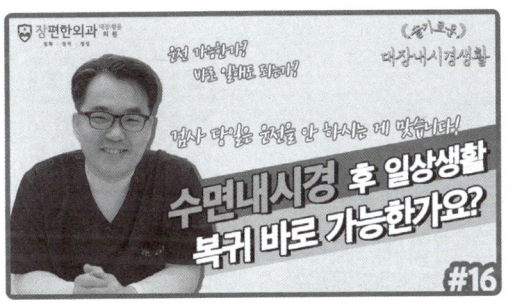 

16. 진정내시경 후 일상생활 복귀 바로 가능한가요?

진정내시경 후 바로 일상생활로 복귀할 수 있나요? 진정내시경 검사를 하고 나서 바로 일상에 복귀해도 됩니다. 그러나 대장내시경 당일에는 휴식을 취하는 것이 좋습니다. 진정내시경 후 일상생활 복귀에 대해 알려드립니다.

01 슬기로운 대장내시경 생활

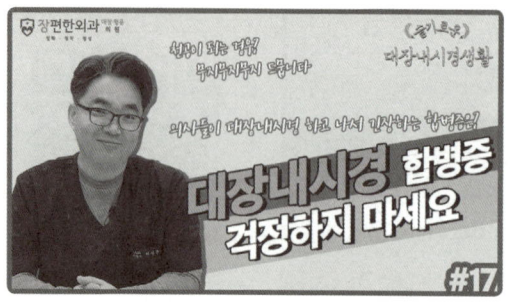

17. 대장내시경 합병증 걱정하지 마세요!
용종절제술 없이 대장내시경만 받으신 분들 중에 매우 드물게 천공과 출혈 합병증이 나타날 수 있습니다. 하지만 이는 희박한 확률이기 때문에 걱정하지 않으셔도 됩니다. 대장내시경 합병증에 대한 걱정과 오해에 대해 알려드립니다.

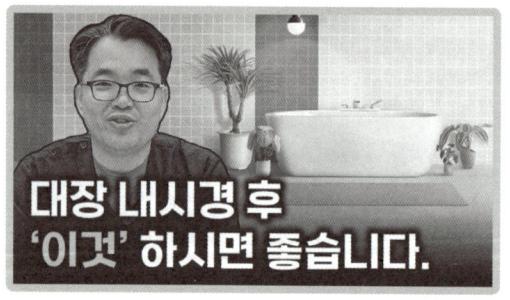

18. 대장내시경 후 필수 지침서 '꼭 이렇게 하세요!'
대장내시경 후 좌욕을 하면 많은 도움이 됩니다. 항문질환이 있다면 좌욕을 꼭 하셔야 하며 좌욕 시 따뜻한 물로 3~5분 정도 하는 것이 좋습니다. 대장내시경 후 좌욕에 대해 알려드립니다.

01 슬기로운 대장내시경 생활

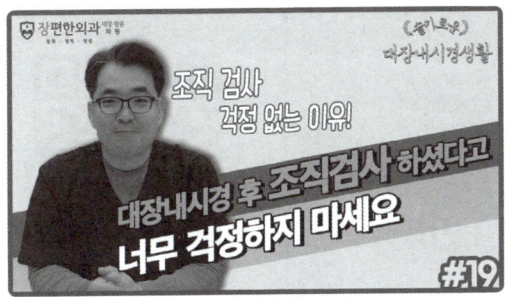 

19. 대장내시경 후 조직검사!

대장내시경 후 조직검사를 했다고 해서 너무 걱정하실 필요는 없습니다. 용종을 제거하면 조직검사를 하게 되는데 검사 후 3~7일 정도가 지나면 결과가 나옵니다. 대장내시경 후 조직검사에 대해 알려드립니다.

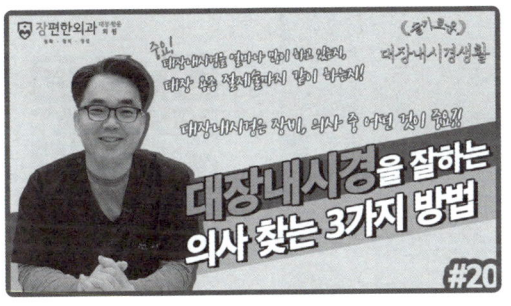 

20. 대장내시경을 잘하는 의사 찾는 방법

대장내시경 검사는 대장내시경 검사 경험이 많고 잘 하는 곳에서 해야합니다. 그렇다면 대장내시경 검사 경험이 많고 잘하는 의사는 어떻게 찾을 수 있을까요? 대장내시경을 잘하는 의사를 찾는 방법 3가지에 대해 설명해 드립니다.

01 슬기로운 대장내시경 생활

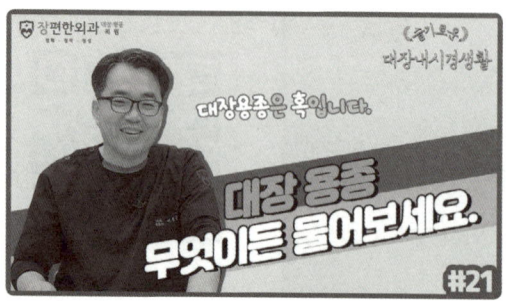 

21. 대장용종 무엇이든 물어보세요!

대장용종에 대해 알려드립니다! 대장용종은 통상적으로 정상 점막보다 융기된 병변을 말합니다. 대장용종에는 여러 가지가 있는데 크게 암으로 발전할 수 있는 선종과 대장암과 무관한 과형성 용종, 염증성 용종 등으로 나눌 수 있습니다. 대장용종에 대해 알려드립니다.

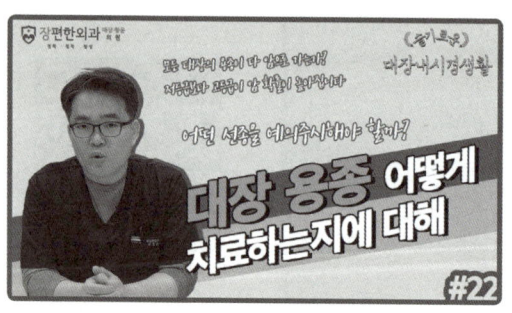 

22. 대장용종 중 어떤 선종을 예의주시해야 할까?

선종의 30%가 암이 된다고 알려져 있어서 모든 대장용종은 무조건 제거해야 합니다. 2~3mm의 경우 조직검사로 간단히 제거할 수 있습니다. 하지만 5~10mm는 대장용종절제술로 제거하는 것이 좋습니다. 대장용종 중 선종에 대해 알려드립니다.

01 슬기로운 대장내시경 생활

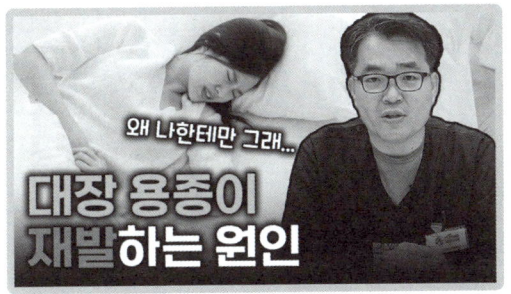 

23. '대장용종' 왜 나만 용종이 자꾸 생길까요?

왜 자꾸 대장용종이 재발할까요? 용종이 재발하는 이유는 잦은 육류 섭취와 음주, 운동 부족, 적은 섬유소 섭취 등이 있습니다. 대장용종이 재발하는 원인에 대해 자세히 설명해 드립니다

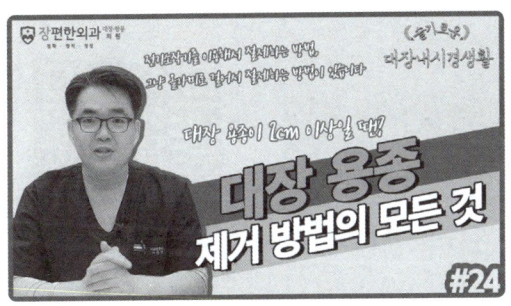 

24. '대장용종' 제거 방법의 모든 것

대장용종을 제거하는 방법에 대해 알려드립니다. 대장용종절제술은 대장내시경을 할 때 바로 하시는 것이 좋습니다. 대장용종절제는 주로 올가미를 걸어서 자르는 방법을 선호합니다. 「대장용종 제거 방법에 대해 자세히 설명해 드립니다.

01 슬기로운 대장내시경 생활

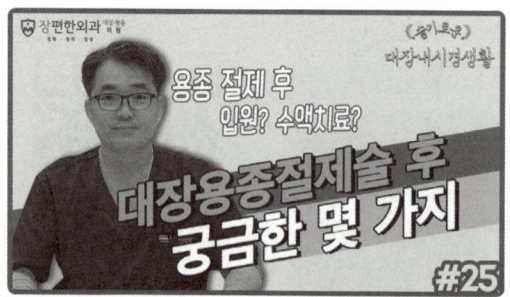 

25. 대장용종절제술 후 궁금한 이야기

대장용종을 절제한 후 일상생활 복귀까지는 시간이 얼마나 걸릴까요? 작은 용종은 절제 후 바로 일상생활에 복귀할 수 있지만 용종을 많이 제거한 경우 주의해야 합니다. 이 외에도 대장용종절제술 후의 궁금증에 대해 알려드립니다.

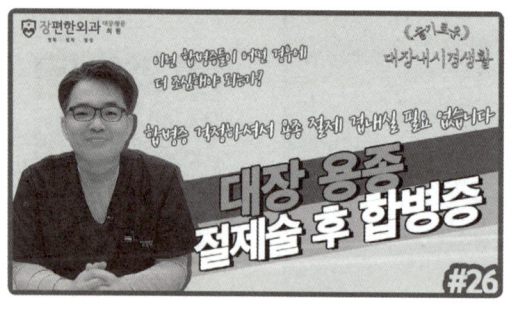 

26. 대장용종절제술 후 합병증

대장용종절제술 후 합병증이 올 수 있지만 흔하지 않습니다. 대장용종절제술 후 발생할 수 있는 합병증은 출혈로, 약간의 출혈은 상관없지만 핏덩어리가 나오거나 출혈량이 많아지면 바로 병원에 가야 합니다. 대장용종절제술 후 합병증에 대해 알려드립니다.

01 슬기로운 대장내시경 생활

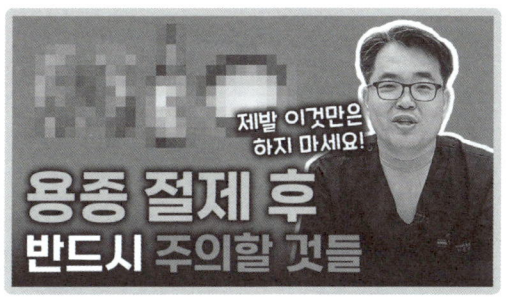 

27. 대장용종절제 후 운동 일주일만 참으세요!!
보통 대장용종절제를 한 뒤 자극적인 음식은 하루 정도 피하시는 것이 좋습니다. 또한, 격렬한 운동은 출혈을 야기할 수 있기 때문에 일주일 정도 자제해야 합니다. 이 외에 또 어떤 주의사항이 있는지 알려드립니다.

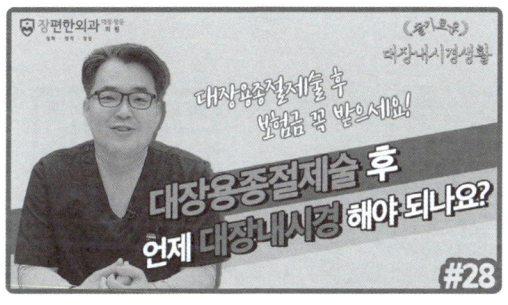 

28. 대장용종절제술 후 보험금 꼭 받으세요
대장용종절제술은 대부분 실비로 보험금을 받을 수 있습니다. 물론 가입한 보험 약관에 따라 다소 다를 수 있습니다. 이에 대해 자세히 설명해 드립니다.

Part VI 대장내시경

02 대장내시경 전·후 주의사항

대장내시경 전에는 무엇을 주의해야 할까? 대장내시경을 한 뒤에는 무엇을 주의해야 할까? 장편한외과 이성근 원장이 대장내시경 전·후에 주의해야 할 사항을 알기 쉽게 설명해 드립니다.

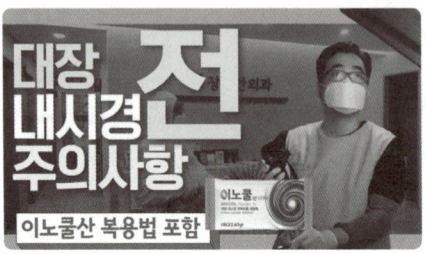 

1. 이노쿨산 복용법

대장내시경 장 청소 약은 두 번에 나눠서 드시는 것이 효과적이지만 당일 내시경을 진행할 때에는 한번에 드시기도 합니다. 대장내시경을 잘 받기 위해서는 장을 잘 비우는 것이 중요합니다. 대장내시경 전 장 청소에 대해 알기 쉽게 알려드립니다.

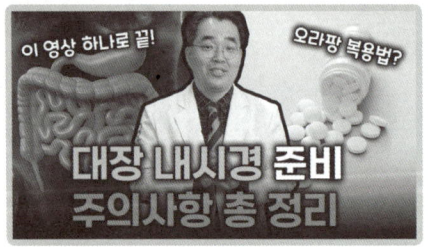 

2. 오라팡 복용법

대장내시경을 위한 장 청소약은 크게 물약과 알약으로 나뉩니다. 장 청소약은 이전보다 복용이 많이 편해졌으며 맛도 좋아졌습니다. 장편한외과는 물약과 알약 모두 사용하고 있습니다. 물약을 드시기 힘든 분들은 알약을 드시면 됩니다. 알약 형태의 장 청소약에 대해 알려드립니다.

02 대장내시경 전·후 주의사항

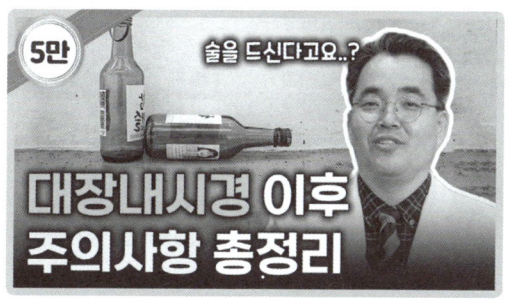 

3. 대장내시경 후 주의사항 총정리
장편한외과에서 대장내시경을 받은 분들은 과거 타 병원에서 했던 것보다 훨씬 더 편안했다는 이야기를 많이 합니다. 대장내시경 후에는 무엇을 주의해야 할까요? 대장내시경 후 주의사항에 대해 정리해 드립니다.

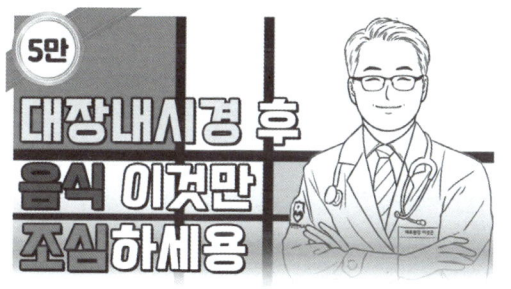 

4. 대장내시경 후 음식, 이것만 조심하세요.
대장내시경 후에는 어떤 음식을 먹어야 할까요? 그리고 대장내시경 후 얼마쯤 지나서 먹어야 할까요? 기본적으로 용종절제 후 조심해야 할 음식은 술입니다. 술은 일주일 정도는 안 드시는 것이 좋습니다. 그리고 대장내시경 후 3~4시간 정도 지난 뒤 따뜻한 죽을 먹으면 좋으며, 물은 검사 후 드셔도 됩니다. 이 외에도 조심해야 할 음식에 대한 내용을 정리해 드립니다.

02 대장내시경 전·후 주의사항

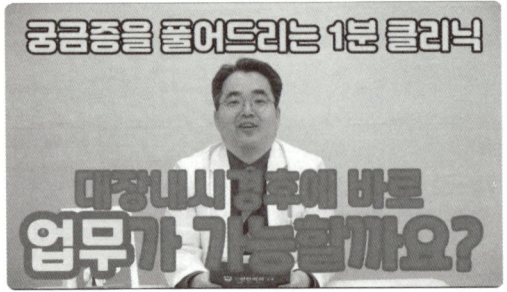 

5. 대장내시경 후에 바로 업무가 가능할까요?

대장내시경 검사를 받고 나서 바로 일상으로 복귀하셔도 됩니다. 단, 진정제 효과가 없어진 후에 업무를 하시는 것이 좋습니다. 어지러움이 있다면 충분한 휴식을 취하고 일해야 합니다. 대장내시경 후 업무에 대해 알려드립니다.

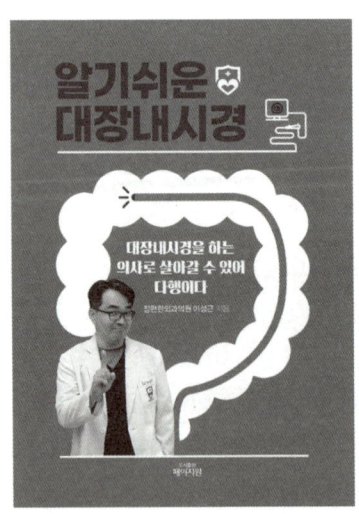

Part VI 대장내시경

03 써전2 대장내시경

대장내시경은 왜 하는 걸까요? 대장내시경을 자주 하면 몸에 안 좋을까요? 대장내시경을 할 병원은 어떻게 고르는 게 좋을까요? 의사 3인이 모여 대장내시경과 관련한 모든 것을 이야기해 드립니다.

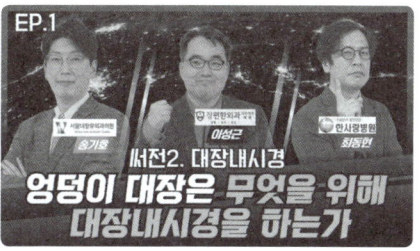 

1. 엉덩이대장은 무엇을 위하여 대장내시경을 하는가?

외과의사는 대장 구조를 잘 알고, 대장 수술도 진행하기 때문에 대장내시경에 유리할 수 있습니다. 이에 대해 자세히 설명해 드립니다.

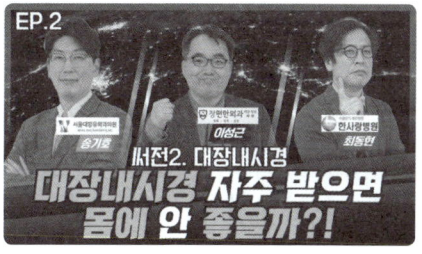 

2. 대장내시경 자주 받으면 몸에 안 좋을까!?

대장내시경을 자주 받으면 몸에 안 좋을까요? 대장내시경 검사는 필요할 때마다, 또는 주기적으로 받는 것이 좋습니다. 별 문제가 없다면 3~5년 주기를 권장하며, 선종이 발견된 경우 자주 하시는 것이 좋습니다. 이에 대해 자세히 설명해 드립니다.

03 써전2 대장내시경

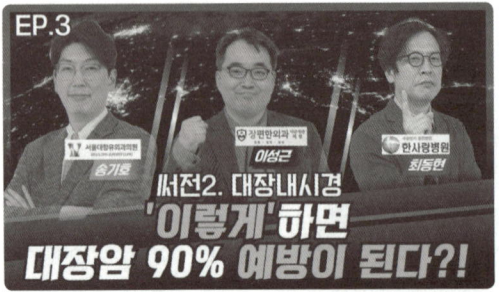 

3. 이렇게 하면 대장암 90% 예방이 된다고?!
대장암을 90% 예방할 수 있는 방법이 있습니다! 대장내시경을 해서 선종을 제거하는 것입니다. 선종은 방치하면 대장암이 될 수 있기 때문에 빨리 제거해야 합니다. 이에 대해 자세히 설명해 드립니다.

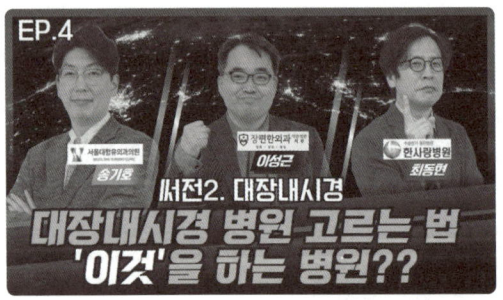 

4. 대장내시경 병원 고르는 법! '이것'을 하는 병원?!
대장내시경은 경험이 많고 잘 하는 의사를 찾아가는 것이 중요합니다. 간혹 검진센터에서는 용종을 제거하지 않고 그대로 두는 경우도 있는데 용종은 제거하는 것이 좋습니다. 대장내시경 검사를 할 병원을 고르는 방법에 대해 알려드립니다.

03 써전2 대장내시경

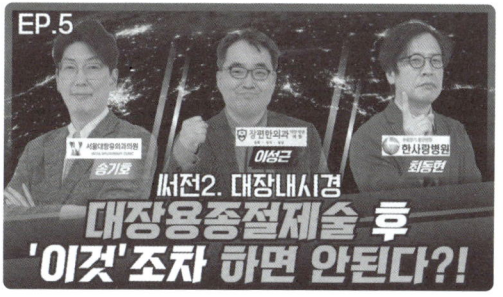 

5. 대장용종절제술 후 '이것'조차 하면 안된다?!

대장용종절제술 후 합병증에 대한 두려움 때문에 용종을 제거하지 않는 경우가 종종 있습니다. 합병증이 생기는 경우는 아주 드물기 때문에 크게 걱정하지 않으셔도 됩니다. 대장용종절제술에 대한 외과의사 3인의 의견을 들어보겠습니다.

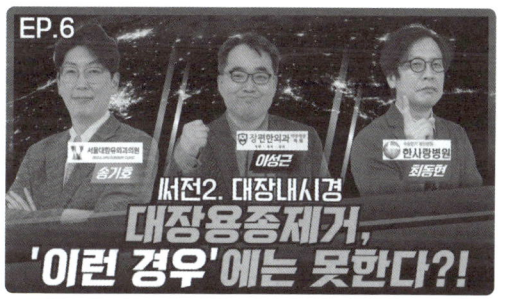 

6. 대장용종 제거, '이런 경우'에는 못한다?!

대장내시경 검사를 할 때 용종이 발견되면 용종절제술을 진행하게 됩니다. 하지만 특정 상황에서는 대장용종 제거가 어려울 수도 있습니다. 이에 대한 외과의사 3인의 의견을 들어보겠습니다.

03 써전2 대장내시경

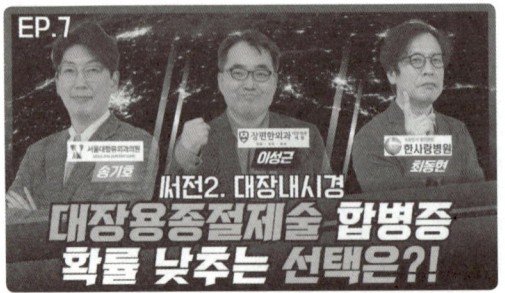 

7. 대장용종절제술 합병증 확률 낮추는 선택은?!

대장용종절제술은 고도의 기술이 필요합니다. 절제 후 합병증이 생기지 않도록 잘 수술해야 하기 때문에 최근 합병증이 생길 확률을 낮추기 위해 많은 방법이 개발되고 있습니다. 이에 대한 외과의사 3인의 의견을 들어보겠습니다.

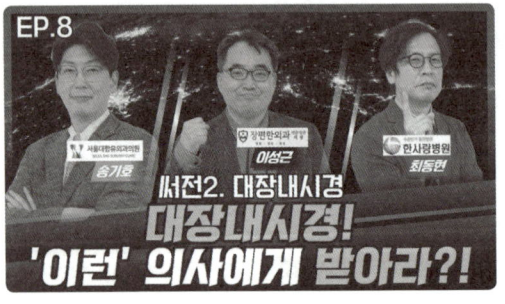 

8. 대장내시경! '이런' 의사에게 받아라?!

대장내시경은 어떤 의사에게 받는 것이 좋을까요? 대장내시경 검사를 받아야 한다면 용종절제술을 잘 하는 의사를 찾아가는 것을 추천드립니다. 내시경 검사 시 용종이 발견되면 용종을 제거해야 하는데 합병증이 생기지 않도록 잘 제거하는 것이 중요합니다.

03 써전2 대장내시경

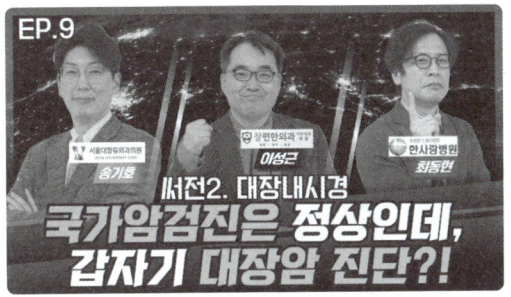 

9. 국가암검진은 정상인데, 갑자기 대장암 진단?!
국가암검진에서는 대장내시경 검사를 하지 않기 때문에 꼭 대장내시경 검사를 하셔야 합니다. 대장암이 있는지 확인하기 위한 가장 좋은 방법이 바로 대장내시경 검사입니다. 국가암검진으로 대장암을 확인하기는 어렵지만 대장내시경을 하면 알 수 있습니다.

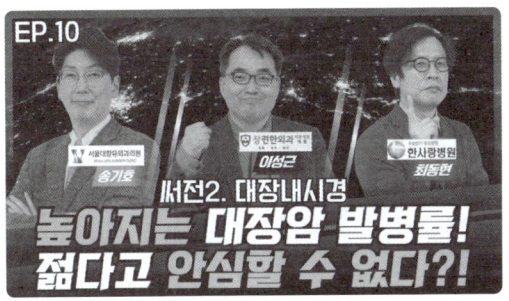 

10. 높아지는 대장암 발병률! 젊다고 안심할 수 없다?!
높아지는 대장암 발병률! 젊다고 안심할 수 없습니다. 최근에 젊은 분들도 대장암에 걸리는 경우가 많아지고 있습니다. 나이가 어리더라도 증상이 있다면 대장내시경 검사를 해보는 것이 좋습니다. 이에 대한 외과의사 3인의 의견을 들어보겠습니다.

03 써전2 대장내시경

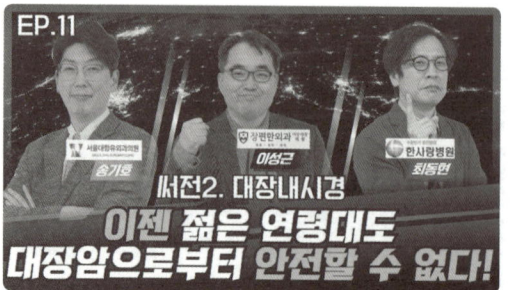 

11. 이제는 젊은 연령대도 대장암으로부터 안전할 수 없다!

20~30대 분들도 대장내시경 검사로 선종이 발견되는 경우가 꽤 있기 때문에 젊은 분들도 대장내시경을 해야 한다고 생각합니다. 젊은 연령층일수록 인스턴트 음식을 자주 즐기는데 이게 대장암의 원인이 되기도 합니다. 따라서 의심되는 증상이 있다면 대장내시경 검사를 하셔야 합니다.

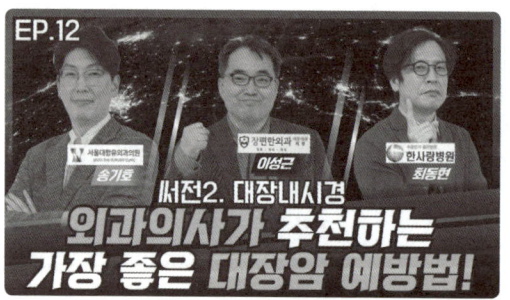 

12. 외과의사가 추천하는 가장 좋은 대장암 예방법!

많은 분들이 대장암을 두려워하시는데 추천하는 예방법 중 하나는 바로 '걷기 운동'입니다. 그리고 그 밖에 다른 운동들도 도움이 됩니다. 이에 대한 외과의사 3인의 대장암 예방법을 들어보겠습니다.

대장내시경 세부전문의

> 우리나라에 대장내시경 세부전문의가 있다는 사실을 알고 계셨나요? 대장내시경 검사는 제대로 하는 병원을 찾아가는 것이 중요합니다. 대장내시경 세부전문의와 대장내시경에 대한 사항을 알기 쉽게 설명해 드립니다.

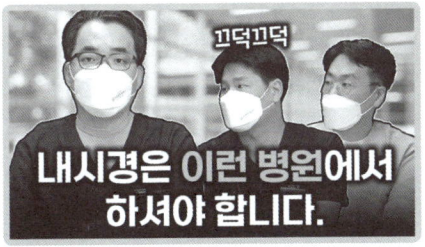 

1. 내시경에도 급이 있다??!!

대장내시경 검사는 제대로 잘 하는 병원을 찾아가는 것이 중요합니다. 이에 대해 자세히 설명해 드립니다.

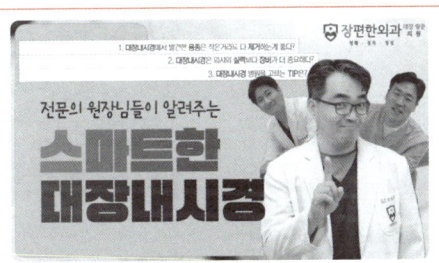 

2. 대장내시경 제대로 검사하기 위해서

대장내시경의 경우 장비도 중요하지만 의사의 실력과 경험이 더 중요합니다. 장비가 좋을수록 더 좋은 환경에서 진단할 수 있지만 의사 개인의 역량이 좋아야 제대로 검사받을 수 있습니다. 이에 대한 외과의사 3인의 의견을 들어보겠습니다.

04 대장내시경 세부전문의

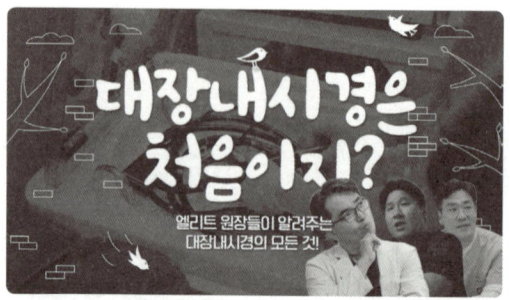 

3. 대장내시경 의료소비자의 권리를 찾으시고 확인하세요!!

대장내시경에서 가장 중요한 것은 용종을 발견하는 것이며 발견된 용종은 제거해야 합니다. 만약 용종이 제거하기 어려운 곳에 있다면 경험이 많은 의사에게 절제술을 받는 것이 중요합니다.

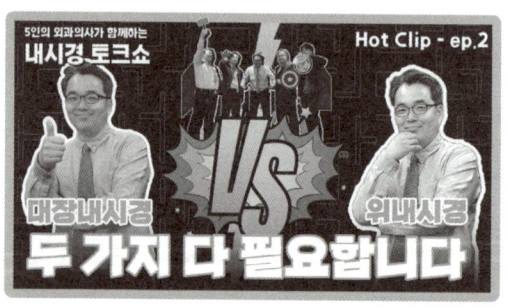 

4. 대장내시경과 위내시경 두 가지 다 필요합니다.

대장내시경과 위내시경 모두 필요한 검사입니다. 검사를 할 때 어떤 병원에 가야 할지 고민하시는 분들이 많은데 외과, 내과 모두 가능하지만 내시경을 잘 하는 곳에서 받는 것이 중요합니다. 5인의 외과의사가 내시경에 대해 알려드립니다.

04 대장내시경 세부전문의

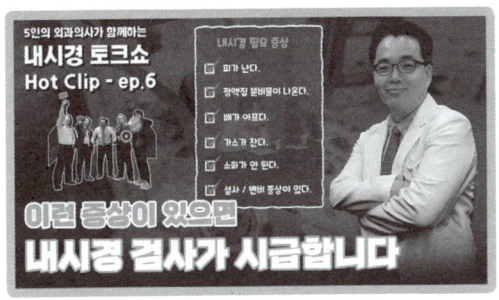 

5. 대장내시경 검사는 몇살부터 해야할까?

대장내시경 검사는 몇 살부터 하는 것이 좋을까요? 40세부터는 대장내시경이 필수이며, 35세 이상이라면 대장내시경 검사를 받아보는 것이 좋습니다. 또한, 증상이 있다면 어린 나이더라도 대장내시경을 해야 합니다. 5인의 외과의사가 대장내시경에 대해 알려드립니다.

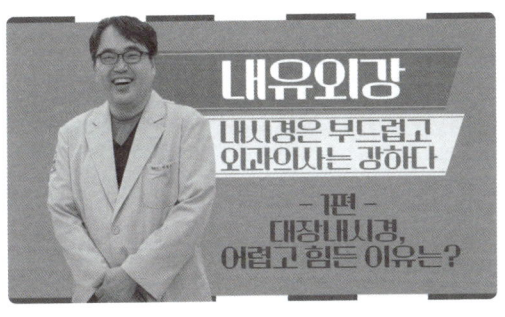 

6. 대장내시경, 어렵고 힘든 이유는 무엇일까?

대장내시경 검사가 어려운 이유는 위내시경에 비해 진입과 관찰이 까다롭기 때문입니다. 따라서 대장내시경 검사를 받아야 한다면 잘 하는 의사를 찾아가는 것이 중요합니다. 이에 대해 자세히 설명해 드립니다.

04 대장내시경 세부전문의

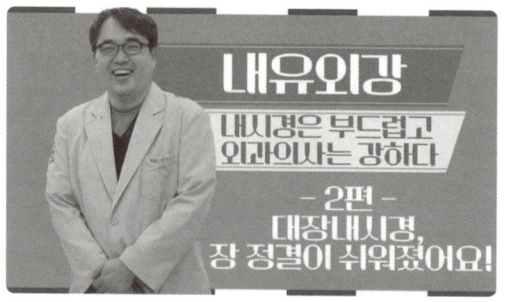

7. 대장내시경, 더욱 쉬워진 '장 정결'과 함께!

장 정결제는 국가에서 급여로 인정하여 비용 부담 없이 드실 수 있는 물약을 주로 드립니다. 또한, 비급여이긴 하나 알약, 한 번에 드시는 물약 등도 있습니다. 대장내시경 장 정결제에 대해 알기 쉽게 알려드립니다.

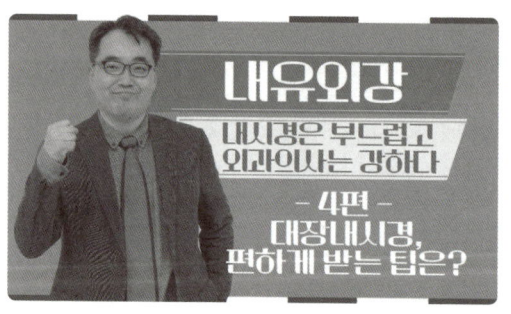

8. 대장내시경 편하게 받는 방법은?

외과의사 3인이 모여 대장내시경을 편하게 받는 방법에 대해 논의하였습니다. 대장내시경은 규칙적으로 하는 것이 가장 편하게 받는 방법이라는 의견이 있었는데 그 이유와 또 어떤 다른 의견들이 있는지 알려드립니다.

04 대장내시경 세부전문의

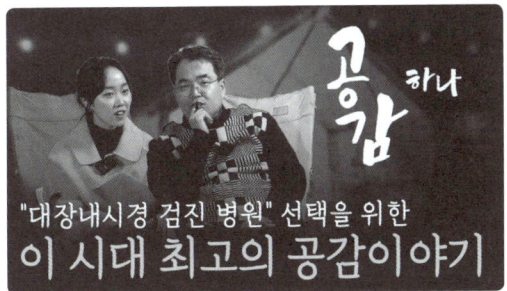 

9. 누구나 하는 고민, 대장내시경 검진 병원 선택을 위한 이야기

대장내시경 검사는 편안하게 잘 받고 용종을 문제없이 제거하는 것이 중요합니다. 따라서 대장내시경은 잘 하는 병원을 찾아가야 합니다. 대장내시경 검사 시 병원 선택하는 방법에 대해 알려드립니다.

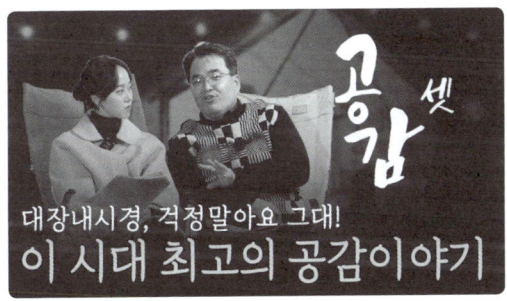 

10. 대장내시경에 대한 걱정, 걱정말아요 그대!

항문에서 출혈이 있으면 일단 가까운 병원에 가보는 것이 좋습니다. 만약 평소에 항문에 불편함이 있었다면 항문외과로 가는 것을 추천드립니다. 중요한 점은 출혈이라는 증상을 방치하면 안 된다는 것입니다. 이에 대해 자세히 설명해 드립니다.

04 대장내시경 세부전문의

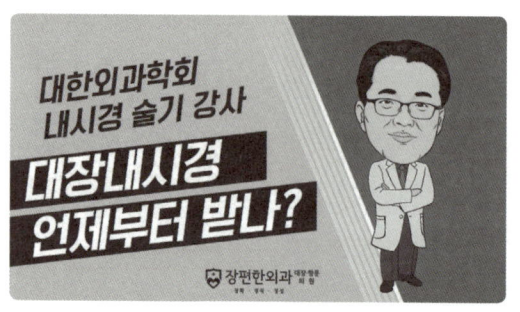 

11. 대장내시경은 언제부터 받아야할까?

대장내시경은 언제부터 받아야 할까요? 대장내시경은 40세부터 하는 것이 좋습니다. 최근 젊은 사람들도 용종이 많이 있기 때문에 35세 이상부터 대장내시경 받는 것을 추천합니다. 이에 대해 자세히 설명해 드립니다.

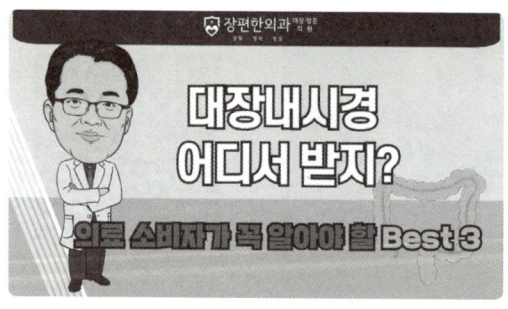 

12. 대장내시경 어디서 받아야 하나?

대장내시경은 제대로 잘 하는 곳에서 받는 것이 좋습니다. 대장내시경 검사를 하면서 발견된 용종을 제거하게 되는데 용종제거술 경험이 많은 곳에 가서 제대로 잘 제거해야 합니다. 또한, 불편하지 않도록 편안하게 잘 해주는 곳을 찾아가는 것이 좋습니다. 이에 대해 자세히 설명해 드립니다.

04 대장내시경 세부전문의

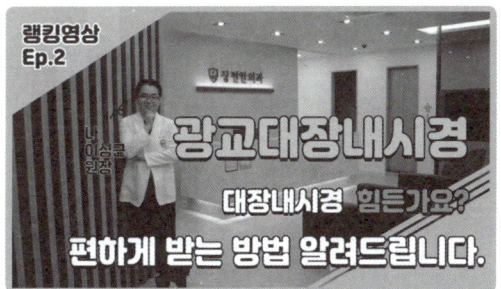 

13. 대장내시경이 이제 편해졌습니다.
대장내시경이 전보다 많이 편해졌습니다! 장 정결제 복용량도 많이 줄었고, 약 자체도 먹기 편해졌습니다. 또한, 일부 병원에서는 최신 장비인 의료용 이산화탄소 주입 장치를 이용하여 통증도 많이 감소하게 되었습니다. 이에 대해 자세히 설명해 드립니다.

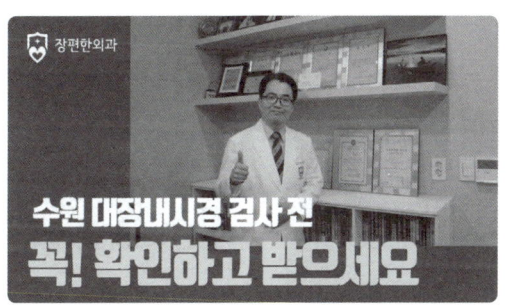 

14. 대장내시경 전 꼭 확인해야 할 사항들!
대장내시경을 하기 전 꼭 알아야 할 사항들에 대해 알려드립니다. 대장내시경은 누가 하느냐가 중요합니다. 위내시경보다 난이도가 높기 때문에 숙련된 의사에게 받는 것이 좋습니다. 이에 대해 자세히 알려드립니다.

04 대장내시경 세부전문의

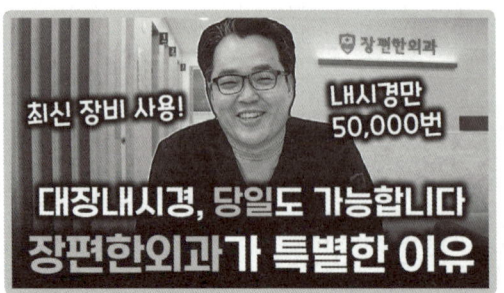 

15. 대장내시경에 관한 장편한외과의 장점과 특징

장편한외과만의 장점과 특징은 무엇일까요? 장편한외과는 방문 당일 대장내시경과 용종절제술 모두 가능하다는 것이 큰 차별점입니다. 장편한외과의 대장내시경 검사 방법과 용종절제에 대해 자세히 설명해 드립니다.

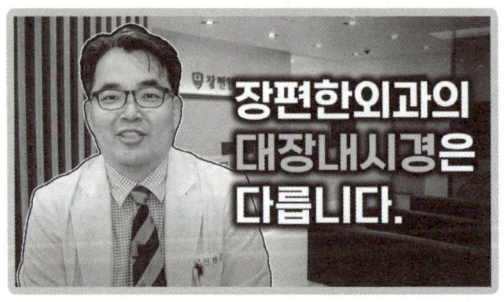 

16. 뭔가 다른 장편한외과의 대장내시경

대장내시경은 누가 검사하느냐에 따라 통증이 다를 수 있습니다. 대장내시경은 굉장히 많은 경험을 필요로 하는 어려운 검사입니다. 장편한외과는 이성근 원장의 높은 숙련도와 최신 장비가 있어 편안하게 대장내시경을 받을 수 있습니다. 대장내시경 검사에 대해 자세히 설명해 드립니다.

04 대장내시경 세부전문의

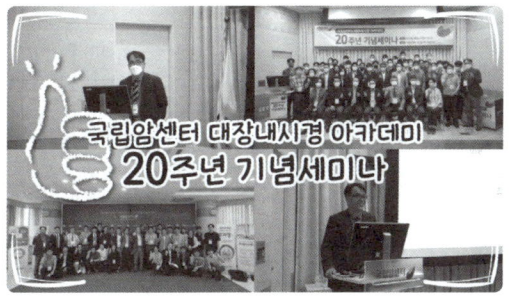 

17. VLOG * 20년차 의사는 주말에 뭘 할까?

20년차 대장항문외과 의사는 주말에 뭘 할까요? 장편한외과 이성근 원장은 20년차 대장항문외과 전문의입니다. 이번 주말에는 국립암센터 대장내시경 아카데미 20주년 기념 세미나에 다녀왔습니다. 어떤 세미나였는지 함께 보도록 하겠습니다.

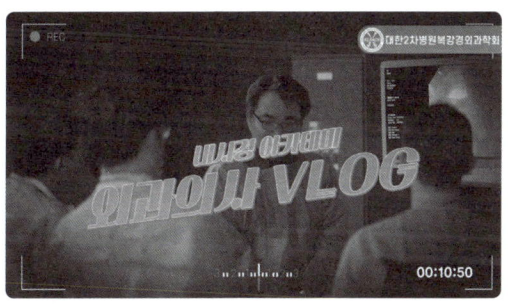 

18. 위·대장내시경 아카데미-대한2차병원복강경외과학회

대한2차병원복강경외과학회 위대장내시경 아카데미에 참여했습니다. 장편한외과 이성근 원장이 다른 의사들을 대상으로 내시경 교육을 진행했습니다. 어떤 교육이었는지 함께 보도록 하겠습니다

04 대장내시경 세부전문의

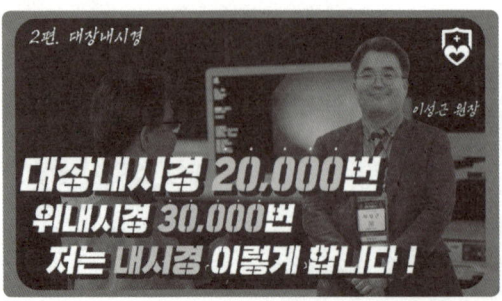 

19. 대장내시경, 어떤식으로 진행되는지 '모형'을 통해 깔끔하게 설명드립니다.

대장내시경 진행 과정을 알려드립니다. 대장 문제를 해결하는 데에 대장내시경만큼 좋은 검사법이 없습니다. 모형을 사용하여 대장내시경 과정을 알기 쉽게 설명해 드립니다.

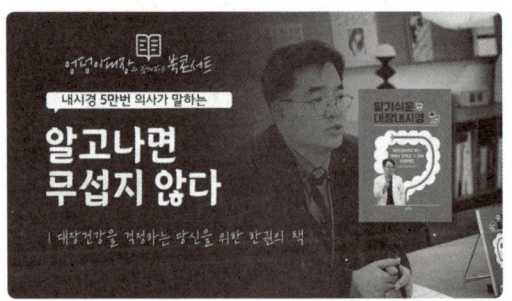 

20. 대장 건강을 걱정하는 분들을 위한 북콘서트 [알기 쉬운 대장내시경!]

엉덩이대장과 함께 '알기 쉬운 대장내시경'이라는 책에 대해 이야기해보도록 하겠습니다. 이 책은 대장내시경을 쉽게 알려드리기 위해 쓰여진 책입니다. 대장암에 대해 미리 알고 예방하는 것이 중요하기 때문에 이 책을 소개하고자 합니다.

Part VI 대장내시경

05 장편한외과의 대장내시경

장편한외과에서의 대장내시경은 다른 병원과 다릅니다. 장편한외과에서 하는 대장내시경은 어떨까요? 장편한외과 이성근 원장이 생각하는 대장내시경에 대해 자세히 설명해 드립니다.

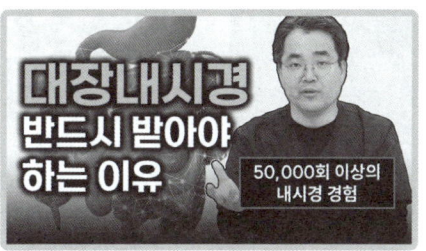 

1. 대장내시경으로 대장암을 예방하세요!!

대장내시경의 가장 좋은 점은 대장암을 예방하는 것입니다. 35세 이상은 무조건 대장내시경을 받으시는 것이 좋으며, 이상이 없을 경우 5년에 한 번씩 받으시면 됩니다. 대장내시경이 필요한 이유와 주기 등 대장내시경의 모든 것에 대해 알기 쉽게 설명해 드립니다.

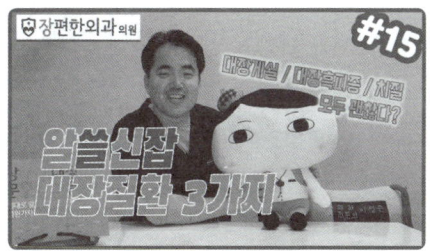 

2. 대장내시경 후 걱정하지 않아도 되는 대장질환 3가지!!

걱정하지 않아도 되는 대장 질환 3가지를 알려드립니다! 그것은 바로 대장게실, 대장흑피증, 치질입니다. 대장내시경을 하고 나서 발견될 수 있는 대장질환에 대해 좀 더 자세히 설명해 드립니다.

05 장편한외과의 대장내시경

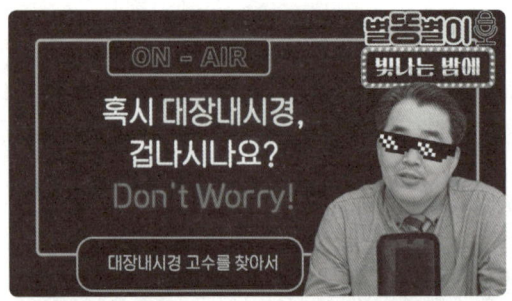 

3. 혹시, 대장내시경 검사 아플까봐 겁나시나요? 안 아픈 병원 있습니다!

사연의 주인공은 출혈의 원인이 치질이 아닐 수도 있다고 하여 대장내시경을 했고, 용종을 발견했다고 합니다. 과거에 받았던 대장내시경이 힘들어서 미루다가 장편한외과에서 편하게 받았다고 합니다. 장편한외과는 대장내시경을 편안하게 하는 것으로 알려져 있는 병원입니다.

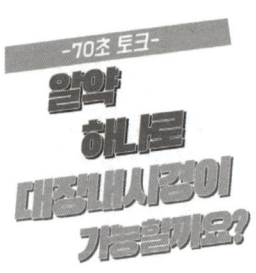 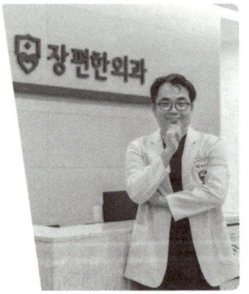 

4. 알약으로 대장내시경이 가능할까요?

장 정결제 알약으로 먹어도 대장내시경이 가능할까요? 장 청소를 위한 알약은 비급여 항목으로 본인 비용 부담이 있으나 물약보다 편하게 드실 수 있다는 장점이 있습니다. 장 정결제 알약에 대해 자세히 설명해 드립니다.

05 장편한외과의 대장내시경

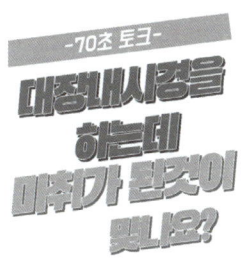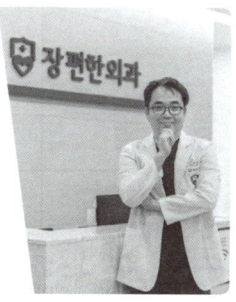

5. 대장내시경을 하는데 마취가 된 것이 맞나요?

대장내시경을 했는데 마취가 된 것이 맞냐는 질문을 하신 분이 있습니다. 의식이 어느 정도는 있는 진정내시경을 하기 때문에 완전한 수면을 취하는 것은 아닙니다. 하지만 장편한외과에서는 편안하게 대장내시경 검사를 받을 수 있습니다. 이에 대해 자세히 설명해 드립니다.

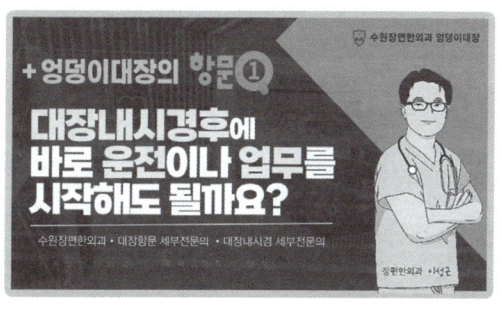

6. 대장내시경 후에 바로 운전이나 일을 해도 될까요?

대장내시경 후 바로 운전이나 일을 하는 것이 가능할까요? 대장내시경 검사 후 바로 업무를 하는 것은 가능합니다. 진정제 효과가 완전히 사라진 후에는 운전도 가능합니다. 대장내시경 후 일상생활 복귀에 대해 알려드립니다.

05 장편한외과의 대장내시경

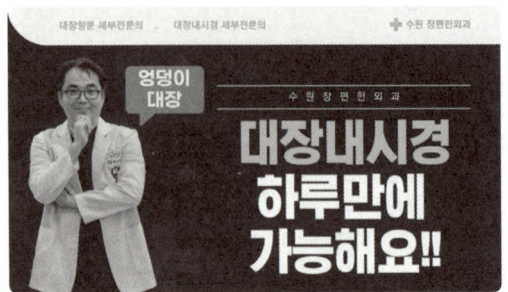 

7. 대장내시경 하루 만에 가능할까요?

대장내시경, 하루 만에 가능할까요? 장편한외과에서는 가능합니다. 아침에 오셔서 약을 드시고 당일 바로 대장내시경을 진행할 수 있습니다. 요즘 장 정결제가 좋아져서 당일 검사도 충분히 가능합니다. 이에 대해 자세히 설명해 드립니다.

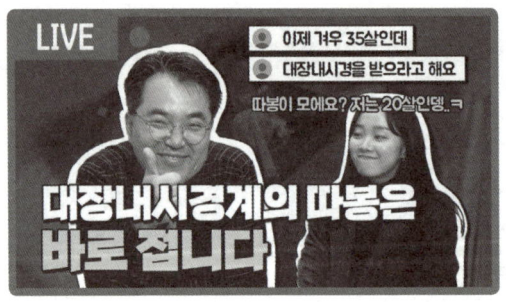 

8. 내시경이든 주사든 짧게 하면 좋은 걸까요?

대장내시경이든 주사든 짧게 하는 게 좋을까요? 대장내시경은 검사 시간보다는 자세히 검사하고 제대로 보는 것이 중요합니다. 그래야 정확한 진단을 할 수 있습니다. 장편한외과의 대장내시경에 대해 알려드립니다.

05 장편한외과의 대장내시경

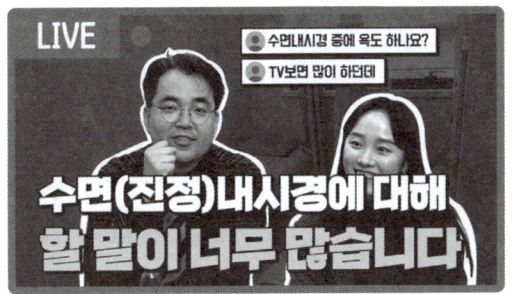 

9. 진정내시경에 대해 드릴 말씀이 너무 많습니다

진정내시경을 할 때 완전한 수면 상태가 되진 않고 약간의 의식이 남아 있는 상태로 진행하게 됩니다. 그리고 검사 중 용종이 발견되면 바로 제거를 합니다. 이 외에 진정내시경에 대해 궁금한 점들과 용종절제에 대해 알려드립니다.

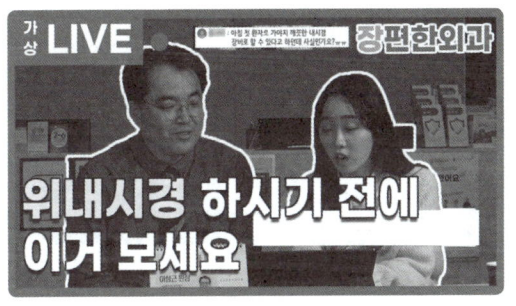 

10. 위내시경과 대장내시경을 같이 하셔도 됩니다.

위내시경과 대장내시경을 같이 하면 비용을 절감할 수 있고 한 번 진행할 때 모든 질병을 찾을 수 있기 때문에 같이 하는 것이 좋습니다.

05 장편한외과의 대장내시경

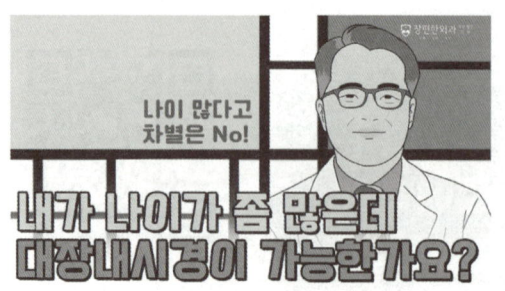 

11. 나이가 많으면 대장내시경이 가능할까요?

대장내시경 검진을 받을 수 있는 나이는 정해진 게 없습니다. 증상이 있고 불편하다면 80세가 넘어도 대장내시경 검사를 받아야 합니다. 그러나 동반질환이 많거나 심장질환 스텐트 시술을 받으신 분들은 주의해야 합니다. 대장내시경의 연령에 대해 알려드립니다.

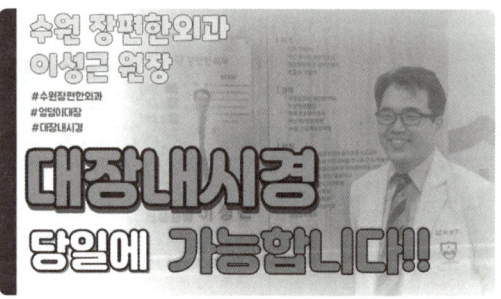 

12. 대장내시경! 당일에 가능합니다.

대장내시경이 당일에 가능한 병원은 적습니다. 하지만 장편한외과에서는 가능합니다. 아침에 내원해서 약을 복용하고 3~4시간 후에 장 청소가 끝나면 대장내시경 검사를 할 수 있습니다. 장편한외과의 대장내시경에 대해 알려드립니다.

05 장편한외과의 대장내시경

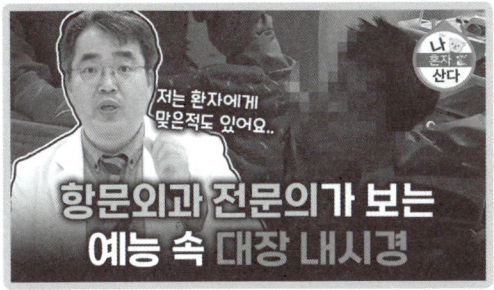 

13. [미디어 속 항문질환] 대장항문외과 전문의가 보는 예능 속 대장내시경

내시경 진정 주사에 대한 오해들에 대해 알아보는 시간입니다. 내시경을 받는 사람이 무의식중에 하는 말들은 본심이 아닙니다. 또한 대부분 이때 했던 말과 행동들을 기억하지 못합니다. 내시경 진정 주사에 대한 오해와 진정내시경에 대해 자세히 설명해 드립니다.

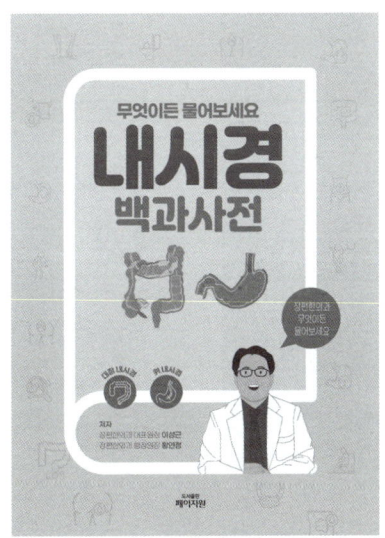

Part VI 대장내시경

위내시경 검사란?

위내시경은 입안으로 내시경을 넣어 식도, 위, 십이지장까지 관찰하는 검사입니다. 위내시경 검사를 하면 식도, 위, 십이지장의 염증, 궤양, 암까지 확인이 가능합니다. 위내시경의 검사시간은 3~5분 정도 소요됩니다.

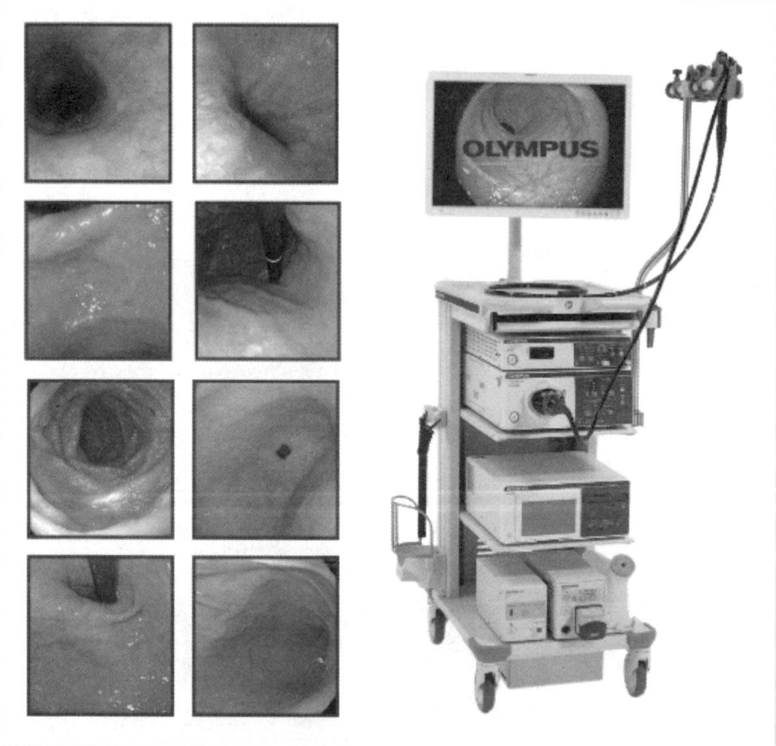

아래의 증상이 있다면 위내시경이 필요합니다

CHECK LIST

- ☐ 속쓰림
- ☐ 상복부 불편감
- ☐ 소화불량
- ☐ 혈변
- ☐ 이물감
- ☐ 신물 역류
- ☐ 체중 감소
- ☐ 빈혈
- ☐ 연하곤란(음식을 원활히 섭취할 수 없는 증상)

위내시경으로 진단 가능한 질환들

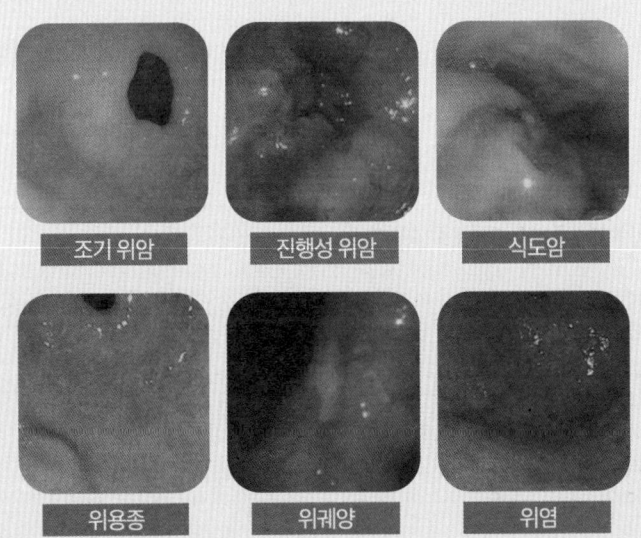

조기 위암 | 진행성 위암 | 식도암
위용종 | 위궤양 | 위염

Part VI 대장내시경

위내시경을 반드시 해야 하는 이유

1. 우리나라는 위암 발생률이 매우 높습니다. 따라서 증상이 없더라도 위암의 조기 발견을 위해서는 위내시경이 반드시 필요합니다.

2. 조기위암의 경우 대부분 무증상이기 때문에 위장 관련 증상이 없다 하더라도 위내시경이 반드시 필요합니다.

3. 위장조영술은 정확도가 낮고, 조기 위암의 발견이 어려우므로 반드시 위내시경을 해야 합니다.

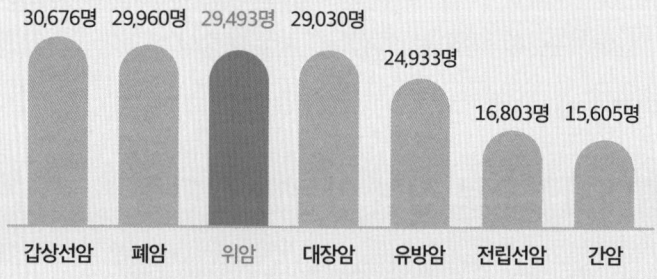

남녀 전체, 2021년 보건복지부 발표자료

위내시경 검사 주기

1. 위암이 걱정되거나 위장 관련 증상이 있으면 나이에 상관없이 위내시경을 받으셔야 합니다.

2. 40세 이상의 국민은 국가암검진으로 2년마다 한 번씩 위내시경을 받으셔야 합니다.

3. 위암의 가족력, 위 선종, 위점막의 이형성, 위축성위염, 장상피화생, 헬리코박터 파일로리균 감염 등 위암의 고위험군은 40세 이전이라도 적어도 매년 1회 검사를 받으셔야 합니다.

♡ 편안한 위내시경을 위한 제안

1. 진정(수면) 내시경으로 편하게 검사하실 수 있습니다.
   진정(수면) 내시경은 위험하지 않으니 걱정하지 않으셔도 됩니다.
2. 위내시경 경험이 많은 의사에게 검사 받으면 편합니다.
3. 화질이 뛰어나서 병변을 놓치지 않는 성능이 좋은 장비로 검사를 받습니다.

위내시경 후 주의사항
관련 영상입니다.

♡ 위장질환 예방법

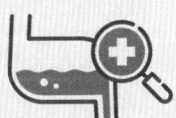
주기적인
위내시경

금연과 금주

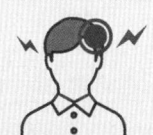
스트레스 관리

규칙적인 식사

맵고 짠 음식 자제

Part VI 대장내시경

06 위내시경

위내시경을 제대로 하는 병원을 찾으려면 어떻게 해야 할까요? 위내시경과 대장내시경을 동시에 해도 될까요? 장편한외과 이성근 원장이 위내시경에 대한 사항을 알기 쉽게 설명해 드립니다.

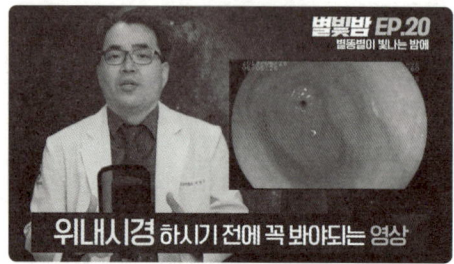 

1. 위내시경 하시기 전에 꼭 봐야하는 영상.

건강검진을 하는 것은 좋은 습관입니다. 건강검진은 건강할 때 미리미리 해야 합니다. 위내시경만 해도 몇만 원 정도의 비용이 발생하는데 40세부터 2년마다 무료 또는 10%만 부담하고 있으니 건강검진 때 위내시경 받는 것을 권장합니다. 이에 대해 자세히 설명해 드립니다.

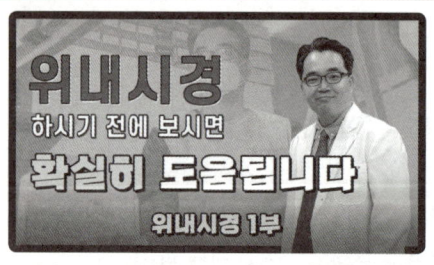 

2. 위내시경으로 진단할 수 있는 질환과 주의사항

위내시경은 자주 하는 검사 중 하나입니다. 우리나라에도 위암으로 고생하시는 분들이 많기 때문에 위내시경에 대해 어느 정도는 알고 계시는 것이 좋습니다. 위내시경으로 진단할 수 있는 질환과 주의사항에 대해 알기 쉽게 설명해 드립니다.

06 위내시경

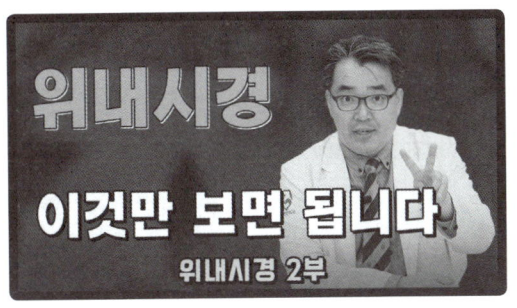 

3. 위내시경, 이것만 보면 됩니다!
위내시경은 국가에서 40세 이상은 2년마다 검진하라고 권유하고 있습니다. 장편한 외과 이성근 원장은 의심되는 증상이 있다면 40세 이하여도 위내시경을 해도 된다고 생각합니다. 이에 대해 자세히 설명해 드립니다.

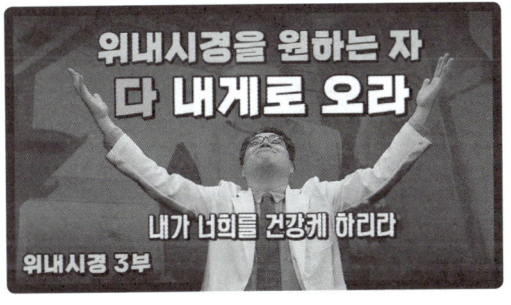 

4. 위내시경 잘 하는 병원을 찾는 요령을 알고 싶으세요?
위내시경의 가장 큰 목적은 위암이 있는지 확인하는 것입니다. 우리나라는 위암 환자가 많은데 절인 음식도 큰 원인이라고 합니다. 위암을 예방하는 방법과 위내시경 검사에 대해 알려드립니다.

06 위내시경

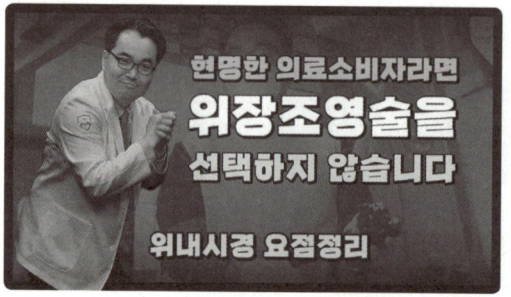 

4. 위장조영술, 선택하실 건가요? 위내시경 요점정리

대부분 의사들이 위장조영술은 하면 안 된다고 주장합니다. 요즘에는 위내시경을 주로 하는데 위장조영술과 위내시경에 대해 자세히 설명해 드립니다.

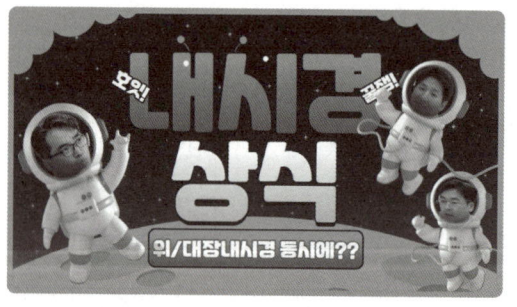 

5. 위/대장내시경을 동시에? 과연 괜찮을까?

위내시경과 대장내시경을 동시에 해도 될까요? 두 검사를 동시에 진행하면 시간도 절약되고 훨씬 더 편리하다고 생각합니다. 경제적으로도 유리하고 투여되는 진정제 약도 적다는 장점이 있습니다. 이에 대해 좀 더 자세히 알아보겠습니다.

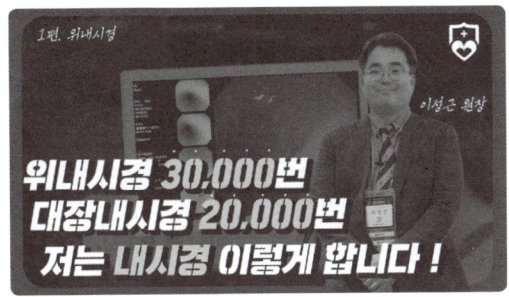 

6. 위내시경! 어떤식으로 진행되는지 '모형'을 통해 깔끔하게 설명드립니다
위내시경 진행과정을 알려드립니다. 모형을 사용하여 위내시경 과정을 알기 쉽게 설명해 드립니다.

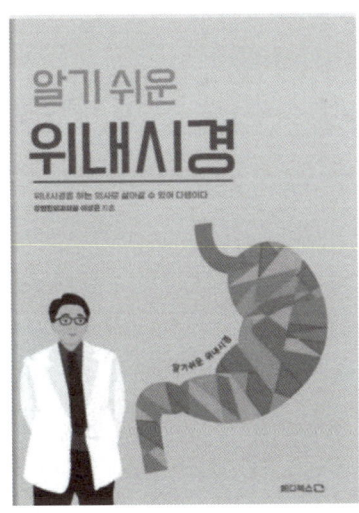

YOUTUBE
『엉덩이대장』

QR코드 사용방법

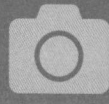 →  → 웹페이지
브라우저에서 Youtube에 접속하려면 여기를 누르세요.

1. 기본 카메라 앱을 열어주세요.
(애플/안드로이드 동일)

2. 화면에 맞춰 사진을 찍는 것처럼 QR코드를 화면 중앙에 배치합니다.

3. 위와 같이 나타나는 창을 누르면 영상이 유튜브에서 재생됩니다.
(애플도 팝업창 열기를 해 주세요.)

Part
VII

대장암

1. 별똥별이 빛나는 밤에 - 대장암 편
2. [대장항문건강을 바꾸는 시간] - 대장암 편
3. 대장암 예방
4. 장편한외과의 대장암 진료과 치료

Part VII 대장암

🩷 국가암검진 프로그램

암종	검진대상	주기	검진방법
위암	만 40세 이상 남녀	2년	위내시경 검사
간암	만 40세 이상 남녀 간암발생 고위험군	6개월	간초음파 검사 +혈청알파태아단백검사
대장암	만 50세 이상 남녀	1년	분변잠혈검사 (분변잠혈검사 이상소견 시 대장내시경 검사)

7대암 통계자료
[2021년 보건복지부 발표자료]

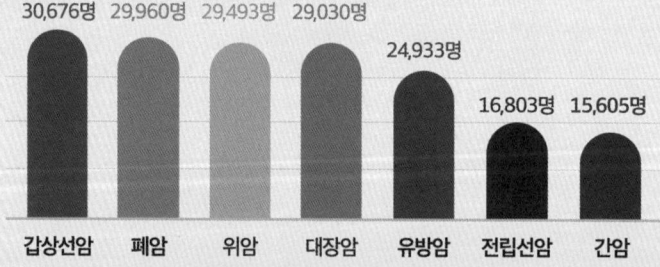

- 갑상선암: 30,676명
- 폐암: 29,960명
- 위암: 29,493명
- 대장암: 29,030명
- 유방암: 24,933명
- 전립선암: 16,803명
- 간암: 15,605명

● 남녀 전체, 2021년 보건복지부 발표자료

암검진 현명하게 받는방법

1. 국가에서 권장하는 주기마다 반드시 검사합니다.
2. 증상이 있을 시, 의사 진찰 후 보험급여로 검사합니다.
3. 실력과 경험이 많은 의료진이 있는 곳에서 검사합니다
4. 검사 후 자세하게 설명 받을 수 있는 곳에서 검사합니다
5. 좋은 장비로 꼼꼼하게 작은 병변까지 놓치지 않는 체계적인 시설이 갖춰진 병원에서 검사합니다.

 ## 위암검진을 현명하게 받는방법

1. 40세 이상은 2년에 1회 국가 암검진으로 검사합니다. 증상이 있으면 시기와 상관없이 검사합니다.
2. 고위험군 (위암의 가족력, 위 선종, 위점막의 이형성, 위축성위염, 장상피화생, 헬리코박터 파일로리균 감염 등) 은 1년에 1회 검사합니다.
3. 정확도가 낮은 위장조영술보다는 정확도가 높고 조기 위암의 진단이 가능한 위내시경으로 검사합니다.

Part VII 대장암

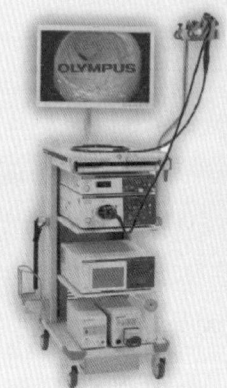

HD 초 고화질
최신내시경

♡ 대장암검진을 현명하게 받는 방법

1. 국가 암검진인 대변검사는 정확도가 낮으므로 대장내시경으로 검사합니다.

2. 실력과 경험이 많은 의료진이 있는 곳에서 검사합니다.

3. 대장내시경 검사 도중에 대장 용종이 발견되면 동시에 제거를 할 수 있는 곳에서 검사합니다.

Part VII 대장암

01 별똥별이 빛나는 밤에 - 대장암 편

대장암 검진에서 정상이 나오면 정말로 대장암에 걸리지 않은 게 맞는 건가요? 항문 출혈은 치질에서만 생기는 게 아닌가요? 장편한외과 이성근 원장이 대장암과 관련한 사연을 소개하고, 사연 속 궁금증을 속 시원히 풀어드립니다.

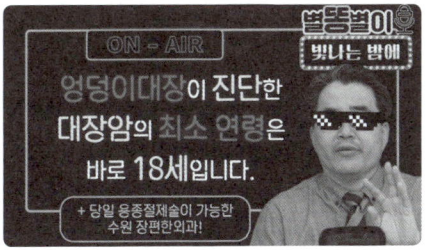 

1. 제가 진단한 대장암의 최소 연령은 바로 18세입니다

최근 젊은 분들에게도 대장암 발생이 증가하고 있습니다. 젊은 층에서의 대장암 증가율이 세계 1위인 정도입니다. 이제는 나이가 젊다고 대장암이 없다고 단정할 수 없습니다.

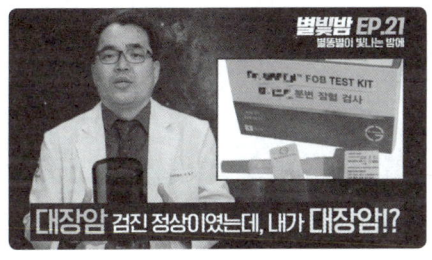 

2. 대장암 검진에선 정상이 나왔는데, 내가 대장암이라고!?

국가건강검진은 분변잠혈검사로 대장암을 검진합니다. 하지만 분변잠혈검사는 정확도가 높지 않기 때문에 대장내시경 검사를 추천드립니다. 장편한외과의 환자분 사연을 통해 국가건강검진 분변잠혈검사와 대상내시경의 차이에 대해 알려드립니다.

01 별똥별이 빛나는 밤에 - 대장암 편

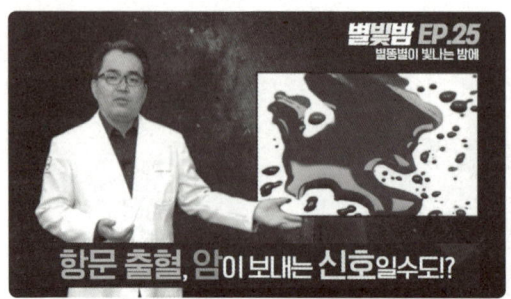 

3. 항문 출혈, 암이 보내는 신호일수도!?

항문 출혈, 암이 보내는 신호일 수도 있습니다. 항문 출혈로 장편한외과에 내원해 직장암을 진단받은 환자분이 있었습니다. 항문 출혈을 섣부르게 치질이라고 판단하여 방치하시면 안 됩니다. 직장수지검사만 해도 많은 것을 알 수 있기 때문에 병원에 방문하셔서 검사를 받아보시는 것이 좋습니다. 이에 대해 자세히 설명해 드립니다.

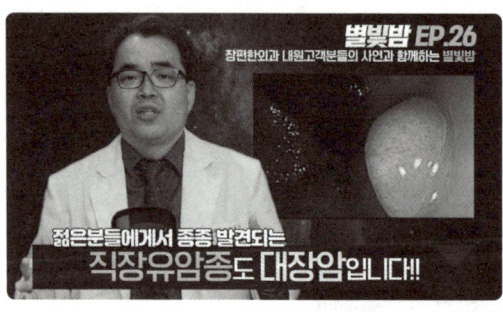 

4. 직장유암종도 대장암이라는 사실, 알고 계셨나요!?

직장유암종도 대장암이라는 사실, 알고 계셨나요? 장편한외과에 내원해 대장내시경 검사를 받고 직장유암종 진단을 받은 한 고등학생의 사연을 소개합니다. 젊은 분들에게서 종종 발견되는 종양인데 사연을 통해 좀 더 자세히 알려드립니다.

01 별똥별이 빛나는 밤에 - 대장암 편

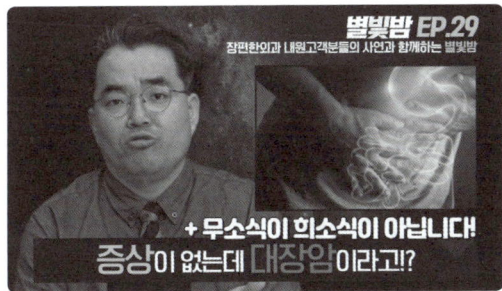 

5. 대장암은 무소식이 희소식이 아닙니다!!!!!!
증상이 없었으나 대장암 진단을 받은 환자분의 사연을 소개합니다. 대장암 환자들 중 증상이 없는 경우가 많은데 무증상이라고 방치하면 안 됩니다. 대장암 증상에 대해 알려드립니다.

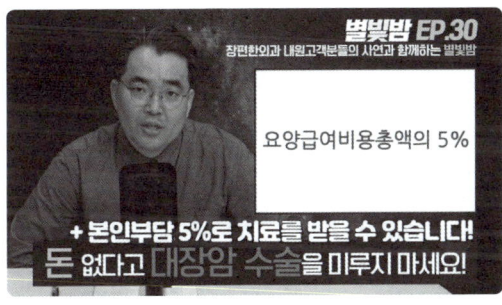 

6. 돈이 없다고 대장암 수술을 미루지 말아주세요. 방법이 있습니다!
돈이 없다고 대장암 수술을 미루면 안 됩니다! 장편한외과에서 대장암 진단을 받고 나서 산정특례로 대부분의 수술비를 국가에서 지원받은 분이 계십니다. 돈이 없어도 이러한 방법을 활용하면 치료를 부담없이 받을 수 있으니 걱정하지 않으셔도 됩니다. 이에 대해 자세히 설명해 드립니다.

01 별똥별이 빛나는 밤에 - 대장암 편

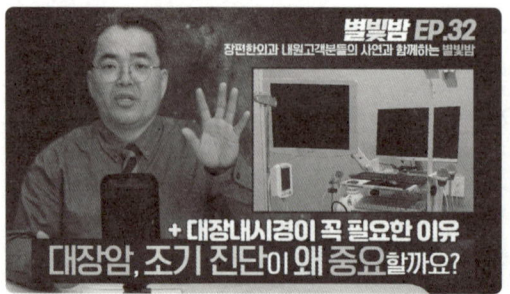

7. 대장암, 조기 진단이 왜 중요할까요?

대장암, 왜 조기 진단이 중요할까요? 장편한외과에서 대장종괴가 발견되어 수술받고 치료한 분의 이야기입니다. 형제자매가 대장암 진단을 받으면 반드시 대장내시경 검사를 받아보시는 것이 좋습니다. 대장암은 조기 진단으로 완치할 수 있습니다. 대장암 조기 진단의 중요성에 대해 알려드립니다.

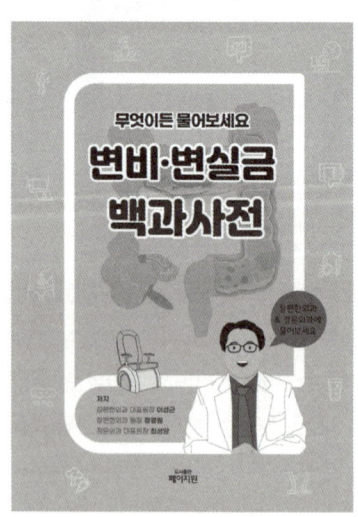

Part VII 대장암

  [대장항문건강을 바꾸는 시간] - 대장암 편

장편한외과 이성근 원장이 대장항문건강과 대장암에 대한 궁금증을 속 시원히 풀어드립니다.

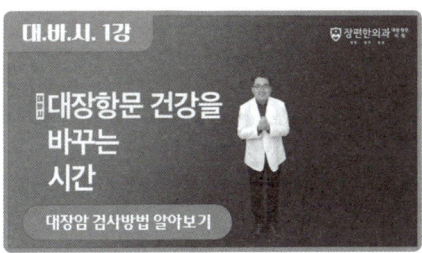 

1. 대장암 검사방법 꼭 필요한 내용만 알려드리겠습니다!

대장암 검사 방법에 대해 알아보겠습니다. 대장암 검사에는 여러 가지 방법이 있는데 국가에서는 분변잠혈검사를 하고 있습니다. 하지만 분변잠혈검사는 정확도가 낮기 때문에 대장내시경으로 검사하는 것이 가장 좋습니다. 이에 대해 자세히 설명해 드립니다.

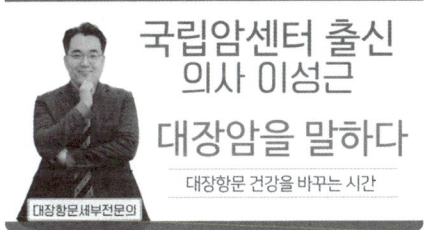 

2. 가장 확실한 대장암 검사 방법!

대장암 진단을 위해 가장 확실한 검사 방법은 무엇일까요? 국가에서는 분변잠혈검사로 대장암을 검진합니다. 하지만 분변잠혈검사는 정확하지 않습니다. 대장암이 있어도 분변잠혈검사가 정상으로 나오는 경우도 있습니다. 따라서 대장암을 검진하려면 대장내시경을 반드시 해야 합니다. 대장내시경 검사의 중요성에 대해 알려드립니다.

[대장항문건강을 바꾸는 시간] - 대장암 편

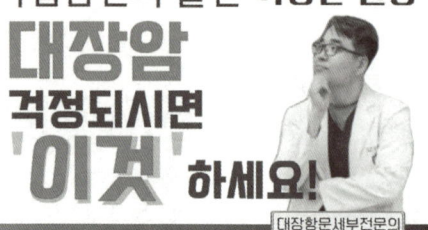 

3. 대장암! 걱정되시면 '이것' 하세요!

대장암을 빨리 발견하면 수술하지 않아도 내시경으로 치료할 수 있습니다. 대장암의 가장 큰 원인은 대장용종인데 그중에서도 선종이 암으로 발전되는 경우가 있습니다. 따라서 대장내시경 검사를 통해 대장용종이 있는지 확인해봐야 합니다. 선종 조기 발견의 중요성에 대해 알려드립니다.

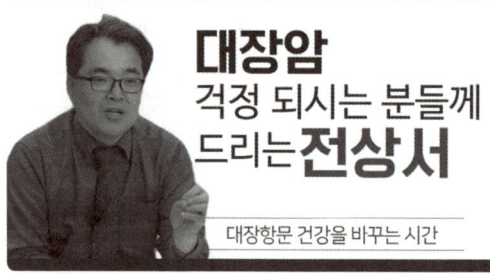 

4. 대장암 걱정되시는 분들에게 대장항문 세부전문의가 전합니다.

대장암 수술은 위치에 따라 방법이 다릅니다. 하지만 수술 방법이 표준화되어 있고 동일하며 요즘은 거의 복강경 수술을 합니다. 이 외에 어떤 수술 방법이 있는지 알려드립니다.

Part Ⅶ 대장암

03 대장암 예방

대장암에 걸리면 고기를 못 먹는다? 대장암을 예방하는 방법은 없다? 엉덩이대장 이성근 원장이 대장암을 예방할 수 있는 방법에 대해 자세히 설명해 드립니다.

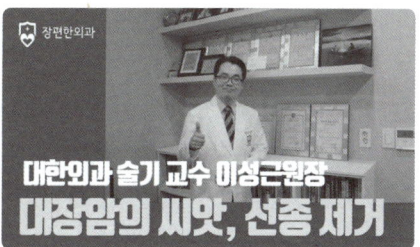

1. 대장암의 씨앗인 대장용종 중 선종은 제거해야 됩니다.
대장암의 90~95%가 선종이 원인입니다. 따라서 대장내시경으로 선종을 제거하면 대장암을 예방할 수 있습니다. 대한외과학회 내시경 술기 교수 이성근 원장이 대장내시경과 선종 제거에 대해 알려드립니다.

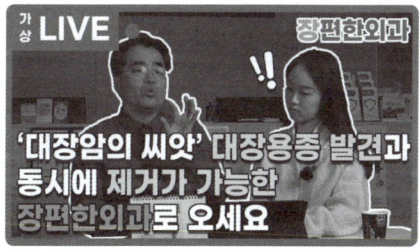

2. '대장암의 씨앗' 대장용종, 선종은 제거해야 합니다.
대장암의 씨앗인 선종이 있다면 반드시 제거해야 합니다. 그리고 대장내시경과 대장용종절제술을 동시에 하는 병원에서 검사 받는 것이 좋습니다.

03 대장암 예방

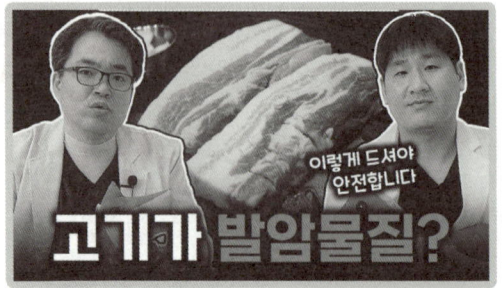 

3. 올바른 고기 섭취 습관으로 대장암을 예방하세요~~!!

대장질환과 육류의 연관성에 대해 알아보겠습니다. 국립암센터 대장암센터에서 대장암 환자들에게 가장 많이 받는 질문 중 하나가 '고기 먹어도 되나요?'입니다. 결론적으로 고기를 드셔도 된다고 합니다. 올바른 육류 섭취에 대해 알려드립니다.

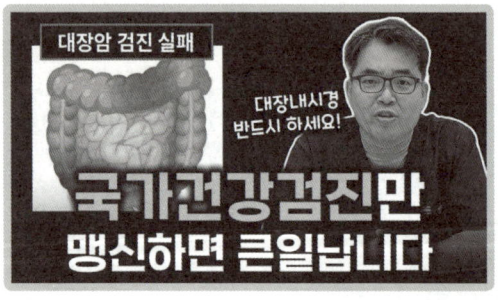 

4. 국가암검진 맹신하지 마시고 대장내시경 꼭 하세요!!

국가암검진 맹신하지 마시고 꼭 대장내시경도 받으세요! 50세 이상부터 분변잠혈검사로 대장암 검진을 받을 수 있습니다. 하지만 의사들은 분변잠혈검사가 아닌 대장내시경 검진을 강력하게 주장합니다. 대장내시경과 분변잠혈검사의 차이에 대해 알려드립니다.

03 대장암 예방

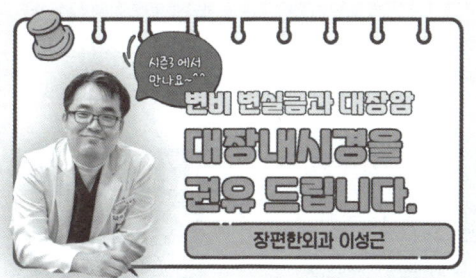 

5. 대장암 예방

대부분 대장암이 용종 때문에 생기긴 하지만 변비가 오래되면 대장암으로 진행될 수 있습니다. 따라서 변비가 있다면 꼭 치료해야 합니다. 대장암 예방법에 대해 자세히 설명해 드립니다.

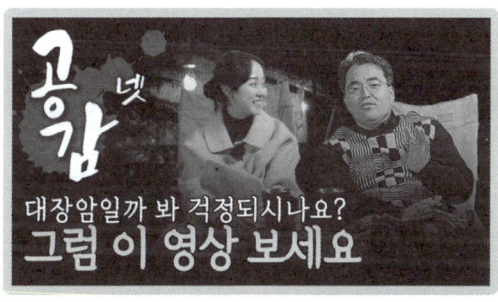 

6. 대장암일까봐, 걱정이 되세요?

대장암일까봐 걱정되시나요? 대장암과 관련된 여러 가지 증상을 알아보겠습니다. 증상이 있다면 가까운 병원에 내원하셔서 대장내시경 검사를 받아보셔야 합니다. 대장 용종이 있다면 빨리 제거하는 것이 좋습니다. 대장암 증상과 진단 방법에 대해 알려드립니다.

Part VII 대장암

04 장편한외과의 대장암 진료과 치료

대장암은 나이 많은 사람만 걸리는 게 아닌가요? 대장암 수술은 대학병원에서 하는 게 좋은가요? 대장암 검사는 비용이 얼마나 되나요? 장편한외과 이성근 원장이 대장암의 진료과 치료에 대한 궁금증을 속 시원히 풀어드립니다.

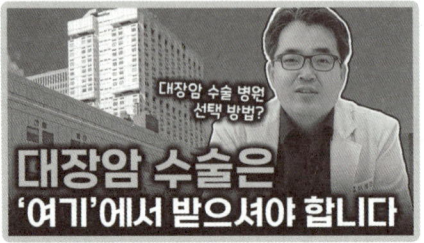 

1. 대장암 수술을 어디에서 하는 것이 좋을까요?

대장암 수술은 어디에서 받는 것이 좋을까요? 내시경을 하다가 대장암이 발견되면 '대학병원에 가야 하나요?'라는 질문을 많이 받습니다. 하지만 꼭 대학병원에 가실 필요는 없습니다. 대장암 수술을 잘 하는 의사가 있는 병원에 가시는 게 가장 중요합니다. 이에 대해 자세히 설명해 드립니다.

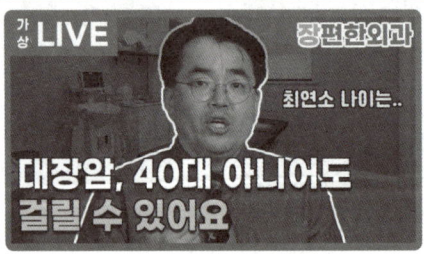 

2. 대장암, 젊어도 걸릴 수 있어요.

젊어도 대장암에 걸릴 수 있습니다. 단, 대장암이 있더라도 조기 진단되면 내시경으로 제거할 수 있으며 수술하실 필요도 없습니다. 또한, 방사선 치료, 항암치료도 안 해도 됩니다. 대장암 조기 진단에 대해 알려드립니다.

04 장편한외과의 대장암 진료과 치료

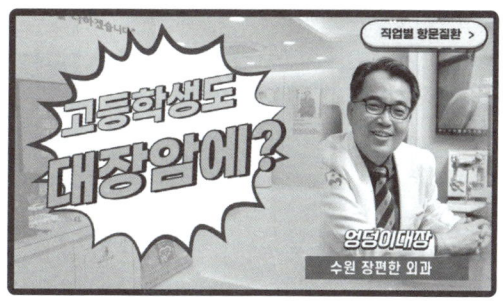

3. 고등학생도 대장암에 걸릴수가 있나요?

고등학생도 대장암에 걸릴 수 있을까요? 고등학생도 대장암에 걸릴 수도 있으나 확률이 낮습니다. 하지만 항문 출혈이 있다면 반드시 원인을 찾아야 하기 때문에 병원에 내원하셔서 검사를 받는 것이 좋습니다. 이에 대해 자세히 설명해 드립니다.

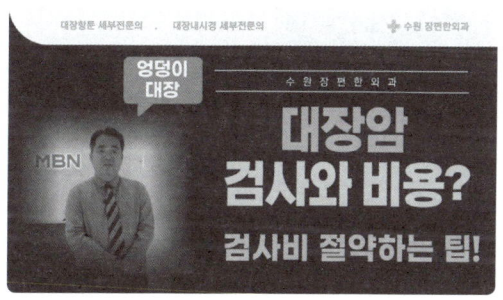

4. 대장암 검사와 비용을 절약하는 방법

항문 출혈이 있거나 대장암 가족력이 있다면 대장내시경 검사를 받아보는 것이 좋습니다. 그리고 대장암 진단을 받으면 대장내시경도 보험 혜택을 받을 수 있습니다. 대장암 검사와 비용에 대해 알려드립니다.

04 장편한외과의 대장암 진료과 치료

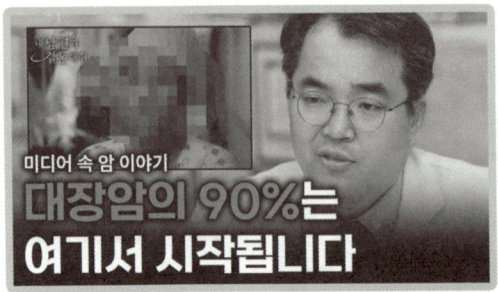 

5. 대장항문외과 전문의가 보는 드라마 속 대장암 이야기

대장암의 90%는 용종에서 시작됩니다. 암 초기에는 증상이 없는 경우가 많기 때문에 암으로 발전되기 전에 용종이 있는지 확인해보는 것이 좋습니다. 용종이 발견되면 바로 제거해야 합니다. 대장용종에 대해 알려드립니다.

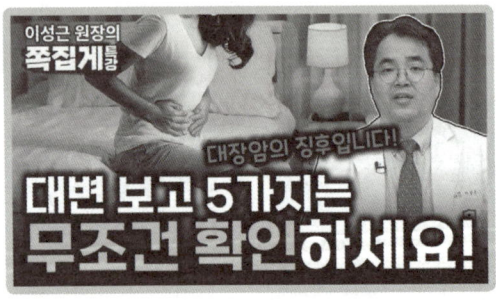 

6. 대변 보고 반드시 확인해야 하는 5가지

대변을 보고 나서 확인해야 하는 것이 무엇일까요? 대변을 본 뒤에는 출혈(혈변), 점액변, 설사, 변비, 배변 습관의 변화 등을 체크해야 합니다. 이 5가지는 무조건 확인해야 하며, 꼭 확인해야 하는 이유에 대해 알기 쉽게 알려드립니다.

04 장편한외과의 대장암 진료과 치료

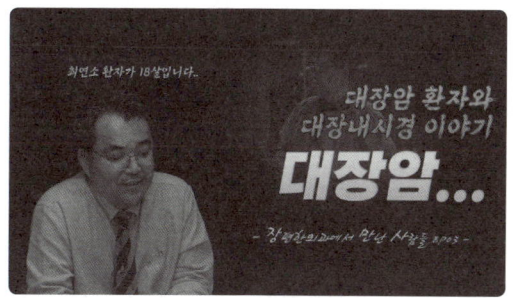

7. 대장내시경과 대장암 진단 환자 이야기

장편한외과에서는 대장내시경 검사를 받으시는 분들이 많습니다. 가끔 '다른 곳에서는 대장내시경을 하는 것이 매우 힘들었지만 장편한외과에서는 너무 편안하게 했다.'는 이야기를 듣는데 이때 보람을 많이 느낍니다. 장편한외과의 대장내시경에 대해 알려드립니다.

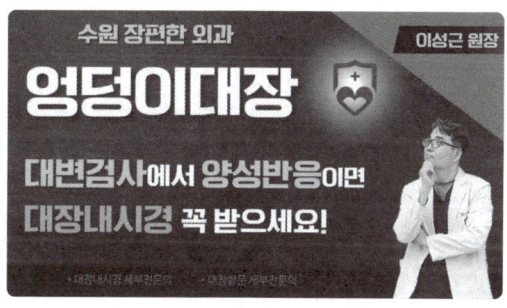

8. 대변검사에서 양성 나오면 대장내시경 꼭 받으세요!

대변검사에서 양성이 나오면 꼭 대장내시경을 받으세요! 대변검사에서 양성이 나오면 문제가 있을 가능성이 높습니다. 국가암검진 대변검사에서 양성 반응이 나오면 대장내시경 비용을 지원받을 수 있습니다. 치질이 아닌 경우도 간혹 있기 때문에 꼭 대장내시경을 받아보시라고 말씀드립니다. 이에 대해 자세히 설명해 드립니다.

YOUTUBE
『엉덩이대장』

QR코드 사용방법

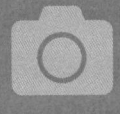 →  → ▓ 웹페이지
브라우저에서 Youtube에 접속하려면 여기를 누르세요.

1. 기본 카메라 앱을 열어주세요.
(애플/안드로이드 동일)

2. 화면에 맞춰 사진을 찍는 것처럼 QR코드를 화면 중앙에 배치합니다.

3. 위와 같이 나타나는 창을 누르면 영상이 유튜브에서 재생됩니다.
(애플도 팝업창 열기를 해 주세요.)

Part
VIII

변비 & 변실금

1. 변비 환자를 위한 무엇이든 물어보살
2. 변비 집중탐구
3. 변실금 집중탐구

Part VIII 변비 & 변실금

변비

변비에 대해 일치된 정의는 없으나 대변을 볼 때 힘들어 하거나 배변횟수가 상당히 줄어든 경우, 정상 이상으로 변이 굳어 나오는 경우를 말합니다.
임상적으로는 통상 대변을 일주일에 2회 이하로 보는 경우를 변비라고 말할 수 있습니다.
의학적으로 자가진단 항목(체크리스트 참고) 중 2개 이상의 증상이 6개월 이상 지속이 되는 경우 변비라고 합니다.

변비 자가진단 체크리스트
① 1주일에 변을 2회 이하 본다. ☐
② 대변 무게가 하루 35g 미만이다 ☐
③ 4번 중에 한번 이상은 변볼 때 힘이 든다. ☐
④ 4번 중에 한번 이상은 딱딱한 변을 본다. ☐
⑤ 4번 중에 한번 이상은 잔변감이 있다. ☐

변비의 원인

1. 각종 내분비, 대사, 전신 질환 등에 의한 변비
2. 장관 협착, 장관 폐색, 대장암 등에 의한 기질성 변비
3. 신경안정제, 우울증약, 항콜린제 등에 의한 약제성 변비
4. 생활습관의 문제, 환경의 변화, 무리한 다이어트, 정신적 스트레스 등에 의한 기능성 변비

이 중 기능성 변비의 경우 전체적으로 장운동이 떨어져 있는 서행성 변비, 장운동이 항진되어 있지만 변을 밀어내지 못하는 과민성 변비, 장운동은 정상적

이지만 직장 항문에 걸려서 배변을 하지 못하는 출구폐쇄성 변비로 나누게 됩니다.

- 서행성 변비 : 복근의 힘이 약해진 노인이나 다이어트 중인 사람들에게서 발생하고, 자극성하제를 장기간 복용한 사람에게서도 나타납니다.

- 과민성 변비 : 스트레스 등으로 복부의 복직근 등이 긴장하여 장의 움직임이 굳어져 발생하며, 배에 가스가 차고 쉽게 변이 나오지 않고 통증이 있을 수 있습니다.

- 출구폐쇄형 변비 : 배변반사가 저하되거나 골반저근육과 항문괄약근의 협력운동의 저하로 발생합니다. 변의를 습관적으로 억제해 감각기능을 상실하거나 좋지않은 배변습관으로 생기는 경우가 많습니다.

변비의 검사와 진단

대변이 시원치 않다는 자가진단만으로 시중에서 구할 수 있는 약을 모두 사용 후 효과가 없어 병원을 찾았을 때에는 이미 만성 변비로 진행된 경우가 많습니다. 이 경우 장의 근육과 신경을 손상시켜 무력증까지 유발할 수 있기에 변비에 대한 정확한 검사와 진단이 필요합니다.

1. 전신질환을 배제하기 위한 검사로 일반 혈액검사, 갑상선 기능검사, 칼슘 등을 검사합니다.
2. 항문질환을 확인하기 위해 직장수지검사, 항문경 검사, 항문 초음파 검사를 시행합니다.
3. 기질적 병변을 검사하기 위해 X-ray(단순복부 촬영검사), 대장내시경 검사

가 필요합니다.

4. 대장통과시간 검사(장운동 검사)등 대장 기능검사는 전신질환과 기질적, 약제성 변비가 배제된 심한 변비나 초기 변비 치료에 실패한 경우에 시행합니다.

〈대장통과시간 검사를 통한 변비의 분류〉

변비의 치료

변비의 치료는 원인에 대한 고려와 검사가 선행되어야 합니다.

■ 식사 치료
1. 식이섬유를 많이 섭취합니다.(귀리, 보리, 과일, 야채 등)
2. 물을 많이(하루 8잔 이상) 섭취합니다.

변비는 충분한 식사를 못하거나 식이섬유소, 수분이 불충분하면 누구나 생기게 됩니다. 변비의 원인은 먹는 음식, 식사 습관과 관련이 큽니다. 따라서 변비가 있다면 적어도 하루에 30g의 식이섬유소와 8컵 이상의 물을 드셔야 합니다.
식사습관만 개선해도 약 90%의 변비 환자의 상태가 호전될 수 있습니다.

■ 행동 치료
1. 식후 유발되는 위, 대장반사에 따라 배변합니다.
2. 적당한 복부 마사지와 유산소 운동을 합니다.

변이 마려운 것을 억지로 참게 되면 배변반사가 억제되어 나중에는 변이 직장에 꽉 차 있어도 변이 마렵지 않게 될 수 있습니다. 아침식사 후에 여유를 가지고 안정된 분위기에서 대변을 보는 습관을 기르는 것이 좋으며, 적당한 운동도 위장반사를 촉진시켜 대장의 운동을 활발하게 하여 배변을 원활하게 할 수 있습니다.

■ 약물 치료

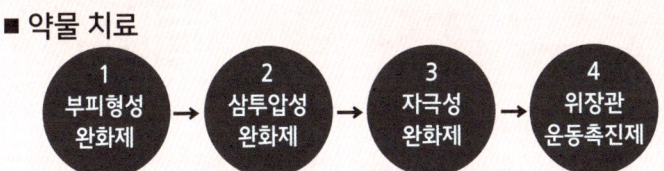

변비약은 약물 작용기전에 따라 단계별로 사용합니다. 또한 변비약을 지나치게 자주 드시면 습관이 되어버려 나중에는 변비약에 반응하지 않게 될 수 있으므로 반드시 의사와 상의 하시는 것이 필요합니다.

■ 바이오피드백 치료(생체되먹임 치료)
1. 골반저 기능이상의 경우 효과적입니다.
2. 모니터를 보며 복압이 올라가는지, 괄약근이완이 제대로 일어나는지 직접 보면서 배변훈련을 하는 방법입니다.
   특히, 출구 폐쇄형 변비의 경우 치료 반응률이 70%에 이릅니다.

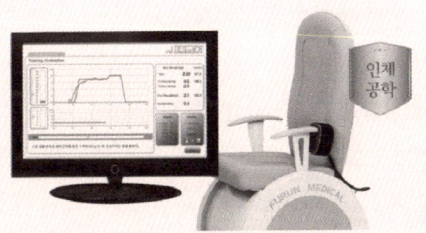

■ 수술 치료
항문·직장의 국소적, 기질적 이상이 있는 경우에 수술합니다.

Part VIII 변비 & 변실금

01 변비 환자를 위한 무엇이든 물어보살

무엇이든 물어보신다면 대답해 드리는 것이 인지상정! 엉덩이대장 이성근 원장이 변비에 대한 질문에 속이 뻥 뚫리도록 시원하게 대답해 드립니다.

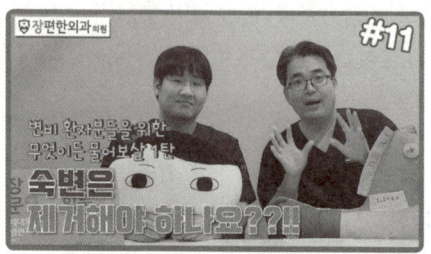 

1. 숙변은 제거해야 하나요??!!

숙변은 제거해야 할까요? 변비와 변실금으로 고생하시는 분들이 가장 많이 하는 질문 중 하나입니다. 하지만 흔히 생각하는 숙변의 개념은 크나큰 오해입니다. 이 외에도 변비에 대한 오해에 대해 살펴보도록 하겠습니다.

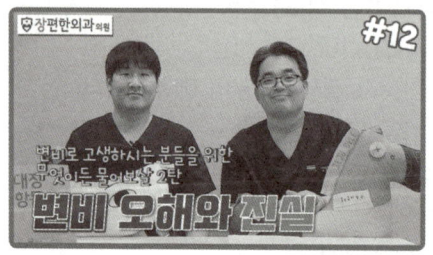 

2. 변비 오해와 진실!!

변비에 대한 오해와 진실에 대해 알려드립니다. 인체 구조상, 여성들이 변비를 앓는 경우가 많은데 변비가 심할 경우 비만이 되기도 합니다. 이 외에도 변비에 대한 다양한 오해에 대해 살펴보도록 하겠습니다.

01 변비 환자를 위한 무엇이든 물어보살

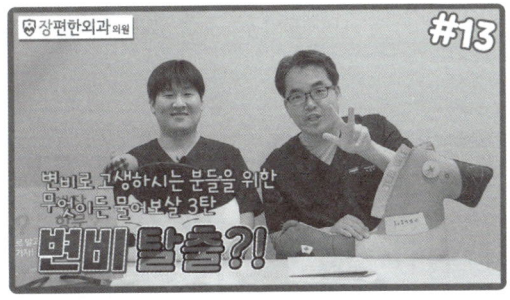 

3. 변비 예방을 위한 방법들
변비 예방을 위한 운동이 따로 있을까요? 땀을 과하게 내는 고강도 운동보다는 가벼운 유산소 운동을 추천드립니다. 이 외에도 변비 예방에 도움이 되는 방법을 알려드립니다.

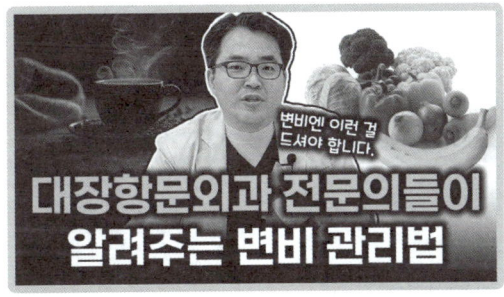 

4. 변비에 좋은 음식, 나쁜 음식.
변비와 관련하여 음식과 관련된 질문이 많습니다. 변비 환자들에게는 주로 식이섬유가 많이 들어간 채소, 해조류, 바나나 등을 권유해 드립니다. 변비 예방을 위한 음식에 대해 자세히 설명해 드립니다.

Part VIII 변비 & 변실금

02 변비 집중탐구

변비가 정확히 어떤 병인가요? 변비 때문에 대장암이 생길 수도 있나요? 변비에 걸리면 어떻게 해야 하나요? 장편한외과 이성근 원장이 변비에 대한 궁금증을 속 시원히 풀어드립니다.

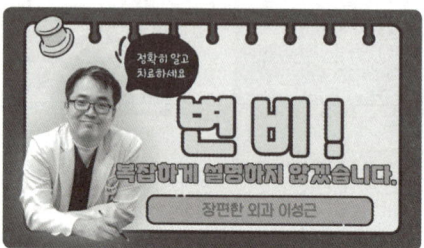

1. 변비의 개념과 원인 그리고 진단방법

변비 때문에 대장암이 생길 수도 있을까요? 변비라는 건 정확히 어떤 질환인 건가요? 변비에 대한 정보는 많지만 변비를 정의하기가 굉장히 복잡합니다. 변비에 대한 개념과 원인을 알기 쉽게 설명해 드립니다.

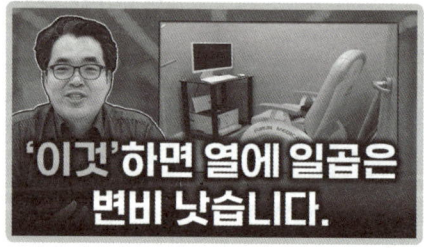

2. 변비 치료의 새로운 패러다임 – 바이오피드백

변비 치료 방법은 다양합니다. 변비가 약물 치료만으로는 한계가 있을 때는 바이오피드백 치료를 추천드립니다.

장편한외과에서 바이오피드백 치료를 하고 도움이 되었다고 말씀하시는 분들이 많습니다.

02 변비 집중탐구

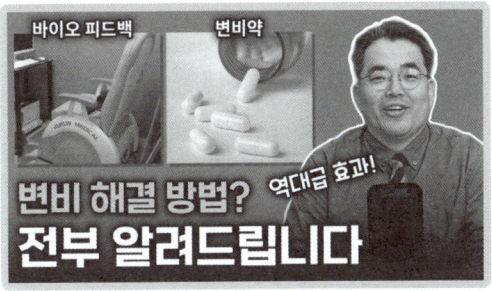 

3. 혹시..변비로 고생하고 계시나요? 여기에 그 해결 방법이 있습니다!

혹시 변비로 고생하고 계시나요? 변비의 증상과 해결 방법에 대해 제대로 알려드립니다.

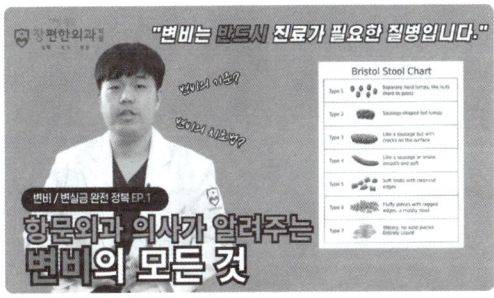 

4. 변비로부터 자유로워지는 가장 빠른 방법은? 변비 치료는 이렇게 받으셔야 합니다.

변비 치료를 위해서는 변비에 걸린 원인을 해결하는 것이 첫 번째입니다. 많은 문진과 다양한 검사를 통해 변비의 원인을 알아내야 합니다. 그리고 물, 과일, 채소, 식이섬유, 유산균 등을 많이 섭취하고, 가벼운 운동을 하는 식으로 생활습관을 교정해야 합니다. 또한, 바이오피드백 치료를 하기도 합니다. 변비 치료에 대한 이모저모를 알려드립니다.

02 변비 집중탐구

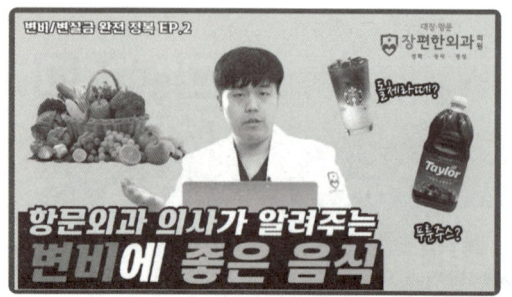 

5. 변비로 고민하시는 분들 주목! 변비에 좋은 음식 전부 알려드립니다.

변비에 좋은 음식을 소개하자면 물, 과일, 채소, 식이섬유, 유산균을 들 수 있습니다. 이 5가지 음식은 배변 활동에 매우 큰 도움이 되는 음식입니다. 하지만 이 5가지 음식을 먹기만 하는 것으로 변비가 좋아지지는 않습니다. 좋은 것을 먹는 것도 중요하지만, 나쁜 것을 피하는 것도 중요합니다. 변비에 좋은 음식, 나쁜 음식을 알려드립니다.

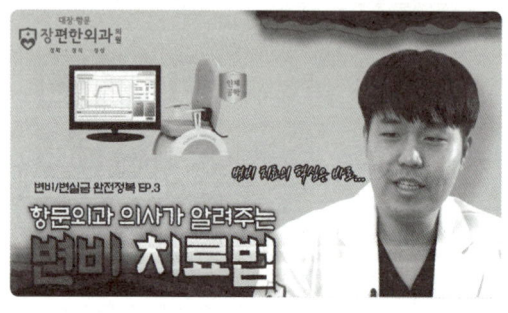 

6. 변비치료, 무작정 변비약만 사서 드시면 안되는 이유는...

변비 치료는 크게 두가지로 분류가 되는데 첫번째는 바이오피드백이고, 두번째는 약물 치료입니다. 바이오피드백 치료는 근육을 통제하는 방법을 배우는 치료법으로 쉽게 말해 물리치료라고 할 수 있습니다. 1주일에 1~2회 실시하는 게 좋습니다. 약물 치료는 병원에서 정확한 진단을 받으시고 전문적인 변비약을 처방받는 것이 가장 현명한 방법입니다.

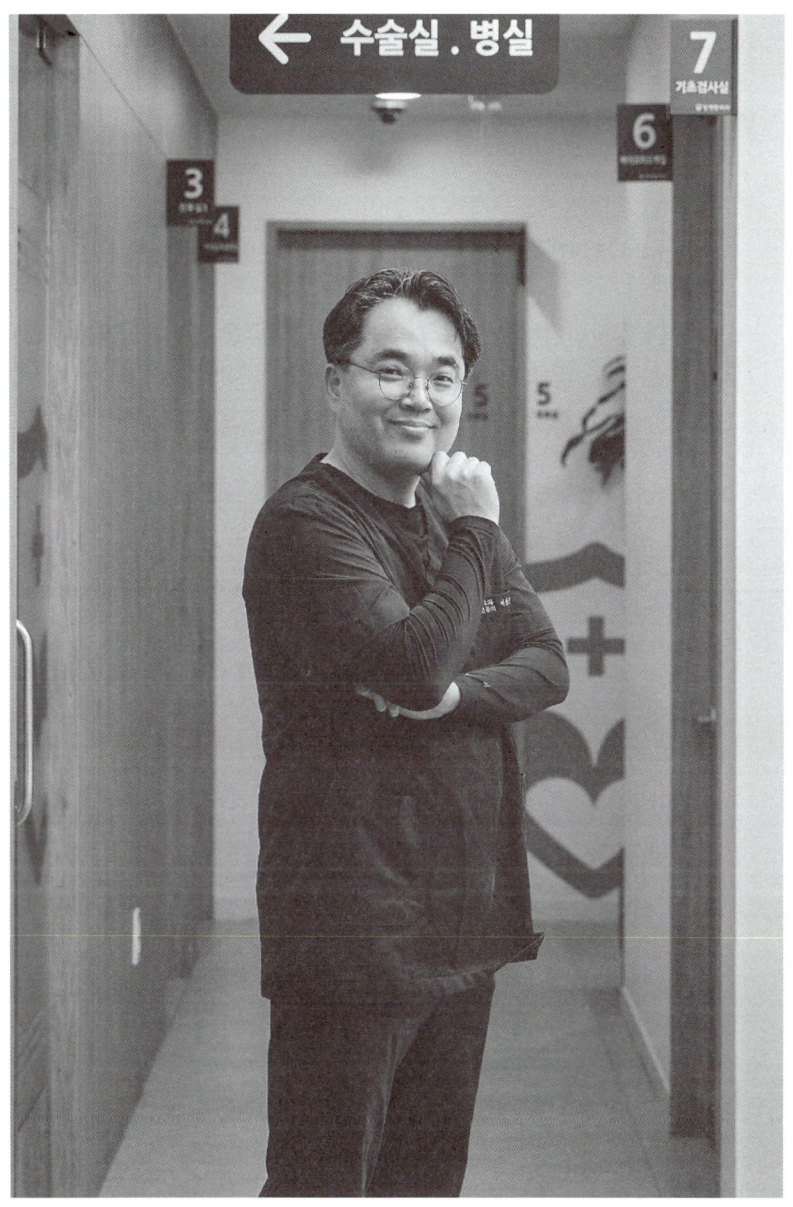

Part VIII 변비 & 변실금

 변실금

변실금은 가스, 변 등을 참기가 매우 힘든 상태 혹은 항문 배출의 조절이 안 되어서 자신도 모르게 변이나 가스가 갑자기 항문 밖으로 새어나오는 상태가 3개월 이상 지속되는 경우를 말합니다.

건강보험 심사평가원에 따르면 2010년 변실금으로 병원을 찾은 환자는 4,984명이었지만, 2017년에는 1만138명으로 7년새 103.4% 늘었습니다. 변실금 환자 설문조사에 따르면 증상이 나타나고 1년 이상 지난 후에 병원을 찾았다는 사람이 42.6%에 달하며, 병원을 늦게 온 이유는 '병이 아닌 줄 알아서'가 49.4%로 나타났습니다.

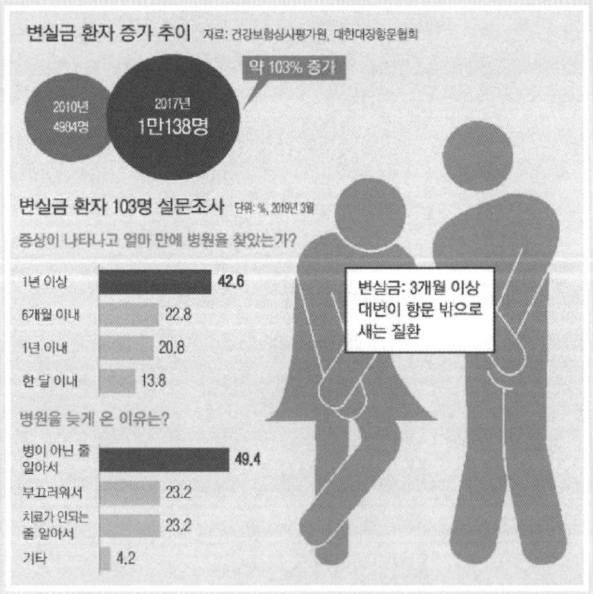

변실금은 만성질환으로 생각하고 꾸준히 관리·치료해야 호전되며, 건강한 생활습관을 되찾으면 충분히 나아질 수 있습니다.
이미 오랜 시간 증상을 앓아왔다면 부끄러워 말고 전문의와 서둘러 상담을 받는 것이 건강을 지키는 지름길입니다!

변실금의 원인

기본적으로 배변을 조절하는 항문괄약근과 같은 주요 부위가 제대로 작동하지 못해 발생합니다. 그리고 배변에 대한 자극을 인식하고 적절히 반응할 수 있는 정신적인 능력 여하에 따라서 생기기도 합니다.

변비, 설사, 분만, 신경 손상, 직장 저장능력의 소실 또는 암이나 다른 질환으로 인한 수술 등도 원인이 되며, 규칙적인 배변을 위해 설사제를 장기간 남용하는 것도 변실금을 초래할 수 있습니다. 특히 노화와 관련하여 항문괄약근이 약해지는 것에 **기인**할 수 있습니다. 대체로 환자의 연령이 높을수록 증상의 발현이 높은 경향을 보입니다.

■ **변실금의 위험인자**
1. 고령
2. 여성
3. 전신질환 : 당뇨, 다발성 경화증 등
4. 항문수술 경험
5. 자연분만 경험
6. 변비
7. 설사

변실금의 진단

원인별로 치료 방법이 달라지기 때문에 반드시 정확한 진단을 할 필요가 있습니다.

1. 직장수지검사 : 항문에 손가락을 넣어 항문괄약근의 기능과 회음부 하강의 정도를 판정합니다.
2. 항문 초음파 검사 : 항문괄약근의 구조적인 결함과 근육의 상태를 파악합니다.
3. 대장내시경 검사 : 점막병변이나 종양 등 기질적 병변을 발견하는 데에 유용합니다.
4. 대장항문기능검사 : 대장의 기능적 문제 확인과 항문괄약근의 기능과 상태를 측정합니다.

변실금의 치료

다양한 치료법이 있으며 한 가지 치료 방법으로 해결되지 않는 경우가 많습니다. 따라서 가장 적절한 치료법을 선택하는 것이 중요하며, 경우에 따라서는 오랜 치료기간이 필요합니다.

1. 생활습관 교정 치료
배변습관을 교정하고, 케겔운동을 하면 좋습니다.

2. 약물 치료
대변 횟수를 줄이고 대변경도를 호전시킵니다.

3. 바이오피드백 치료(생체되먹임 치료)
컴퓨터 화면과 소리를 통해서 항문 내 근육 압력을 측정할 수 있는 감지용 센서로 잘못된 근육수축을 눈으로 직접 확인하고, 스스로 운동을 통해 올바른 항문괄약근 수축법과 이완법을 익히는 치료입니다.
바이오피드백 치료는 약물치료에 비해 부작용이 없다는 장점이 있습니다. 잘못된 배변습관을 교정하는 데에 꾸준한 치료 참여와 환자의 노력이 중요합니다.

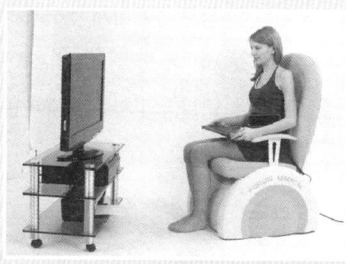

4. 수술적 치료
항문괄약근의 구조적인 결함이나 손상을 교정합니다.

🛡 변실금의 예방과 관리

- **1** 배변습관 교정하기
- **2** 섬유질과 수분 섭취
- **3** 케겔운동 자주 하기
- **4** 항문 주위를 깨끗이 하기

Part VIII 변비 & 변실금

03 변실금 집중탐구

변실금에 걸린 게 창피해서 남들에게 말도 못하고 치료도 못받겠다면? 변실금에 걸리는 원인은? 변실금의 치료법은? 장편한외과 이성근 원장이 변실금에 대한 궁금증을 속 시원히 풀어드립니다.

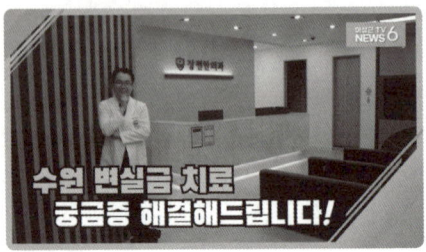

1. 변실금 치료!! 이제 숨기지 마세요.

변실금을 더 이상 숨기지 마세요! 변실금은 인지하지 못하거나 숨겨서 악화되는 경우가 많은데 치료 받으면 좋아질 수 있습니다. 변실금이 악화되면 치료가 힘들어질 수 있기 때문에 조기 치료가 중요합니다. 변실금의 치료에 대해 알려드립니다.

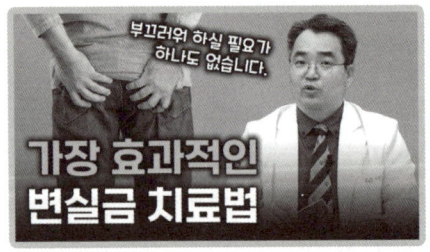

2. '변실금의 모든 것' 치료받으세요. 부끄러운게 아닙니다!!

변실금은 바이오피드백 치료로 70~80% 호전됩니다. 괄약근의 기능이 약화되면서 변실금이 생긴 경우 괄약근 기능을 강화하기 위해 바이오피드백 치료를 권유드립니다. 변실금과 바이오피드백 치료에 대해 알려드립니다.

03 변실금 집중탐구

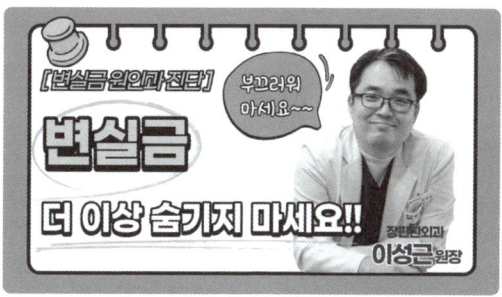 

3. 변실금 원인과 진단

변실금은 여성들에게 주로 발생하는데 부끄럽다는 이유로 숨기는 경우가 많습니다. 그러나 부끄러워하실 필요가 전혀 없으며 치료하면 좋아질 수 있습니다. 이에 대해 자세히 설명해 드립니다.

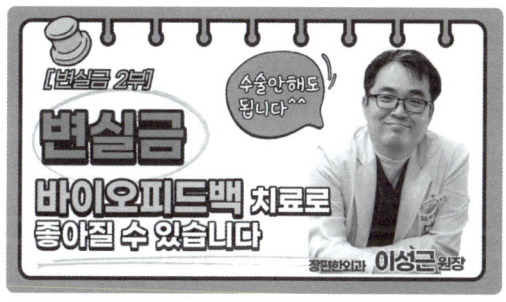 

4. '변실금' 바이오피드백 치료로 좋아질 수 있습니다.

'변실금'을 아시나요? 변실금이란 변이 의도치 않게 새는 것을 말합니다. 의외로 변실금 환자가 많습니다. 그리고 숨기는 경우가 많습니다. 변실금이 악화되면 우울증에 걸릴 수도 있기 때문에 치료받으시는 것이 좋습니다. 변실금은 나을 수 있습니다. 변실금의 모든 것을 알려드립니다.

03 변실금 집중탐구

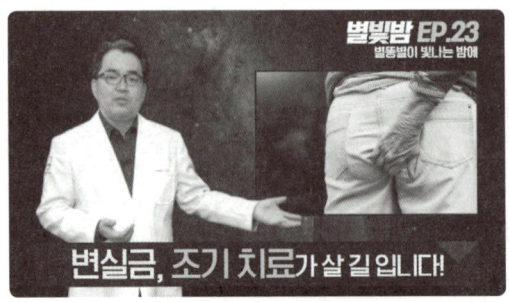 

5. 변실금, 조기 치료로 충분히 좋아질 수 있는 질병입니다!

변실금, 조기 치료로 충분히 좋아질 수 있습니다! 변실금은 빨리 치료를 받는 것이 좋습니다. 변실금에 대해 알려드립니다.

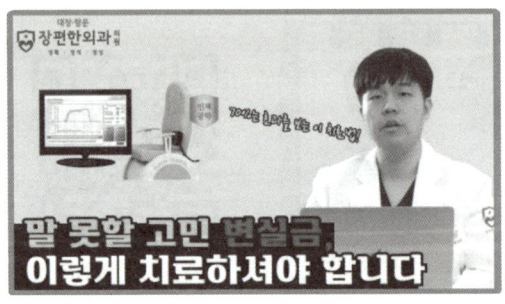 

6. 변이 새는 변실금, 이렇게 치료를 하는 게 중요합니다

변실금의 모든 것을 알려드립니다. 변실금이 생기는 원인은 다양합니다. 근육의 손상, 출산이나 외상 혹은 항문 수술에 의한 괄약근 손상에서 발생 할 수 있습니다.

변실금의 치료방법은 보존적 치료와 수술적 치료방법이 있습니다. 보존적 치료에는 식습관 개선이 중요한데, 기름진 음식, 밀가루 음식, 날 음식, 찬 음식, 카페인 섭취, 음주 등을 자제하는 것이 좋습니다.

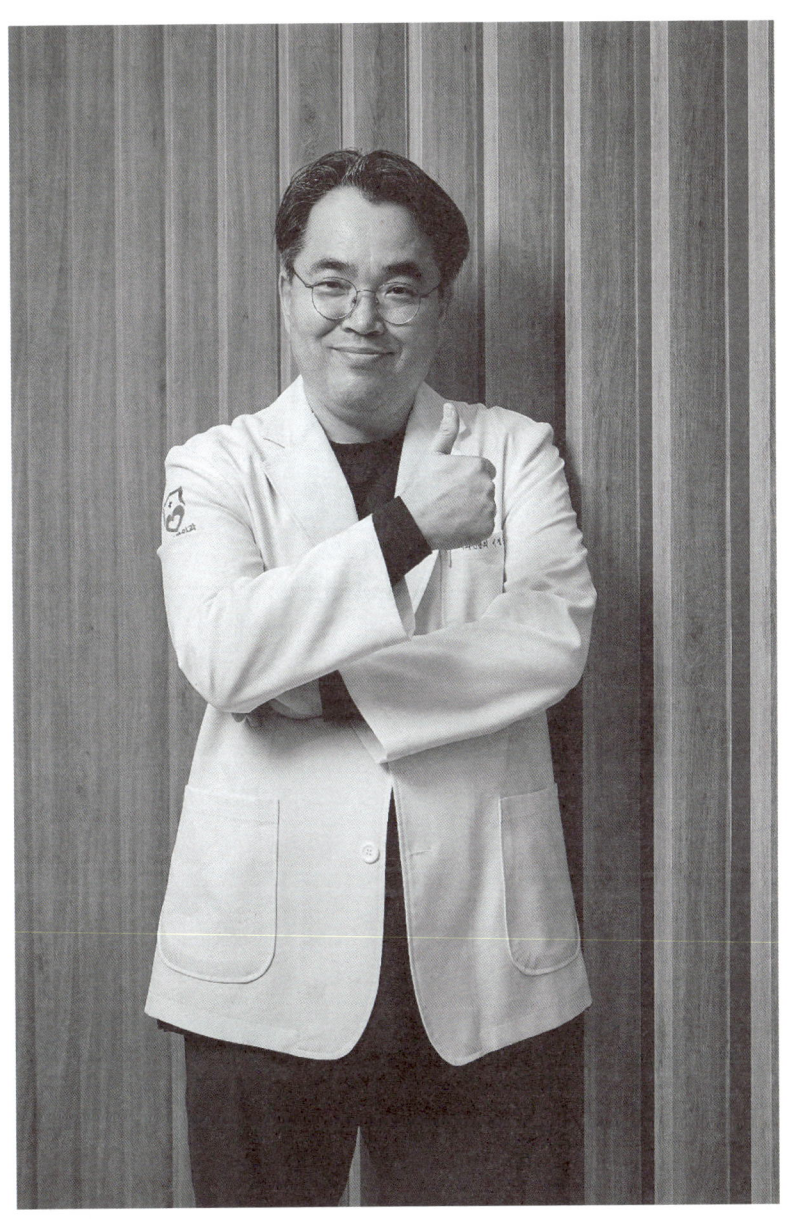

YOUTUBE
『엉덩이대장』

QR코드 사용방법

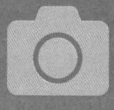 →  → 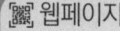 웹페이지
브라우저에서 Youtube에
접속하려면 여기를 누르세요.

1. 기본 카메라 앱을
열어주세요.
(애플/안드로이드 동일)

2. 화면에 맞춰 사진을
찍는 것처럼 QR코드를
화면 중앙에 배치합니다.

3. 위와 같이 나타나는 창을
누르면 영상이 유튜브에
서 재생됩니다.
(애플도 팝업창 열기를 해 주세요.)

Part IX 엉덩이대장 Shorts

1. 치핵(치질)
2. 치루 & 항문농양
3. 치열
4. 항문소양증
5. 대장내시경
6. 대장암
7. 변비 & 변실금

Part IX 엉덩이대장 Shorts

 장편한외과

항문질환	치질, 치루, 치열, 항문농양 (당일 수술 가능, 당일 퇴원, 미추마취)
변비 / 변실금	바이오피드백
외과	지방종, 외과처치

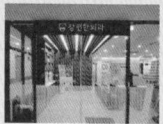
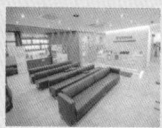
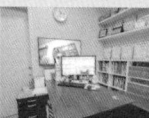
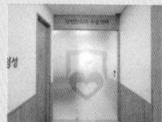

장편한외과 입구   진료대기실   진료실   수술실

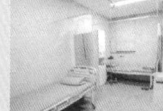
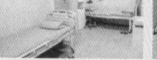
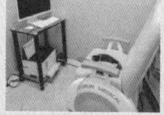
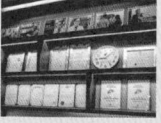
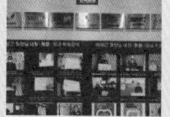

입원실   바이오피드백실   장편한외과 소개   학회 강의

 장편한외과 내시경 건강검진센터

암검진	위암, 대장암
대장내시경	당일 대장내시경, 당일 대장용종절제술
위내시경	당일 위내시경, 진정내시경
국가검진	일반 건강검진, 생애전환기 건강검진
혈액종합검진	소화기검사, 호흡기검사, 심혈관계검사 내분비검사, 신장검사, 갱년기검사, 종양표지자검사

수액치료 / 건강증진

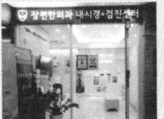
센터입구

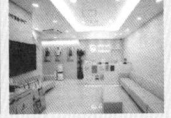
진료대기실

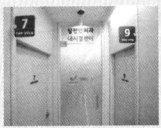
내시경센터 입구

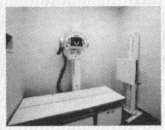
방사선실

 장편한외과 유튜브 QR

장편한외과 이성근 대표원장이 운영하는 채널로 대장항문 질환과 내시경·건강검진에 대한 다양한 이야기를 담고 있습니다.

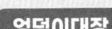
엉덩이대장

공의강

내유외강 TV

 장편한외과 블로그 QR

수원
장편한외과의원

엉덩이대장

수원
장편한외과

 장편한외과 홈페이지 QR

Part IX 엉덩이대장 Shorts

01 치핵(치질)

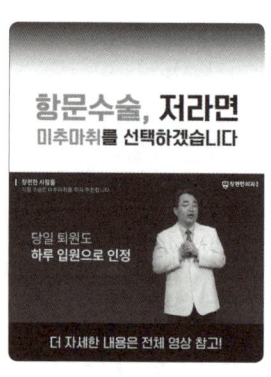

1. 저는 무조건 미추마취를 선택하겠습니다.
   #Shorts #치질 #수술

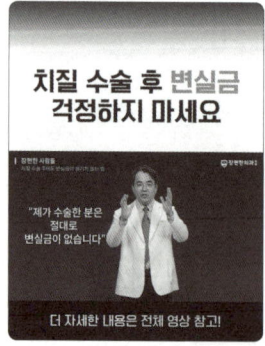

2. 치질 수술 이후 변실금 걱정을 덜어드립니다.
   #Shorts #치질

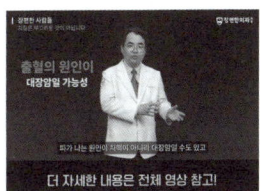

3. 치질을 부끄러워 하실 필요가 없습니다.
#Shorts #치질

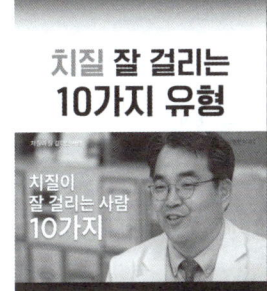

4. 이런 분들은 치질 조심하셔야 합니다.
#Shorts #치질

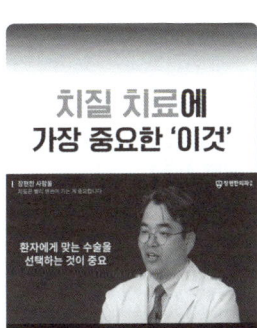

5. 치질 치료의 기본이자 핵심은 바로 이것
#Shorts #치질

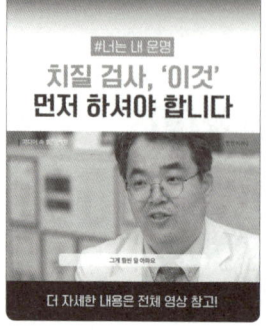

6. 치질 검사도 아픈가요?
   #Shorts #치질

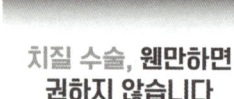

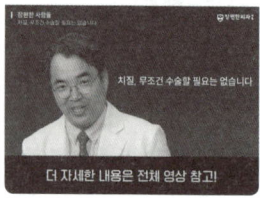

7. 치질 수술은 최후의 보루입니다.
   #Shorts #치질

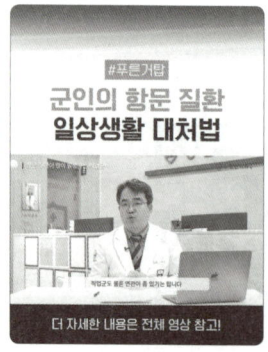

8. 치질, 평소에 관리하는 방법 알려드립니다.
   #Shorts #치질

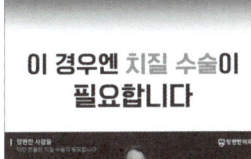

9. 이럴 땐 치질 수술이 불가피합니다.
#Shorts #치질

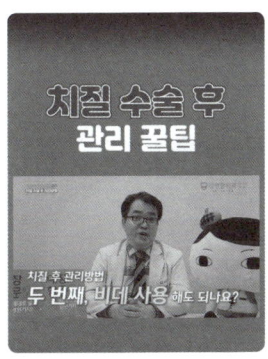

10. 치질 수술 후 이렇게 관리하셔야 합니다.
#Shorts #치질

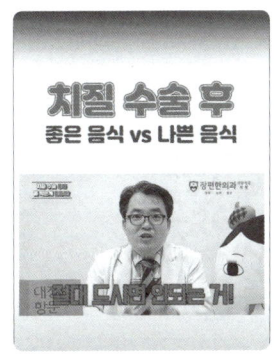

11. 치질 수술 후 이건 절대 드시면 안 됩니다.
#Shorts #치질

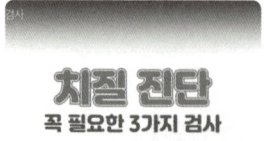

12. 치질 진단은 이 세 가지 검사면 충분합니다.
#Shorts #치질 #검사

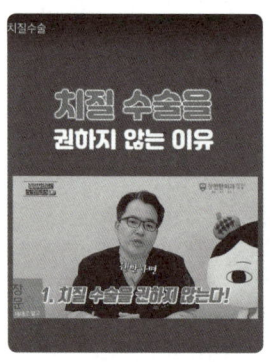

13. 치질 수술 웬만하면 안 하셔도 됩니다.
#Shorts #치질 #치질 수술

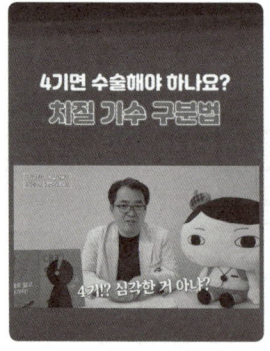

14. 치질 기수 구분하는 방법 알려드립니다.
#Shorts #치질

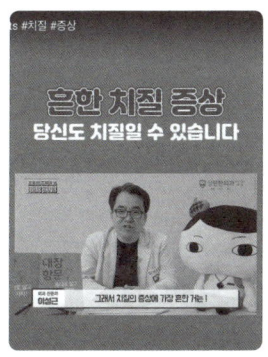

15. 혹시 나도 치질? 가장 흔한 치질 증상들 알려드립니다. #Shorts #치질 #증상

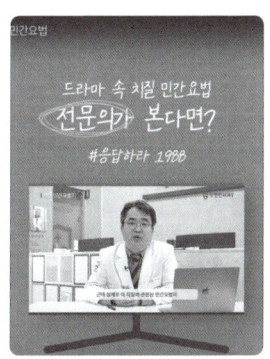

16. 치질 민간요법, 이건 좀 심한 것 같습니다. #Shorts #치질 #민간요법

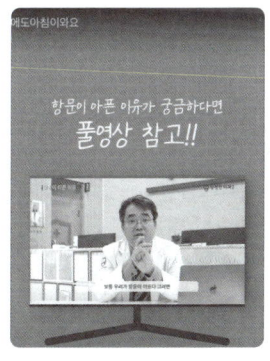

17. 치질 검사, 정말 이렇게 아픈가요? #Shorts #치질 #정신병동에도아침이와요

18. 치핵이 생기는 세 가지 주요원인
    #Shorts #치핵 #치질 #원인

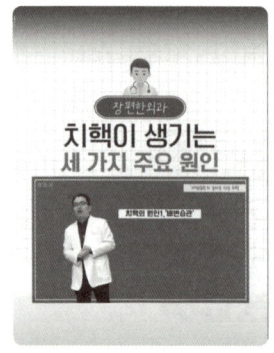

19. 치질 수술 부작용? 사실만 말씀 드립니다.
    #Shorts #수원대장내시경 #수원외과 #수원치질

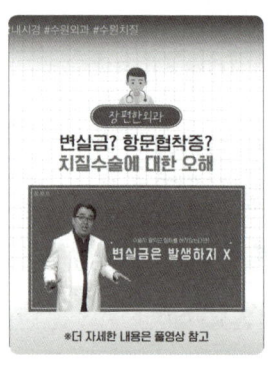

20. 항문 수술 후 또 피가?
    #Shorts

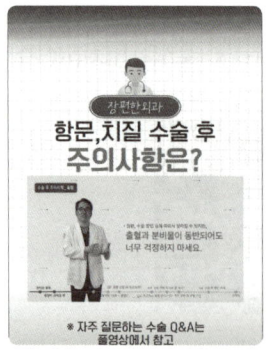

21. 여자 vs 남자, 항문질환 누가 더 아플까?
#Shorts

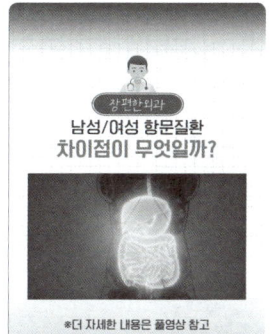

22. 항문질환 예방하는 방법
#Shorts

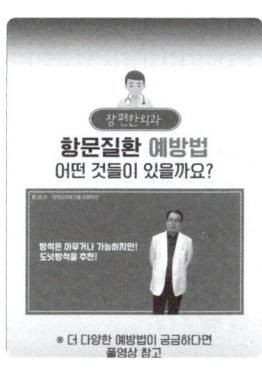

23. 수술 없이 약만으로 치질 치료가 가능할까?
#Shorts

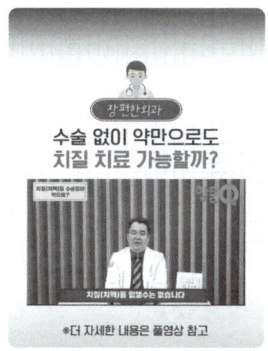

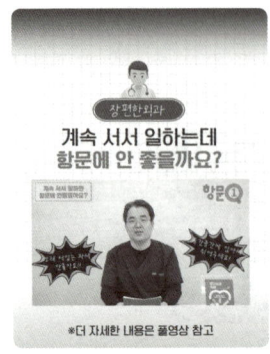

24. 서서 일하는 것도 항문에 안 좋을까요?
#Shorts

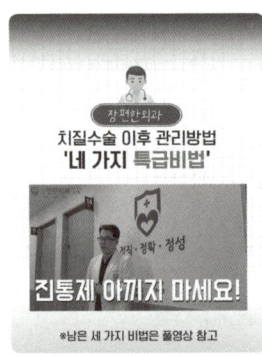

25. 치질 수술 이후 관리 방법 일곱 가지
#Shorts

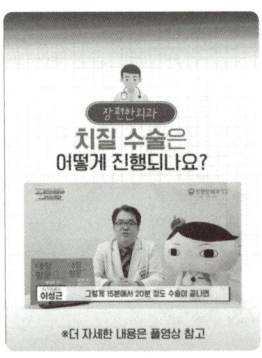

26. 치질 수술은 어떻게 진행되나요?
#Shorts

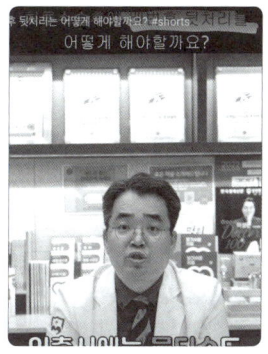

27. 치질 수술을 하고 난 뒤 배변후 뒷처리는 어떻게 해 야 할까요? #Shorts

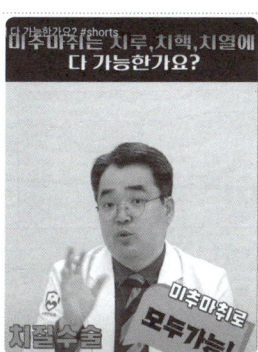

28. 미추마취는 치루, 치핵, 치열에 다 가능한가요? #Shorts

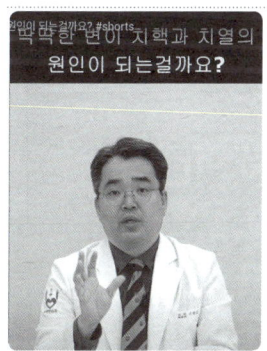

29. 딱딱한 변이 치핵과 치열의 원인이 되는 걸까요? #Shorts

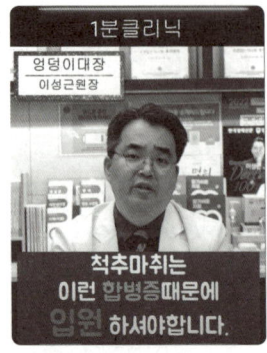

30. 치질 수술! 하루만에 수술과 퇴원이 가능할까요? #Shorts

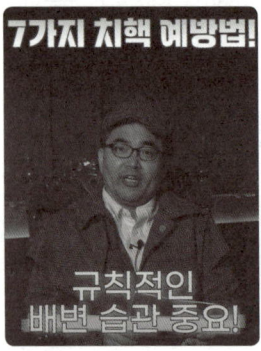

31. 의사가 말하는 치핵의 7가지 예방법 #Shorts

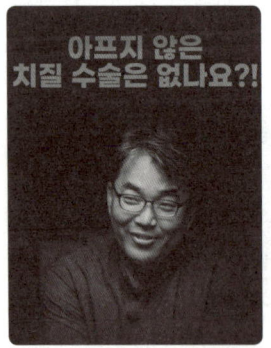

32. 의사가 말하는 치질 수술에 대해서 #Shorts

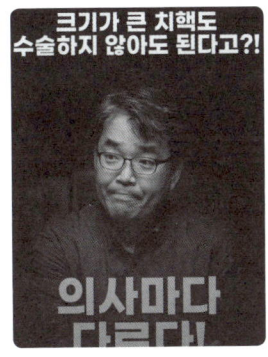

33. 의사가 말하는 치질 수술 시기
    #Shorts

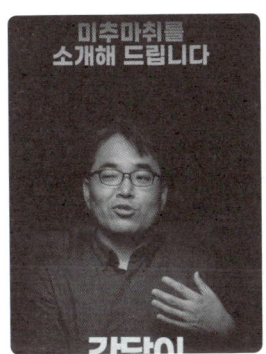

34. 의사가 말하는 미추마취란?
    #Shorts

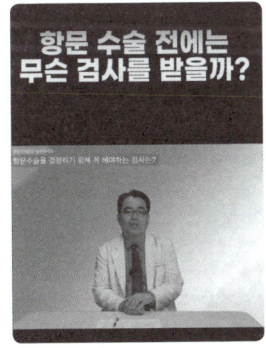

35. 항문 수술 전에 하는 검사
    #Shorts

36. '대장 VS 마왕' 요즘도 치질 수술하면 변실금이?! #Shorts

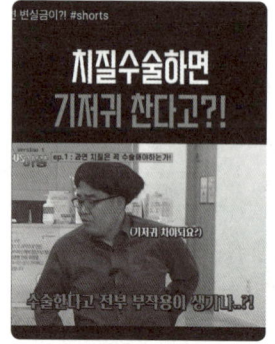 

37. '대장 VS 마왕' 엉덩이마왕..항문초음파 안한다?! #Shorts

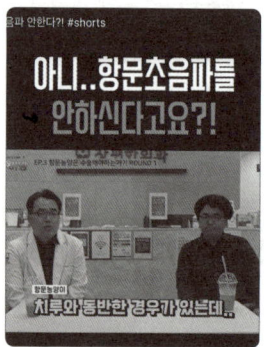 

38. '대장 VS 마왕' 치질 수술 해?! 하지마?! #Shorts

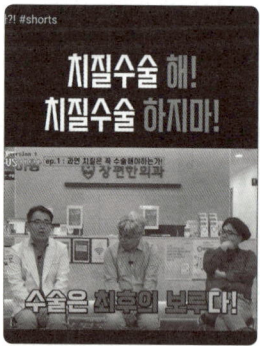 

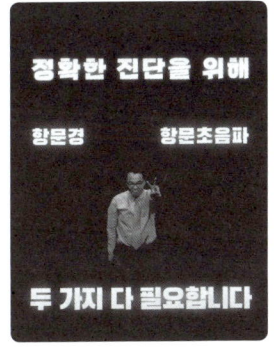

39. 항문경, 항문초음파 둘 다 필요하다! #Shorts

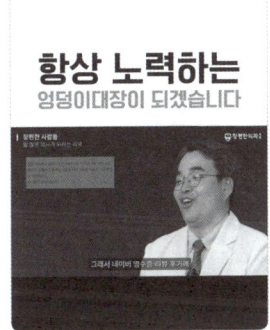

40. 항상 더 나은 의사가 되기 위해 노력하겠습니다. #Shorts #장편한외과 #치질

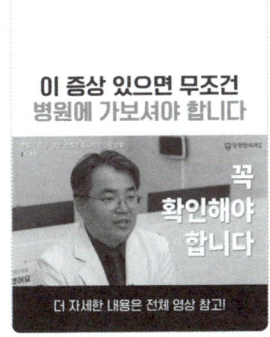

41. 병원에 당장 가봐야 하는 증상 #Shorts #건강 #장편한외과

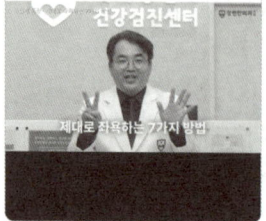

42. 치질에는 이걸 하는 게 가장 좋습니다.
#Shorts #치질 #수원치질 #장편한외과

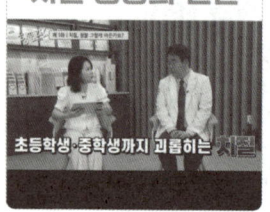

43. 치질은 아프지 않습니다.
#Shorts #치질 #수원치질

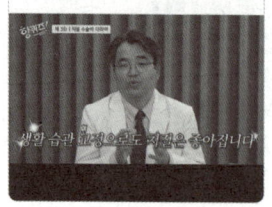

44. 치질은 이렇게만 하셔도 좋아집니다.
#Shorts #치질 #수원치질

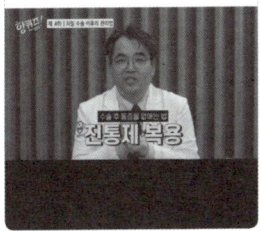

45. 치질 수술 후 통증 관리는 이렇게 하셔야 합니다. #Shorts #치질 #수술 #통증

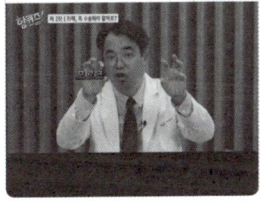

46. 치질 3기와 4기는 무조건 수술을 해야 할까요? #Shorts #치질 #수술

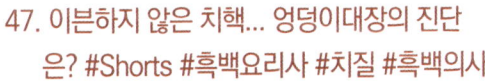

47. 이쁘하지 않은 치핵... 엉덩이대장의 진단은? #Shorts #흑백요리사 #치질 #흑백의사

엉덩이대장 Shorts

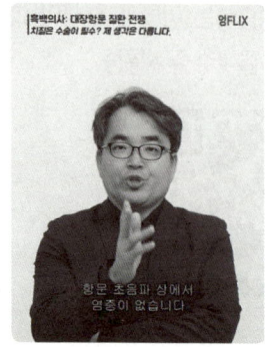

48. 치질은 수술이 필수? 제 생각은 다릅니다. 엉덩이대장의 진단은? #shorts #흑백요리사 #치질 #흑백의사

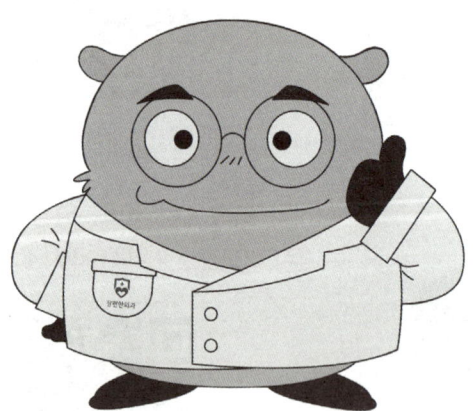

Part IX 엉덩이대장 Shorts

02 치루 & 항문농양

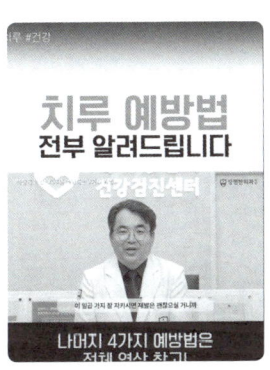

1. 암이 될 수 있는 치루, 이렇게 예방하셔야 합니다. #Shorts #치루 #건강

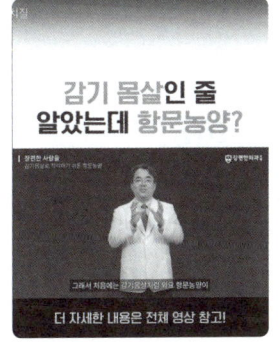

2. 감기·몸살과 증상이 비슷한 항문질환이 있다? #장편한외과 #치질

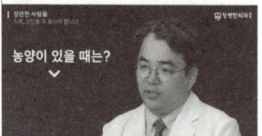

3. 항문농양이 아니라 치루? #Shorts #치루

4. 변실금 부작용, 이렇게 수술해야 확률을 줄일 수 있습니다. #Shorts #치루 #수술

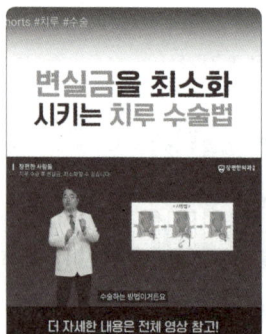

5. 저는 무조건 미추마취를 선택하겠습니다. #Shorts #치질 #수술

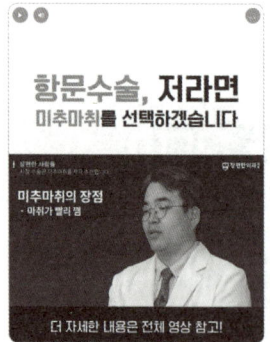

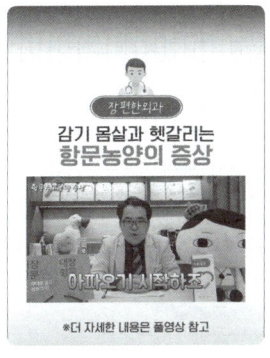

6. 감기 몸살과 헷갈리는 항문농양 증상 #Shorts #치루

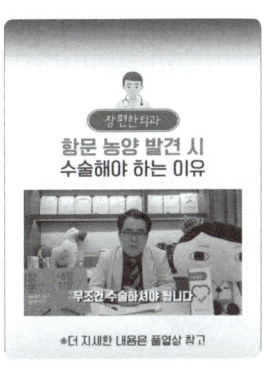

7. 항문 농양, 수술해야 하는 이유 #Shorts

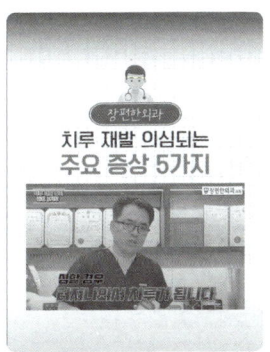

8. 치루, 재발 의심되는 주요 증상 5가지 #Shorts

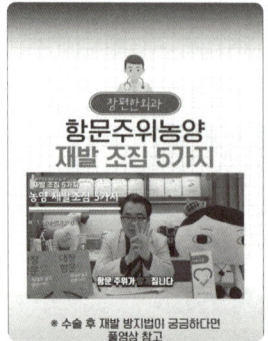

9. 항문농양 재발 조짐 5가지 #Shorts

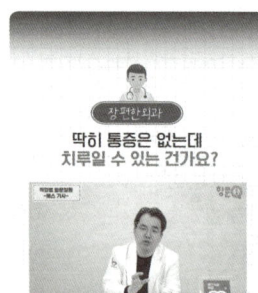

10. 통증이 없는데 치루? #Shorts

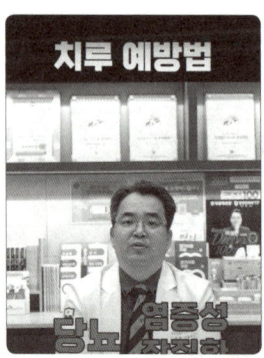

11. 치루 예방법! #Shorts

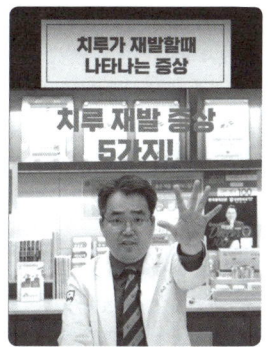

12. 치루 재발 증상 5가지! #Shorts

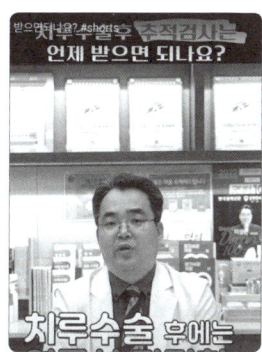

13. 치루 수술 후 추적검사는 언제 받으면 되나요? #Shorts

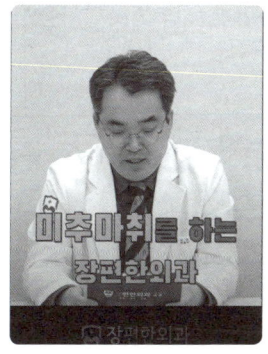

14. 미추마취는 치루, 치핵, 치열에 다 가능한가요? #Shorts

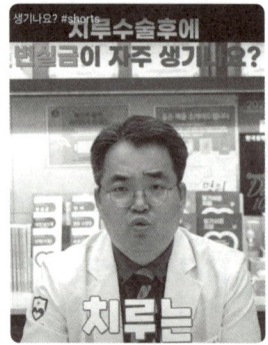

15. 치루 수술 후에 변실금이 자주 생기나요? #Shorts

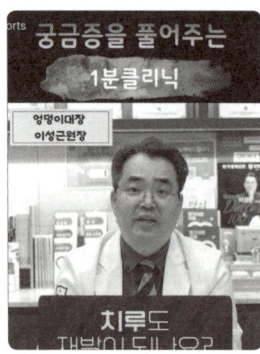

16. 치루도 재발이 될까요? #Shorts

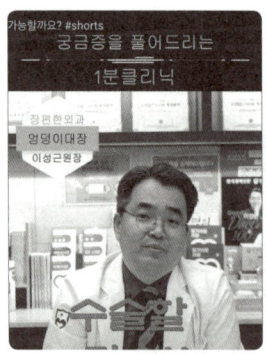

17. 치루! 수술 없이 연고로 치료 가능할까요? #Shorts

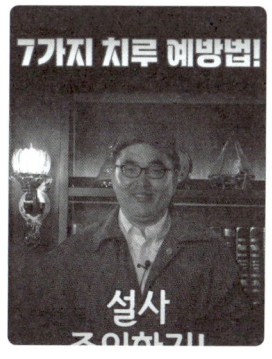

18. 대장항문 세부전문의가 말하는 치루의 7가지 예방법 #Shorts

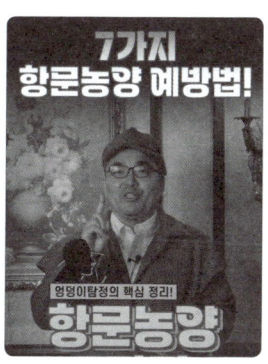

19. 대장항문 세부전문의가 말하는 항문농양의 7가지 예방법 #Shorts

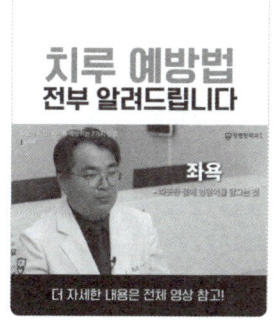

20. 암이 될 수 있는 치루, 이렇게 예방하셔야 합니다. #Shorts #치루 #건강

21. 치루는 방치하면 암이 될 수 있습니다.
    #Shorts #치루 #치질 #수원치질

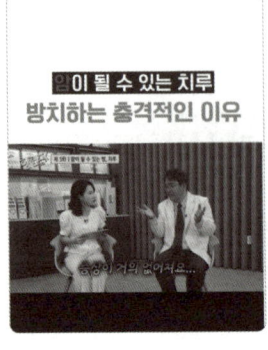

22. 지금 그 증상, 감기몸살이 확실한가요?
    #Shorts #치질 #항문농양

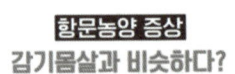
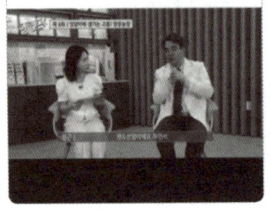

23. 반드시 수술이 필요한 이 질환... 엉덩이대장의 진단은? #Shorts #흑백요리사 #치질 #흑백의사 #치루

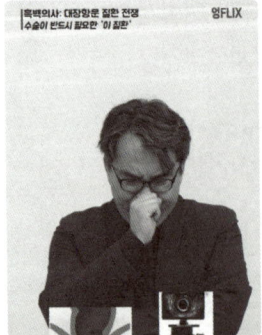

24. 치질인 줄 알았는데... 그게 아니다? 엉덩이대장의 진단은? #Shorts #흑백요리사 #치질 #흑백의사 #치루

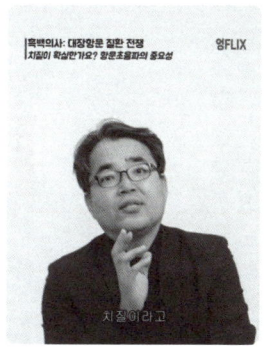

25. 항문농양, 반드시 이것까지 확인하셔야 합니다. #Shorts #흑백요리사 #치질 #흑백의사 #치루

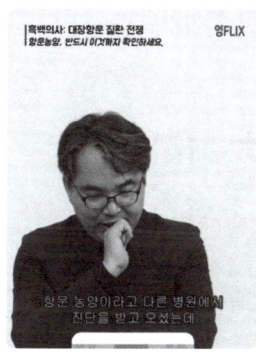

Part IX 엉덩이대장 Shorts

03 치열

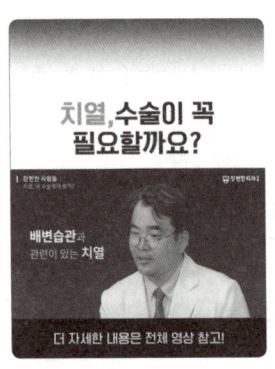

1. 치열 수술을 고민하고 계신가요?
   #장편한외과 #치질

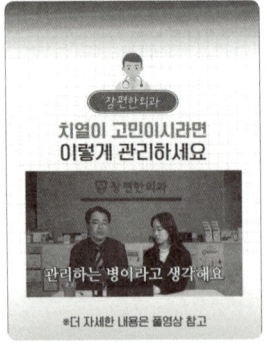

2. 치열, 이렇게 관리하시면 됩니다.
   #Shorts #치열 #관리

3. 고통스런 치열, 이렇게 예방할 수 있습니다. #Shorts #치질 #치열

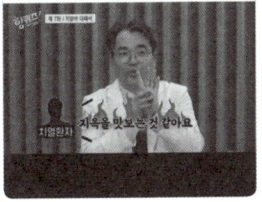

4. 항문이 찢어지는 고통... 엉덩이대장의 진단은? #Shorts #흑백요리사 #치질 #흑백의사 #치열

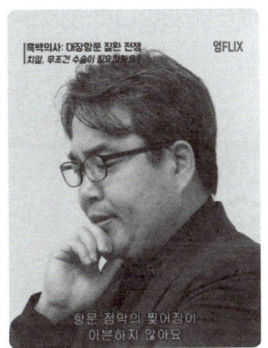

Part IX 엉덩이대장 Shorts

04 항문소양증

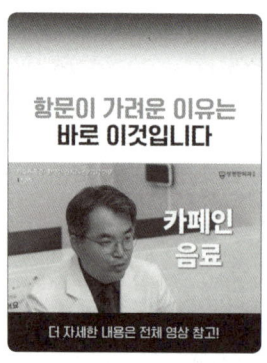

1. 항문가려움은 이것 때문에 생깁니다. #Shorts #건강 #치질

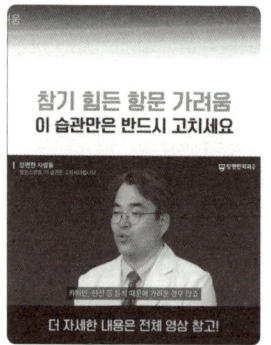

2. 항문가려움, 반드시! 고쳐야 하는 습관 #장편한외과 #항문가려움

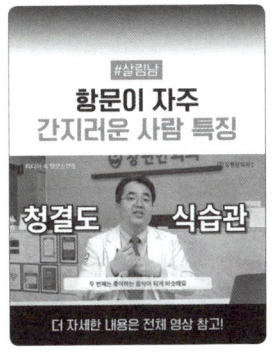

3. 항문가려움, 이걸 조심하셔야 합니다.
　#Shorts #치질

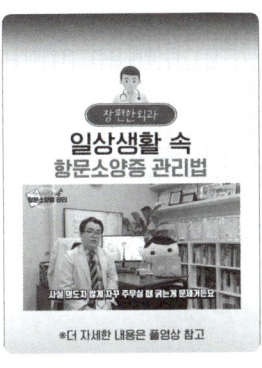

4. 엉덩이 가려움, 항문소양증 관리법 #Shorts

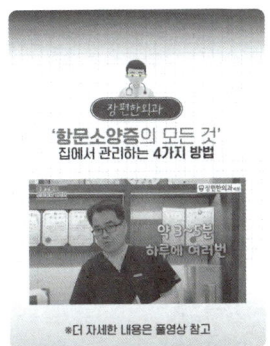

5. 항문소양증, 이렇게만 관리하세요. #Shorts

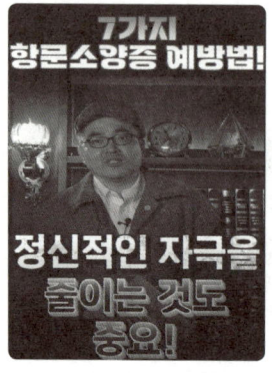

6. 대장항문 세부전문의가 말하는 항문소양증의 7가지 예방법 #Shorts

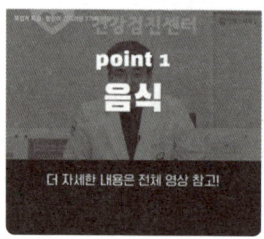

7. 항문가려움은 이것 때문에 생깁니다. #Shorts #건강 #치질

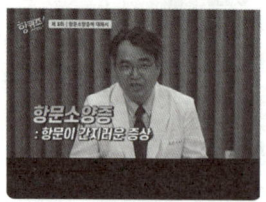

8. 항문가려움으로 고생하시는 분들 주목! 이것만은 주의해주세요. #Shorts #가려움 #항문소양증

Part IX 엉덩이대장 Shorts

05 대장내시경

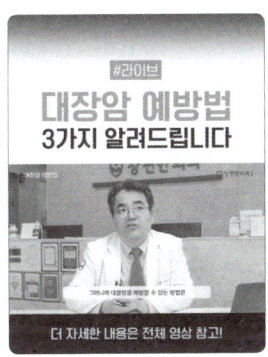

1. 대장암을 예방하는 방법 #Shorts #대장암

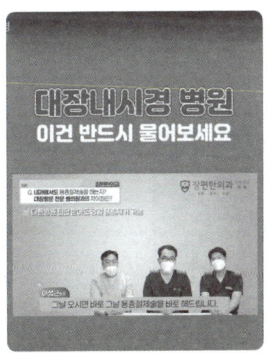

2. 대장내시경 전 이건 반드시 확인하세요. #Shorts #대장내시경

3. 장편한외과의 대장내시경은 다릅니다.
#Shorts #대장내시경

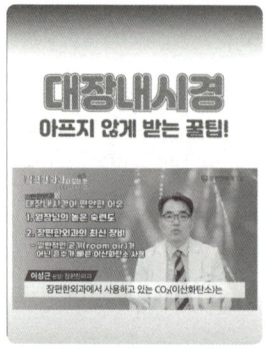

4. 대장내시경 받은 후 '이것' 하시는 게 좋습니다. #Shorts #대장내시경 #좌욕

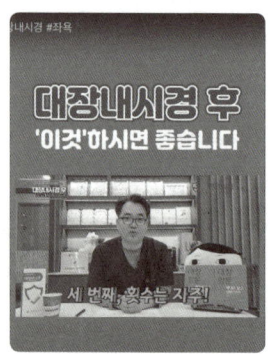

5. 진정내시경 하면 머리가 나빠진다?!
#Shorts #내시경 #대장내시경

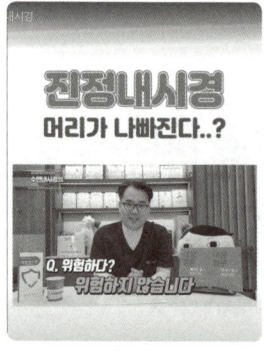

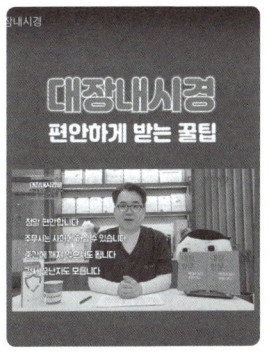

6. 대장내시경, 이렇게 받으시면 훨씬 편안합니다. #Shorts #대장내시경

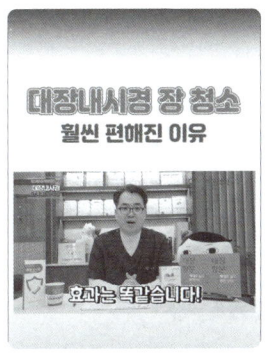

7. 대장내시경 준비가 훨씬 쉬워진 이유 #Shorts #대장내시경

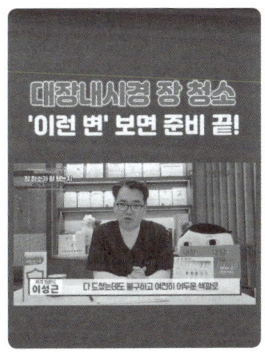

8. 대장내시경 장 청소 확인 방법 #Shorts #대장내시경

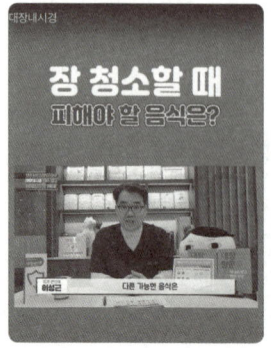

9. 대장내시경 전 이런 음식은 절대 드시면 안 됩니다. #Shorts #대장내시경

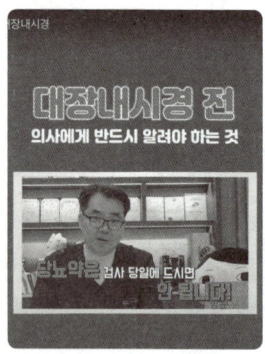

10. 대장내시경 전 의사와 반드시! 논의해야 하는 것 #Shorts #대장내시경

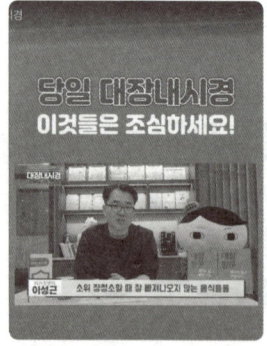

11. 당일 대장내시경 주의사항 알려드립니다. #Shorts #대장내시경

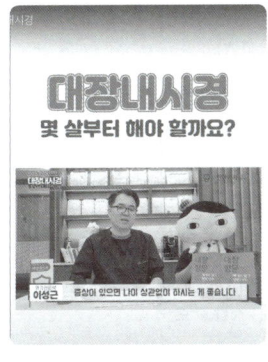

12. 이런 분들은 대장내시경 받아보셔야 합니다. #Shorts #대장내시경

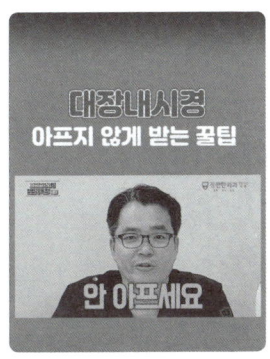

13. 대장내시경 꿀팁 알려드립니다. #Shorts #대장내시경

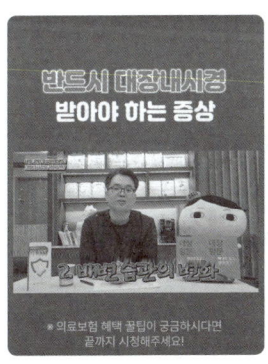

14. 이 증상 있으면 대장내시경 반드시 받아 보셔야 합니다. #Shorts #대장내시경

15. 대장내시경, 진짜 헛소리 하나요...? #Shorts #대장내시경 #나혼자산다

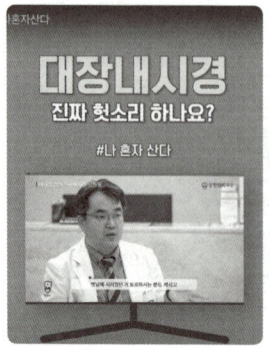

16. 대장암 95% 예방하는 방법 #Shorts

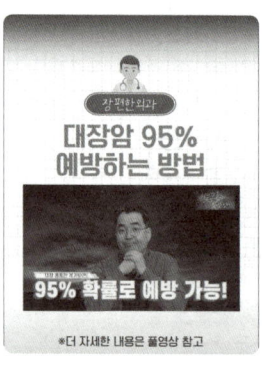

17. 대장용종이 자꾸 생기는 이유 #Shorts

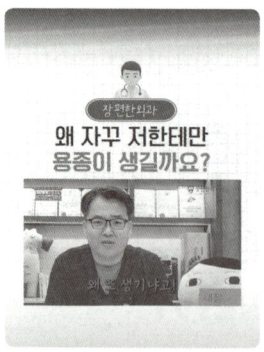

18. 대장내시경 전 준비가 쉬워진 이유
    #Shorts

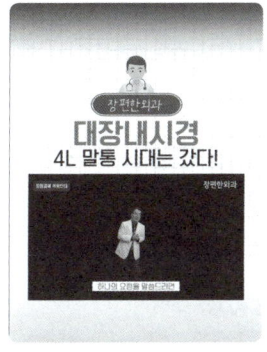

19. 의사들이 생각하는 대장내시경은?
    #Shorts

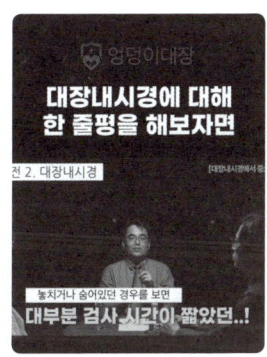

20. 대장용종은 무조건 암? #Shorts

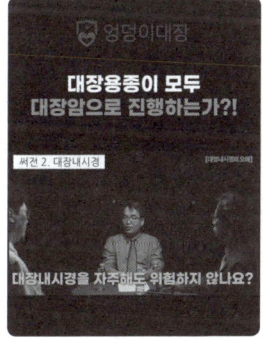

21. 의사들이 대장내시경을 받는 주기 #Shorts

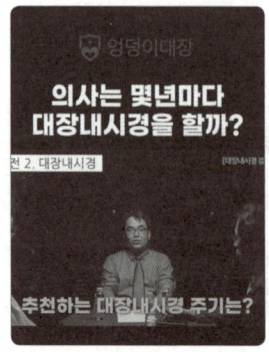

22. 항문으로 들어갔던 걸 입으로 넣는다고?! #Shorts

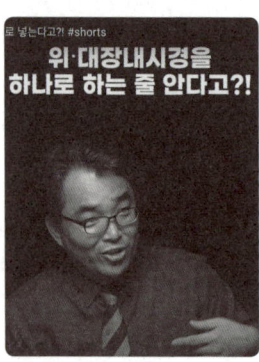

23. 건강검진하러 갈 때 꼭 알고 가야 하는 것! #Shorts

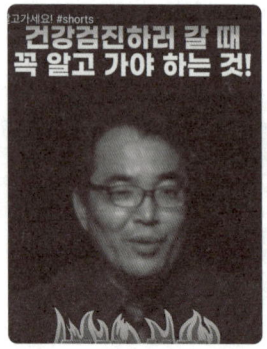

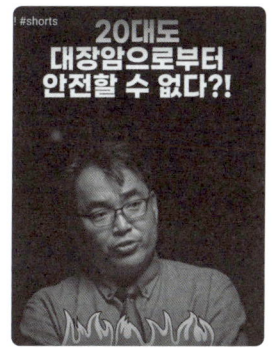

24. 20대라고 방심하지 마세요! #Shorts

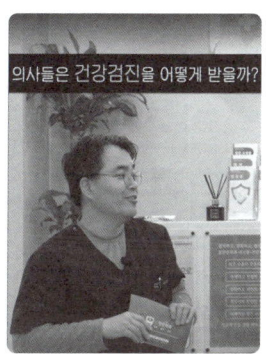

25. 의사들은 건강검진 어떻게 받을까? #Shorts

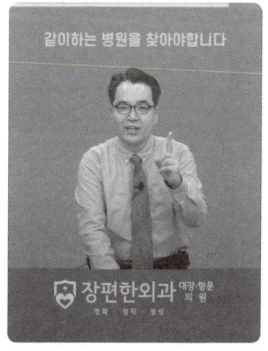

26. 용종절제술은 대장내시경 하시면서 당일에 바로 하셔야 합니다! #Shorts

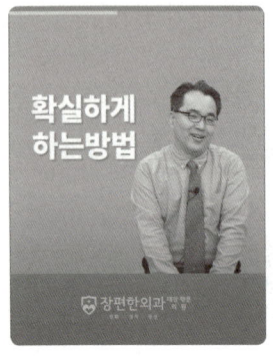

27. 장이 안 비워지세요? 변비가 심하세요? 걱정하지 마세요! #Shorts

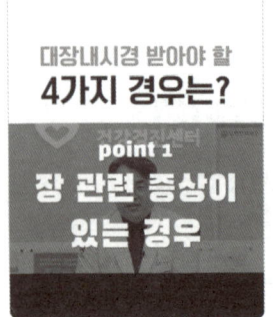

28. 이런 분들은 반드시 대장내시경을 받아보세요. #Shorts #대장내시경 #내시경 #수원대장내시경

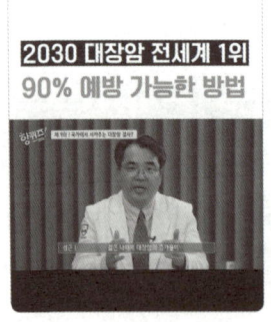

29. 가장 확실한 대장암 예방법은 바로 이것! #Shorts #대장암 #대장내시경

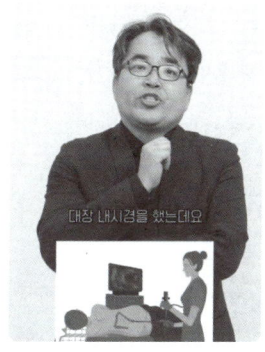

30. 대장내시경 후 용종 제거, 대장암이 걱정되신다고요? 엉덩이대장의 진단은? #Shorts #흑백요리사 #흑백의사 #대장내시경 #대장용종

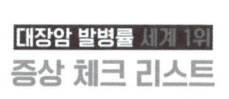
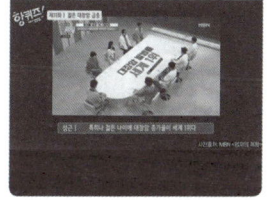

31. 이런 분들은 반드시 대장내시경 받아보세요. #Shorts #대장내시경 #내시경 #수원대장내시경

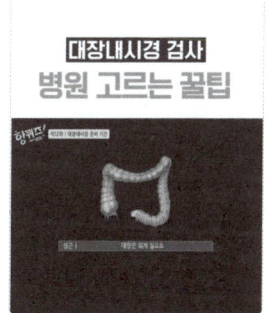

32. 대장내시경은 이런 병원에서 받으셔야 합니다. #Shorts #대장내시경 #병원 #꿀팁

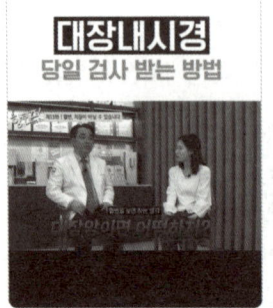

33. 당일에도 대장내시경이 가능하다고요?
#Shorts #대장내시경 #병원 #대장암

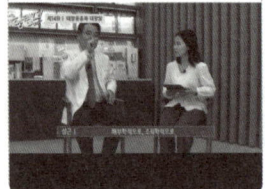

34. 대장내시경 결과 선종이 있는데 암이 되나요?
#Shorts #대장내시경 #대장암 #용종 #수원대장내시경

 Part IX 엉덩이대장 Shorts

06 대장암

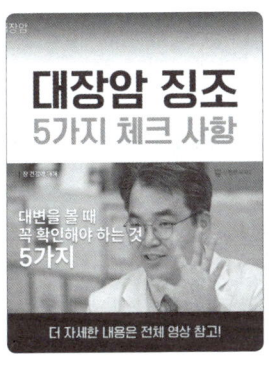

1. 대장암의 징조, 이건 반드시! 확인하셔야 합니다. #Shorts #대장암

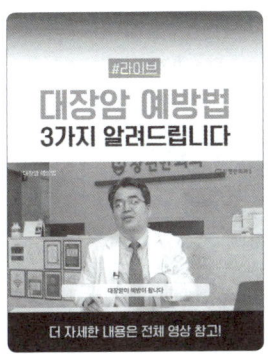

2. 대장암을 예방하는 방법 #Shorts #대장암

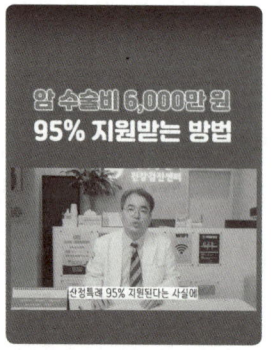

3. 암 치료비 줄이는 방법
#Shorts #암 #대장암 #암치료

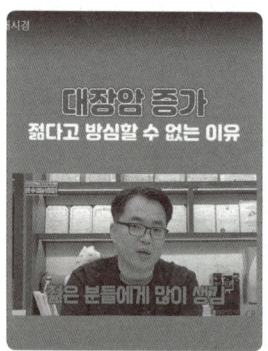

4. 대장암, 방심하시면 절대 안 됩니다.
#Shorts #대장암 #대장내시경

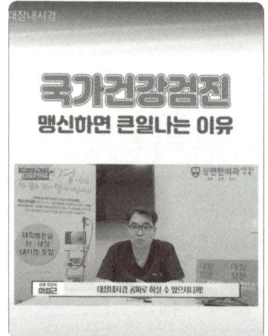

5. 국가건강검진 맹신하시면 큰일납니다.
#Shorts #건강검진 #대장내시경

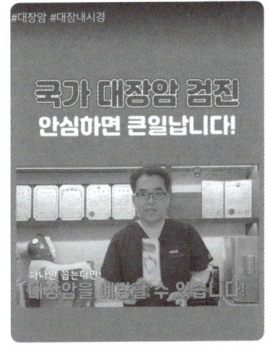

6. 국가에서 해주는 대장암 검진 맹신하면 안 되는 이유 #Shorts #대장암 #대장내시경

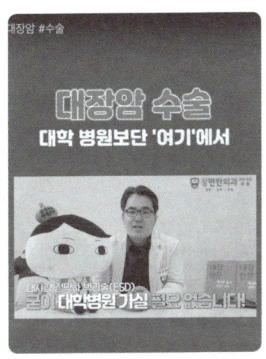

7. 대장암 수술은 '여기'에서 받으시는 게 좋습니다. #shortos #대장암 #수술

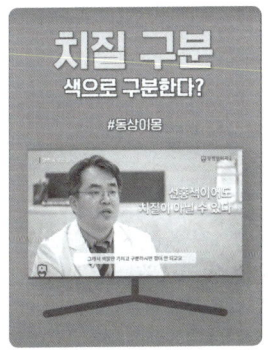

8. 혈변, 색깔만으로 구분하시면 절대 안 됩니다. #Shorts #혈변 #동상이몽2

9. 항문 출혈, 대장암일까요? #Shorts

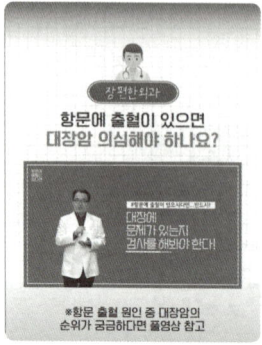

10. 대장암 95% 예방하는 방법 #Shorts

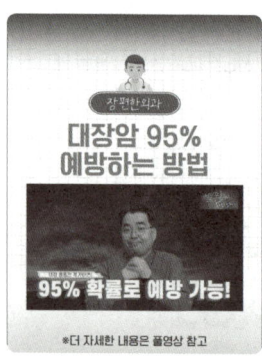

11. 대장암에 관심을 가져야 하는 이유 #Shorts

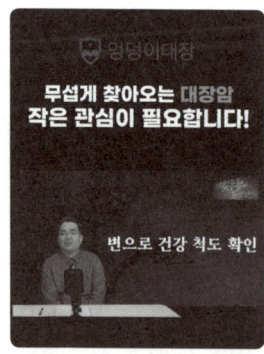

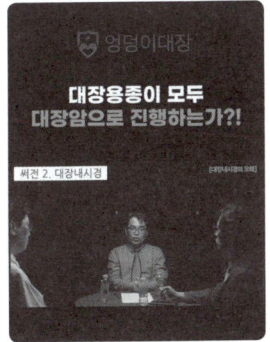

12. 대장용종은 무조건 암? #Shorts

13. 20대라고 방심하지 마세요! #Shorts

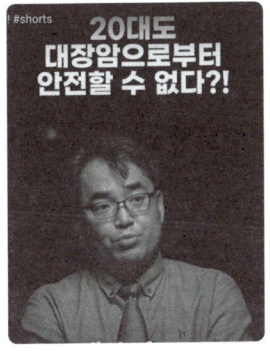

Part IX 엉덩이대장 Shorts

07 변비 & 변실금

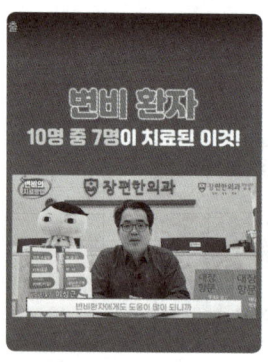

1. 변비엔 이 치료가 정말 효과적입니다
   #Shorts #변비 #변비탈출

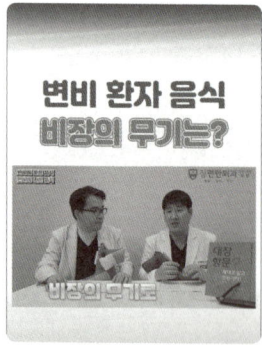

2. 변비엔 이걸 드시면 좋습니다.
   #Shorts #변비

3. 변비 치료, 이 방법을 추천 드립니다. #Shorts

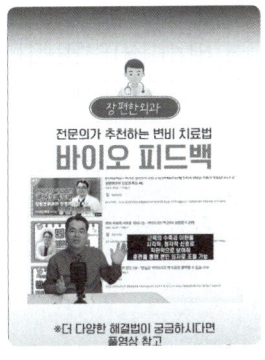

4. 변실금 부끄러워 마세요. 이렇게 치료하시면 됩니다. #Shorts #수원대장내시경 #수원외과 #변실금

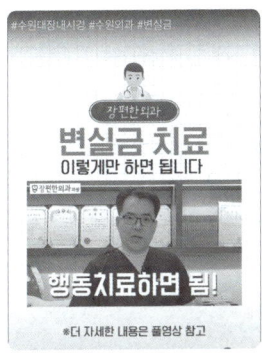

5. 변비 증상 확인하세요. 변비는 치료가 필요한 질병입니다. #Shorts #변비 #대장암 #수원치질

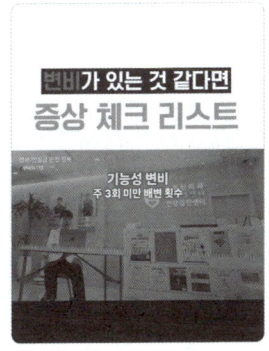

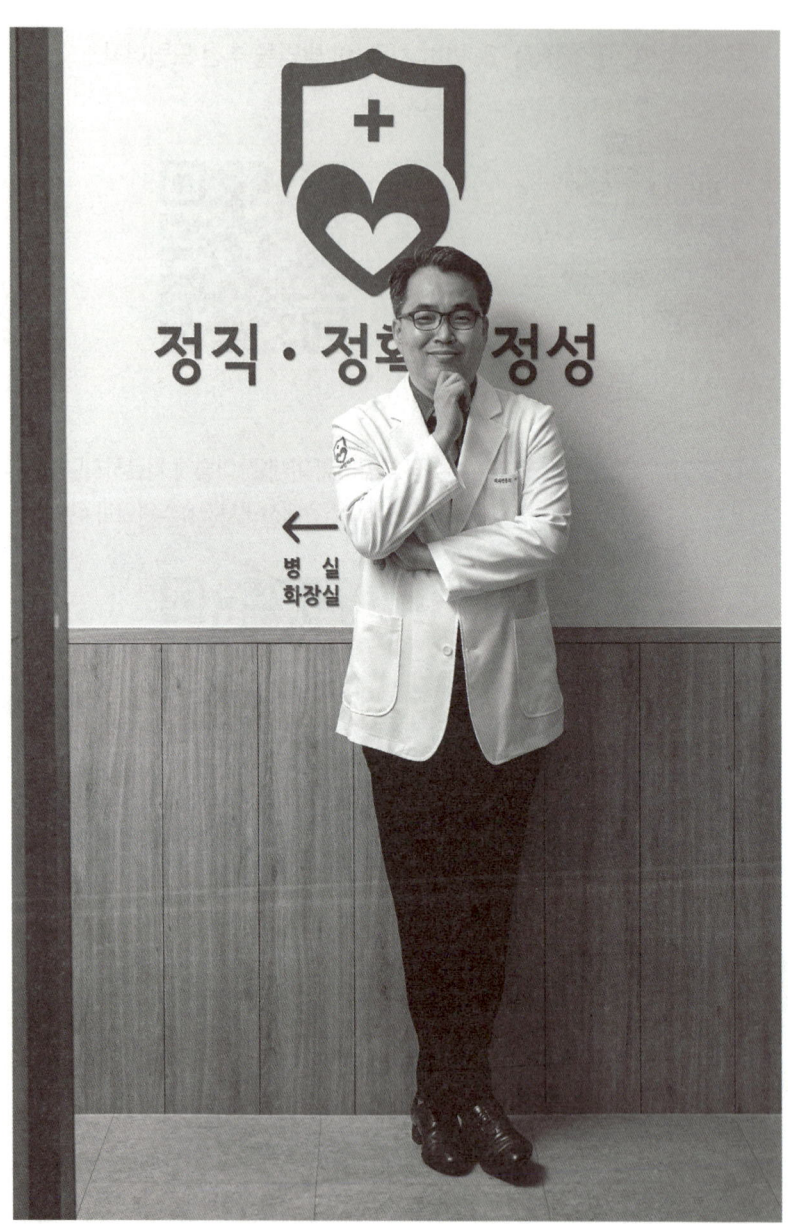

별책부록 1.

장편한외과
이성근 원장 인터뷰

수원 장편한외과
블로그

엉덩이대장
블로그

수원 장편한외과의원
블로그

Q. 의사에게 중요한 것이 무엇이라고 생각하나요?

어려운 질문인데요. 저는 우선 '실력'이라고 생각합니다. 장편한외과의 핵심 가치가 '정확, 정직, 정성'인데, 저는 첫 번째로 '정확한 진료'가 중요하다고 생각합니다. 의사에게 정확한 진료는, 특히나 외과 의사에게는 실력이 가장 중요하다고 생각합니다.

두번째는 '인성'이 중요하다고 생각합니다. 아픈 사람을 돕고자 하는 따뜻한 마음이 겸비된, 실력 좋은 의사가 되고자 앞으로도 노력하겠습니다.

Q. 원장님은 뛰어난 실력을 갖추기 위해 어떠한 노력을 하셨나요?

저는 '실력있는 좋은 의사'가 되고자 다짐했고, 좋은 의사는 '실력 있는 의사'라고 생각했기 때문에 의과대학 시절 6년 동안 전액 장학금을 받을 만

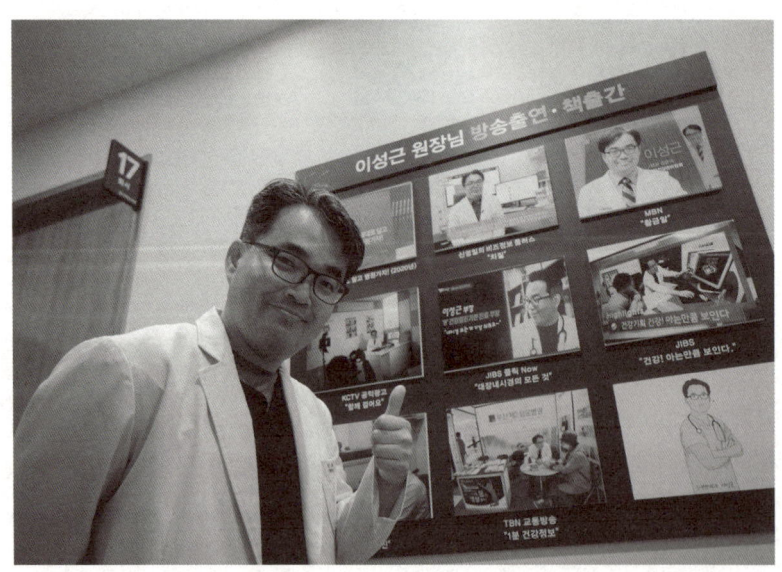

큼 열심히 공부했습니다. 또한, 의사면허를 취득한 이후에는 대학병원, 국립암센터 대장암센터, 대장항문 전문병원, 대장항문 외과의원에서 많은 경험을 쌓으며 장편한외과를 개원하기 전까지 12년 동안 열심히 노력했습니다.

제가 개원하기 전까지 '내가 이 정도 실력으로 개원해도 될까?'라는 고민을 많이 하며 준비했고, 충분히 수련하고 경험을 쌓고 실력을 갖춘 뒤 '이제는 개원해도 되겠다.'라는 생각이 들었을 때 장편한외과를 개원하였습니다.

그렇게 장편한외과를 개원하고 벌써 5년이 지났습니다.
그동안 많은 분들께서 장편한외과를 찾아주시고, 잘 회복하고 건강해지셔서 너무 감사합니다.

Q. 의사를 대상으로 강의도 자주 하고, 의료소비자를 위해 책 출간도 많이 하는데 이유가 있을까요?

저도 계속해서 공부하기 위함입니다. 강의하면 저도 공부가 되고, 최근 의료 지식도 업그레이드됩니다. 그리고 저는 강의를 통해 제가 아는 지식을 다른 의사들에게 나눠주는 것도 매우 중요한 일이라고 생각합니다.

책 출간 또한 의료소비자들에게 조금 더 쉽게, 더 많은 정보를 자세히 알려드리기 위해 노력하는 것입니다. 제가 아는 지식을 많은 사람들에게 나누고자 하는 제 나름의 노력이라고 할 수 있습니다. 그리고 저의 책을 통해 똑똑한 의료소비자가 많아져서 우리나라 의료수준이 더 업그레이드되기를 바랍니다.

Q. 원장님은 수술 전 검사를 과도하게 하지 않는 이유가 무엇인가요?

개인적인 경험이 영향을 끼쳤습니다. 제가 어릴 적에 부모님께서 투병 생활을 오랜 기간 하셨는데 우리 가족은 금전적인 고민이 매우 많았습니다. 그래서 저는 의사가 되면 '정말 필요한 검사만 하자.'라고 다짐했습니다.

돈 때문에 서러움을 겪거나 고민하는 분이 조금이라도 적어질 수 있도록 '꼭 필요한 검사만 하자.'라는 것이 제 신조입니다. 저는 언제나 최대한 정직하게 진료하려고 노력 중입니다.

Q. 다른 병·의원보다 수술 비용이 적게 나오는 이유는 무엇인가요?

이 부분도 다소 조심스러운 부분입니다. 우리나라에서 치질 수술은 '포괄수가제(DRG)'라고 해서 금액이 비슷하게 정해져 있습니다. 병·의원마다

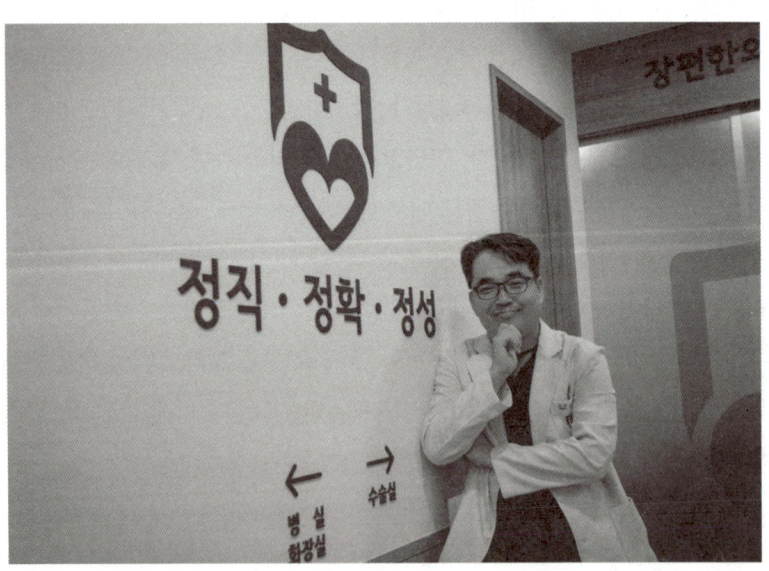

최종 비용이 달라지는 이유는 수술 방법이나 비급여 항목인 입원비용이나 초음파 비용 같은 것 때문입니다.

저희 장편한외과는 그런 비급여 항목을 최소화하려고 합니다. 그리고 저희는 수술 후 당일 퇴원을 하므로 입원비를 받지 않습니다. 입원비가 보통 하루에 5~25만 원 정도 되는데 그 비용이 없으므로 다른 병·의원보다 저렴한 편입니다.

Q. 진료실에 내원자가 들어오실 때 원장님이 일어서서 맞이하는 이유는 무엇인가요?

저는 매번 내원객이 진료실로 들어오시면 일어서서 맞이합니다. 모든 내원객을 VIP라고 생각하기 때문입니다. 또한, 장편한외과를 찾아주시는 분들에게 드리는 '감사 인사'이자 '존중'의 의미라고 생각하기 때문입니다. '저는 당신을 존중하고, 진료에 최선을 다하겠습니다.'라는 제 다짐이기도 합니다.

저는 그것이 당연하다고 생각하는데 네이버 영수증 리뷰나 다른 후기에서 보면 제 행동을 놀라워하시고, '이런 의사는 처음 봤다.'라고 하시거나, '매우 감동적이었다.'라는 글을 많이 남겨주셔서 저도 감사합니다. 저는 장편한외과를 개원한 이후 단 한 번도 일어나서 내원객을 맞이하지 않은 적이 없고, 앞으로도 계속 그럴 것입니다.

Q. 장편한외과가 후기나 입소문에서 좋은 평가를 받는 이유는 무엇인가요?

우선은 좋은 평가를 해 주시는 것에 매우 감사드립니다. 제가 생각하기에는 아마 '정성을 다하는 진료' 때문이 아닐까 합니다. 장편한외과가 추구하는 가치는 '정확'하게 진료하고, '정직'하게 진료하고, '정성'을 다하는 진료입니다. 저는 언제나 '지극정성'으로 진료하려 하는데, 그런 마음이 전달되었기 때문이 아닌가 싶습니다.

그리고 저는 의사로서 진료하고 치료할 때 중요한 것은 '공감'이라고 생각합니다. 아픈 분들의 마음을 이해하고, 그것을 의사로서 표현하고 공감해 주는 부분이 중요하다고 생각합니다. 제가 공감 능력이 다른 분들보다 좋다는 평가를 받고 있어서 좋은 후기가 많은 것 같습니다. 또한, 수술 결과가 좋고, 검사나 수술 비용도 다른 곳에 비하면 저렴한 편이어서 좋은 입소문이 났다고 생각합니다. 마음을 다하고 정성을 다하는 진료를 하고자 하는 제 마음이 여러분에게 전달이 되어서 매우 감사합니다.

Q. 원장님이 다른 의사보다 공감 능력이 뛰어난 특별한 이유가 있나요?

개인적인 의견이지만 저도 환자나 보호자로서 고생을 해 봤기 때문이라고 생각합니다. 제가 어릴 적에 부모님께서 투병 생활을 오래 하셔서 병원에서 지낸 시간이 많았는데, 그때 의사들의 모습에서 아쉬움을 많이 느꼈습니다. 그리고 좋은 의사가 어떤 것인지에 대한 고민도 많이 했습니다.

또한, 저도 환자로서 입원을 여러 번 해 보면서 아픈 분들의 마음이 어떤지 잘 알게 되었습니다. 아픈 분에게 필요한 것이 무엇인지, 그리고 환자들이 원하는 것이 무엇인지 생각한 적이 많아서 공감 능력이 좋아진 것 같습니다. 그리고 제가 '공감 능력 향상'을 위해 공부를 많이 한 것도 이유 중 하나라고 생각합니다.

Q. 장편한외과의 직원과 의사가 특별히 친절한 이유는 무엇인가요?

저희 직원과 의사의 친절함을 칭찬해 주셔서 매우 감사드립니다.

저는 직원이 저의 첫번째 고객이라고 생각합니다. 그래서 가능한 한 직원에게 최대의 만족을 드리기 위해 노력합니다. 의료소비자인 여러분에게 최대의 만족을 드리기 위해서 노력을 하듯, 직원의 만족을 극대화하기 위해 무척이나 노력합니다.

두번째로 같이 일하는 직원분들과 의사 선생님들이 매우 좋은 분들이기 때문입니다. 이 자리를 빌려 장편한외과에서 저와 함께 여러분을 맞이하는 직원분과 의사분에게 감사드립니다.

Q. 장편한외과는 다른 병·의원보다 설명을 더 자세히 하는 특별한 이유가 있나요?

저는 의사의 의무 중 하나가 '자세한 설명'이라고 생각합니다. 그래서 저는 '투머치 토커' 의사가 되려고 노력합니다. 장편한외과의 장점 중 하나가 '자세한 설명'인데, 다른 곳에서는 경험해 보지 못하셨을 만큼 정말 자세히 설명해 드리고, 설명 자료도 드리고, 설명 영상 및 브로슈어를 드립니다. 진심으로 여러분에게 최선을 다해서 설명하려고 노력합니다.

그리고 저는 사람들에게 이야기하는 것을 좋아하고, 의사가 된 보람도 거기에 있습니다. 제 말 한 마디가 누군가에게 큰 도움이 되리라 생각하고, 제 설명이 도움이 된다면 저는 영광이고 기쁜 일이어서 정말 열심히 설명하려 합니다.

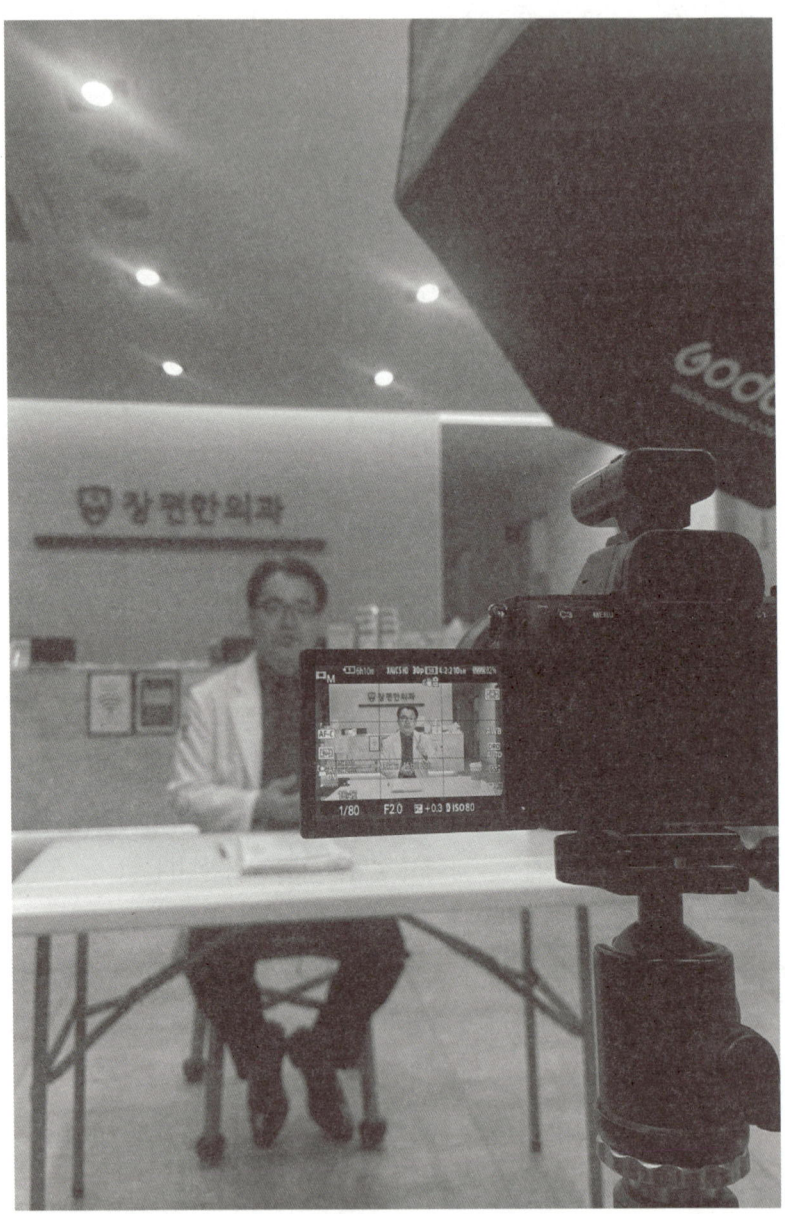

Q. '장편한외과'라는 이름처럼 '치료를 받을 때 편안하다.'라는 평이 많은데 그 이유는 무엇인가요?

영광입니다. 저는 편안한 병·의원을 만들려고 노력을 많이 합니다. 사실 항문질환은 사람들이 민망하다고 생각할 수 있는 질환입니다. 그래서 최대한 배려를 하려고 노력했습니다. 수치심을 덜 느끼고, 누구나 쉽게 접근할 수 있는 분위기의 병·의원을 만들고 싶었습니다. 그래서 인테리어를 할 때도 대기실을 편안하게 만들고, 커피숍 같은 분위기를 만들려고 했습니다.

그리고 검사도 편안하게 받으실 수 있도록 준비했습니다. 항문 초음파 장비도 매우 얇아서 검사가 편안하고, 내시경도 매우 좋은 장비를 쓰기 때문에 매우 편안해하십니다. 그 외에도 의료 장비와 시설에도 많이 투자해서 업그레이드를 계속하고 있습니다.

마지막으로 의사의 실력도 빼놓을 수 없습니다. 앞으로도 이 같은 노력은 계속될 것을 약속드립니다.

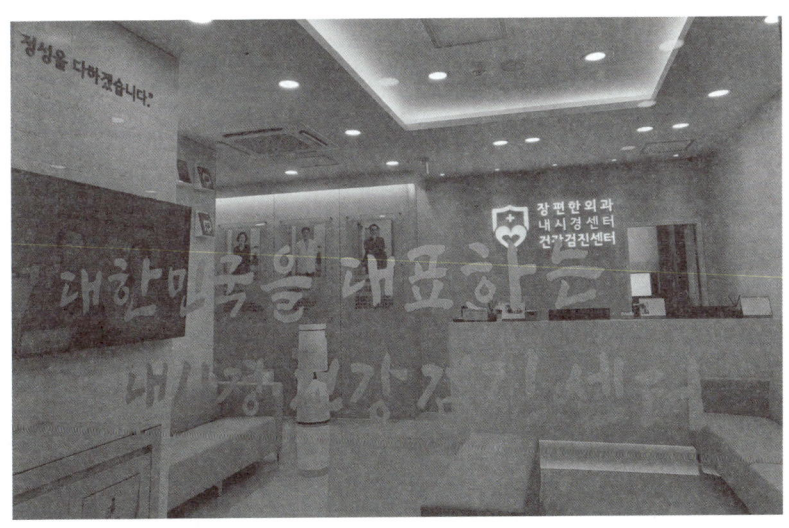

Q. 지금까지 29권의 책을 출간하셨고, 지금도 집필하고 계신 책이 있는데 왜 이렇게 책 출간을 많이 하나요?

저는 제가 진료하는 항문질환 및 대장 질환을 쉽게 설명해 드리고 싶었습니다. 그리고 여러분께서 궁금해하는 부분을 조금 더 자세히 설명해 드리고 싶었습니다. 그리고 저의 책이 출간되고 여러분에게 선보였을 때 여러분께서 칭찬을 아주 많이 해 주셔서 너무 기뻤습니다.

저는 다양한 책을 통해 공부를 많이 했고, 장편한외과 개원을 준비하며 150권가량의 책을 읽으며 도움을 많이 받았습니다. 제가 책을 통해 도움을 많이 받았듯이 누군가가 제 책을 통해 도움을 받는다면 너무 영광일 것이라고 저는 생각합니다. 저는 어릴 적부터 자원봉사를 많이 했는데, 지금은 책 출간이 제가 할 수 있는 '자원봉사'라고 생각합니다.

Q. 『엉덩이대장』으로 유튜브에서 활발히 활동하고 있는데 유튜브 채널을 운영하는 이유는 무엇인가요?

유튜브를 시작한 이유도 책 출간을 하는 이유와 비슷합니다. 의료소비자인 여러분에게 설명을 많이 하고 싶기 때문입니다. 저는 말을 엄청 많이 하는 의사이고, 진료실에서도 굉장히 말을 많이 하지만 항상 시간이 부족했습니다. 그리고 여러 번 반복하며 설명을 들을 수 있도록 영상으로 만들고 싶었습니다. 그러면 의료소비자들께서 원하는 시간에 원하는 만큼 볼 수 있으시니까 매우 도움이 됩니다.

처음의 유튜브는 저 혼자 삼각대를 세워두고 2~3분 정도 이야기하는 영상이었는데 호응이 너무 좋아서 더 전문적으로 영상을 찍게 되고, 그러다 보니 영상의 질도 업그레이드되었습니다.

Q. 장편한외과의 지속적인 성장을 위해 어떤 노력을 하고 있나요?

저는 '수원을 대표하는 대장항문 전문의원이 되자.'라는 목표로 장편한외과를 개원했습니다. 장편한외과를 개원하기 전까지 정말 긴 시간 동안 많은 일을 겪고, 많은 경험을 하고, 많은 깨달음을 얻었습니다. 그렇게 장편한외과로 여러분들을 만나 뵙고 난 후 2~3년 후 부터는 '대한민국을 대표하는 대장항문 외과의원이 되자.'라는 목표로 더 업그레이드했습니다.

의료소비자 관점에서 '좋은 병·의원이 어떤 병·의원인가?'를 끊임없이 고민하고 있고, 더 좋은 의료서비스를 여러분들에게 제공하려 노력하고 있습니다. 또한, 의료 장비와 시설을 지속해서 업그레이드하려고 노력하고 있습니다. 앞으로도 여러분께서 만족하고 감동할 수 있도록 끊임없이 노력할 것입니다.

저는 앞으로도 여러분께서 믿고 맡길 수 있는 '주치의 병·의원'이 되도록 노력할 것입니다. 앞으로도 장편한외과를 많이 이뻐해 주시고 관심을 많이 가져 주시기 바랍니다. 또한, 좋은 댓글과 후기로 칭찬해 주셨으면 합니다.

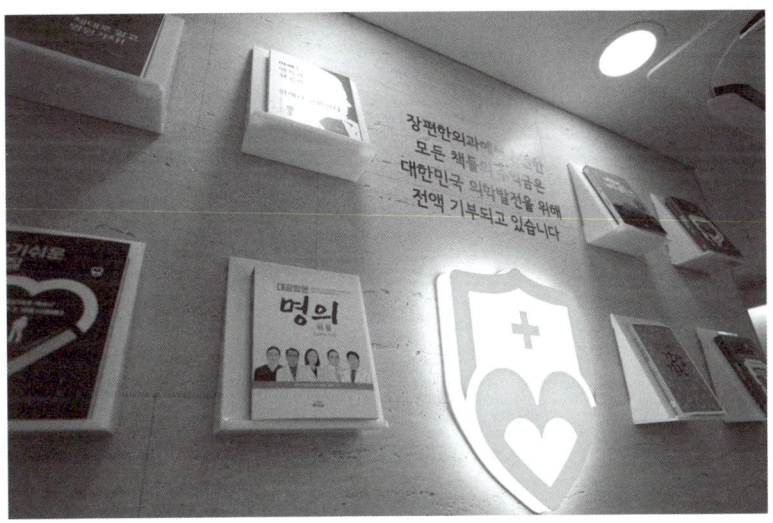

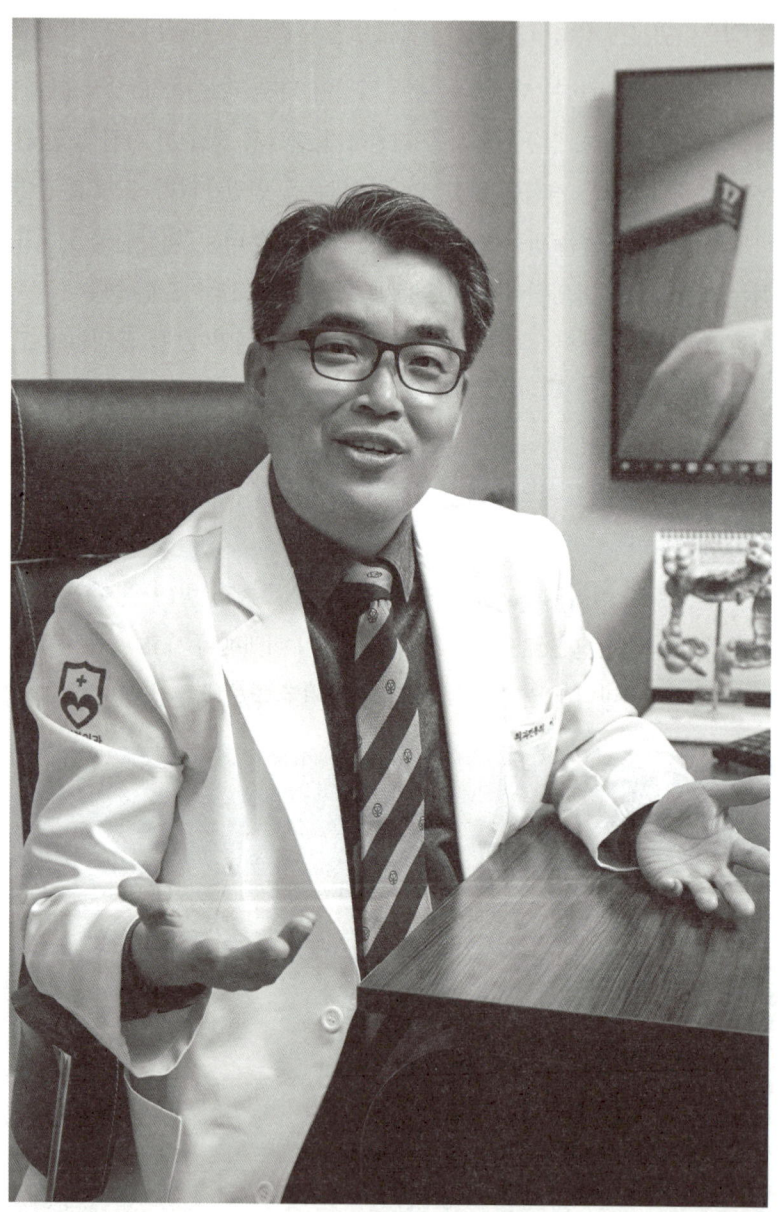

별책부록 2.

장편한외과
영수증 리뷰

장편한외과 홈페이지

★★★ 장편한외과 영수증 리뷰

★★★항상 진료받을때마다 한결같은 모습으로 친절하게 대해주시는 모습에 항상 너무 감사합니다^^!

★★★원장님 정말…. 정말 좋으세요 !
제가 갑자기 몸이 너무 안 좋아져서 불안이 가득할 때 원장님 진료보고 검사 받으면서…… 진심으로 환자 입장에서 말씀해주시고 온맘으로 애써주심을 보면서…… 안도감을 느낀건 처음이에요….
가까이에 이런 좋은 의사선생님이 계시다는걸 알게되어 감사하고 또 감사합니다. 저 뿐만 아니라 앞으로 어느 누구에게도 고민없이 추천할 수 있는 병원이에요. 원장님 정말 감사합니다.

★★★갈때마다 긴장하는데 항상 유쾌하세요.
다행히 일찍간거같아 주사랑 약처방 받았네요.
이번에도 잘관리해서 다시 건강해지겠습니다.

★★★여러 병원에 가보았지만, 간호사 선생님들 엄청 친절하세요. 의사선생님도, 엄청 친절하시고, 환자의 아픔을 공감해주시고, 설명 잘해주시는 의사 선생님 처음입니다. 수술후 유의 사항도,직접 촬영한 유튜브 링크도 보내 주셔서, 많은 도움이 되었습니다. 항상 친절하게 응대해주셔서, 감사합니다

★★★치질이 심해져서 난생처음 방문해보는 항문외과였지만 설명도 자세히해주시고 뭘 조심해야하는지도 말씀해주셔서 많은 도움이 됐습니다.

나중에 정 힘들면 이곳에서 수술하려고 생각중입니다. 너무 친절하셨어요. 감사합니다!

★★★전북에 거주하고, 8월 31일 해당병원에서 치루수술을 했어요. 제가 사는 곳에 항문관련병원 한 곳에서 농양수술을 하였고,다른곳 한 곳에서 치루수술을 하려다가,장편한외과를 알게 되어 수술을 하였네요.수술 상담 첫 진료,수술 후 간호사님들의 케어등등 모든게 만족스럽습니다.이게 의료 서비스구나라고 깨달음을 주는 병원이에요.원장님의 밝고 친절하신 건 마치 가족을 대하듯 환자를 맞아주시고,자리에서 일어나서 인사해주시는 의사선생님은 처음인 것 같습니다.진료를 위해 병원 엘리베이터 앞에 도착하는 순간 마음의 안정이 찾아옵니다.ㅋ 확신에 찬 원장님의 답변들,걱정과 불안한 마음뿐인 환자의 마음까지 치료해주는 병원입니다.원장님과 간호사님들 마인드가 차원이 다른 병원입니다.치료잘해주셔서 대단히 감사해요.

★★★잘 치료받고 잘 나을 수 있다는 기분이 들게 해 줘요. 의사 선생님과 간호사 선생님들이 환자가 편안한 마음에서 진료받을 수 있도록 해 줘서 좋았어요.

★★★간호사님들의 친절로 기다림도 편했습니다.
원장님의 모습은 존경스럽기까지 합니다~^^ 감사합니다.

★★★간호사 분들이 모두 친절하시고 의사선생님께서도 너무 친절하시고 90도로 인사해주시는 걸보고 깜짝놀랐네요.
너무 감사하고 너무 좋았습니다.^^♡

★★★원장님과 간호사님들 모두 친절하세요 궁금한 점이 많아서 또 방문했는데 오히려 제가 감동받고 갑니다 소문듣고 가서 이미 알고는 있었지만 대만족입니다 무조건 여기로 가세요

★★★한마디로 항펙트(항문퍼펙트)입니다.
원장님 션션하고 친절하십니다.
★★★원장님이 성격 좋으시네요. 병원 유투브 채널에서 질환 관련 정보 쉽게 알 수 있어 좋습니다.
★★★의사 선생님 항상 맘편히 방문할수있게 친절하세요.
★★★장편한외과에서 치루 수술 받았는데 미추마취 최곱니다. 그리고 원장선생님 친절하시다고 해서 갔는데 진짜 친절하세요. 갈때마다 기억해주시고 세심하게 진찰해주셔서 수술 후에도 심적으로 안정되고 너무 든든했습니다. 최고의 의사선생님· 간호사 분들도 친절하시고 좋았습니다.
★★★처음으로 대장내시경 해서 많이 긴장됐는데 의사,간호사선생님들이 불편하지 않게 해주셔서 검사받고 용종제거 까지 잘되어서 후기남겨요~의사쌤 항상 친절하셔서 편하게 갔다왔네요ㅎㅎ
회복까지 하고 두유도 챙겨주시고 잘받았습니다^^
★★★이성근 원장님 정말 친절하시고 환자를 진심으로 대하시는게 느껴지세요. 치질 & 농양 수술하고 힘든 시간들이었는데 원장님이 수술도 잘 해주시고 걱정하지 말라고 격려도 많이 해주셔서 무사히 잘 낫고있어요. 감사합니다..!! 재발하지않도록 늘 신경쓸게요 ^^
★★★제가 이런 리뷰등은 안쓰는데 장편한외과 너무 친절하셔서 남깁니다. 항문외과라는 조금은 불편할수있는 진료인데 원장님등 간호사분들께서 너무 친절하시네요.덕분에 진료 잘받았습니다 감사합니다.
★★★엉덩이대장님에게 수술받았어요~ 엄청 불안하고 남자원장님이라 어색했는데.. 정말 유쾌하시고 저의 불안함을 달래주시고 공감해주시고.. 여기 오길 너무 잘했다는 생각이 들어요 ^^
간호사 분들도 다들 친절하시구요. 정말 감사합니다^^

★★★진료 받으러 갔다가 바로 수술 했는데요 제가 3n 평생 내과외과 비롯 진료 받았던 모든 의료기관 중에 가장 친절한 의사 선생님이셨어요!!! 조금 창피할 수 있는데 원장선생님이 민망하지 않게 너무 친절하게 이야기 해주셔서 수술도 진료도 모두 잘 보았습니다! 원장선생님 뿐만 아니라 모든 간호사 선생님들도 친절하고 다정하게 이것저것 신경써주셔서 아픈 것도 빨리 나은 것 같아요 ㅋㅋ 병원선택에 후회 없습니다!

★★★이병원 처음 방문하고 병원리뷰도 처음 남겨봄...
50평생 가장 친절하고 기분좋은 병원이었음
간호사님들도 친절하지만..
대표원장님 대박임! 서서 맞아주실줄몰랐음~^^
인상도 정말좋으시고 자세한 설명까지 굿!!

★★★리뷰평 보고 갔지만..리뷰가 좋은 이유가 있었음.
지인들에게도 적극추천하고 싶음. 아파서 갔지만..기분좋게 나온 병원 처음인듯. 책도 주심~^^ 번창하세요~

★★★원장님 친절하셔서 편하게 진료봤어요~
내시경 관련 책도 주시고 감사합니다!
직원분들도 친절하시고 설명 잘해주셨어요

★★★대표원장님께 어제 수술 받았습니다^^
제가 걱정이많고 겁도 많고 치질도 혼자 끙끙 앓고 있던차에 수술 받게되었는데 굳이 수술 안해도 된다고 권하시지도 않았어요:))
제가 불편해서 한 케이슨데 통증도 견딜만하고 쓰라리긴 하지만 가벼운 일상생활도 가능하고 무엇보다 수술에 대한 만족도가 너무 높아요~~ ^^
진짜 추천 드린다고 말씀 드리고 싶고 원장님 너무 친절하시고 저같은 겁쟁이도 잘 다독여주시고 질문도 엄청했는데 성심성의껏 다 답변해주셨어요! 치질로 고민하시는 분들 꼭 여기 가보세요.

★★★의사샘도 간호사님들도 친절하십니다
손님이 많은 경우 기다리셔야합니다 ㅠㅠ
그래도 재방문시 내시경검사는 요기서 하고 싶었습니다

★★★간호사분님 모두 친절하게 설명해주시고 당일 수술하는 과정에서도 겁이 났지만 차분하게 동감해주셔서 후에도 설명해준 간호사님께 더 감동 받았습니다! 무엇보다 믿고 편하게 대해준 원장님 다시 한번 감사합니다! 역시 최고셔요!꾸벅

★★★정~말 진정한 의사이신분을 태어나서 처음 뵈었습니다. 소문대로 진짜 일어서서 정중하게 환자를 맞아주시는 이성근 원장님께 감동했고. 치질4기 정도인줄만 알고 수술 걱정에 1주일 잠을 못잤는데 명쾌한 진단과 설명으로 치질x, 수술x, 괄약근 운동만 열심히. 차근차근 자상하게 말씀해주셔서 감사합니다. 3시간 걸려 방문한것이 전혀 아깝지도 전혀 힘들지도 않은 시간이었습니다. 원장님 저같은 많은 환자들을 위해 연구하시랴,수술하시랴,엉덩이대장하시랴 애써주셔서 감사합니다. 항문질환계의 진정한 레전드가 되어주세요. 널리널리 홍보하겠습니다~~

★★★지방 소도시에 사는 40대 남성입니다. 3년전부터 항문농양으로 본인 거주지 항문전문병원에 10여차례 이상 방문하여 항생제 처방만 받다가 농양이 외부로 터졌고 이 상태에서 또 항생제를 한달동안
복용했습니다. 결과적으로 병만 키웠습니다.
저는 장편한외과를 5월3일 방문하여 당일 진료, 수술(복잡 치루), 퇴원까지 했고 6월30일 기준 아직 상처에 염증이 조금 있지만 완치를 눈앞에 두고 있습니다. 누구나 살면서 평생 좋은 기억으로 남을 사람이 몇명쯤은 있을 겁니다. 드리고 싶은 말은 많지만 이성근 원장님! 진심으로 감사드

립니다. 항상 마음으로 응원하겠습니다.

★★★시설도 깨끗하고 의사샘들도 친절하십니다~ 집에서 거리가 조금 있지만, 교통도 편하고 믿음이 가서 계속 다니고 있습니다. 지인 소개도 꽤 한거 같은데, 다들 친절하고 좋다고 하시네요~

★★★이성근 원장님 ! 몸과 마음을 치유받고 가요 정말 감사합니다

★★★집 오자마자 밥 먹으면서 원장님이 주신 책을 다 읽었어요 원장님의 실력뿐만 아니라 가치관도, 일상생활도 너무 멋지게 사시는 것 같아서 저도 원장님같은 사람이 되어야지! 하는 생각이 드네요 ㅎㅎ

★★★치핵수술을 받았습니다. 원장쌤과 간호쌤들 너무 친절하십니다. 이런병원 처음봐요 ㅜㅜ
항상 친절하신 분들 화이팅입니다!!(집하고 가까워서 너무 다행 ㅜㅜ)

★★★친절하시고 전문적입니다. 수술 전후 병원 자체 유튜브영상으로 재밌게 정보를 얻을 수 있어 좋았습니다.

★★★원장님, 간호사분들 너무 친절하세요.
버티다가 결국 검색을 엄청하다가 엉덩이대장님 유튜브를 보고 병원 후기까지 보고 찾아갔어요.
최악의 상태였는데 수술후 하루가 지났는데도 아프지 않았어요. 무통주사를 달고 있긴하지만 진통제 따로 복용하지도 않고 통증없이 지내고 있어요. 그 많은 후기들로 잔뜩 겁먹고 있던게 한심할 정도네요. 걱정하시는 분들 빨리 원장님 찾아가세요. 신랑과 같이 같는데 원장님과 너무 유쾌하게 상담받고 부끄럽지만 편하게 대해주셔서 웃으며 나왔어요.^^ 간호사님들도 편하게 잘 대해주시고 설명해 주시더라구요. 수술 후 두번째 밤이 지나고 있는데 편하게 또 잘 섯 같이요.

★★★선생님 진짜 왕친절+유쾌하십니다

진료도 빠르게 잘 봐주시고 기분좋게 병원다녀올수있었어요:)

★★★항문출혈 땜에 장편한외과에 진료를 했어요~~ 대장내시경도 받구요~넘 친절하구 넘 좋았어요 설명도 잘해 주시고 넘넘 감사합니다

★★★대장내시경 선생님이 잘 봐주셔요

★★★진짜 양심껏 작성합니다~~~

저 치질 몇 년간 오래 고생했고요 피곤하고 힘들 때 피가 났었는데 최근에 매일 변 볼 때 피가 나서 병원에 갔었어요 실은 블로그, 까페 검색 많이 해보고 수원 □□□ 가 봤는데 당장 수술해야 한다고 하셨어요 심하다고! 너무 심란해서 한 군데 더 가 본다고 '장편한외과' 가 봤는데 저는 구세주 만난 줄 알았어요! 병원 시설도 깨끗하고 간호사 분들도 친절하세요. 여기는 오자마자 환자 대기석에 환자를 위한 치질방석이 많이 비치되어 있드라고요 여기서부터 대장 환자를 위한 병원의 배려가 느껴졌고요 의사 선생님 와~~ 일어서서 인사하며 환자를 맞이해요 진~~~~~짜 굿!! 수술하지 않아도 된대요 여기 진심 홍보 해드리고 싶어요 선생님 짱~ 유머러스하고 친절해요~~^^

★★★원장 선생님 성격 시원시원하니 유쾌한 성격 마음에 들고 환자를 위해 신경쓰시는 배려 깊은 마음 인상적이었습니다. 모처럼 마음 편한 병원이었어요.

★★★여기 정말 친절하시고 꼼꼼히 신경 많이 써 주셔서 강추합니다~!! 수술도 정말 잘해 주셨어요! 이성근 대표 원장님께 늘 감사합니다~!

★★★항문 피부꼬리 때문에 고민하다가 제거할 생각으로 왔는데 선생님께서 친절하고 자세히 장,단점을 설명해 주셔서 정말 좋았던 것 같아요. 무조건 수술을 유도하기보단 여러 선택지를 고민할 수 있게 해 주셔서 정말 만족스러웠습니다. 나중에 항문 관련해서 또 고민이 생긴다면 다시 오

고 싶어요 :)

★★★정말 이런 의사 선생님 처음 뵙니다 환자가 들어서자 일어나셔서 인사를 해 주시는데 너무 감사했습니다 왠지 환영받는 듯한 느낌이였어요 ㅎㅎ자세한 설명과 무엇보다 제가 살던 지역의 외과에서 항문경검사를 하면 거의 찢어져서 아팠는데 정말 아무렇지 않게 편안합니다 하나도 안 아파요. 저는 치열 때문에 방문한 건데 정말 하나도 안아파서 놀랐구요. 친절은 말할것도 없고 다 검사를 하고나면 도와주시는 간호사 선생님 엄청 친절하시구요. 가깝기만 하다면 좋겠다는 생각을 하며 나왔습니다. 유튜브에서 듣던 그목소리 직접 듣고 뵙고 보니 반갑기도 했구요 진료 잘 받고 가벼운 마음으로 왔습니다.

한 가지 궁금한 건 다음에 예약시 전화예약도 가능한지 모르겠어요... 어쨌든 좋은 병원 알게 돼서 너무 좋았습니다 누군가 불편하다면 여기로 바로 추천해드릴 겁니다 잊지 않을 거예요^^

★★★드라마 [슬기로운 의사생활]에서나 경험할 수 있는 환자 눈높이에서 설명해 주시고 친절하게 배려까지 해 주셔서 좋습니다. 치질수술은 처음이라 수원 여러 곳을 검색해서 선택했지만, 현명한 선택이였습니다. 치질수술 잘해 주셔서 감사드립니다~~

★★★원장님 이하 다들 너무 친절하십니다~
특히 원장님 시원시원하시게 잘 해 주시네요~ 강추입니다.

★★★뭔가 쑥스러운 진료. 뭔가 만화에서 나올법한 유쾌한 동네 형처럼 진료하고 빠르게 수술하는데. 그 분위기가 아니였으면 아직도 수술 안 하고 버텼을 겁니다. 일주일째인데 거의 나아가네요. 원장님 감사합니다.

★★★갈 때마다 친절히 맞아주시고 과잉진료 없이 친절히 치료해 주셔서 감사합니다. 잘 관리하겠습니다

★★★저도 리뷰를 보고 반신반의 하며 찾아갔어요. 집 바로 옆 □□구에 큰 병원을 두고 굳이 갔는데 갈만해요. 다른 분들이 리뷰하셨듯이 간호사 분들 의사 선생님 모두 엄청 친절해요. 이게 편한 병원이 아니니, 스텝이 불친절하면 엄청 신경 쓰이는데 그런 요소 없었어요!! 무엇보다 애매하게 제 판단에 맡긴다는 둥 그런 진단 말고 정확하게 말씀해 주셔서 저도 결정하기 쉬웠어요.

★★★의사 선생님 완전 친절하시고 통증이나 후처치에 대해서 자세하게 설명해 주세요!

★★★원장님께서 친절히 설명해 주셔서 정말 감사했어요. 다들 여기로 가세요.

★★★치질수술하고 오늘 마지막으로 내원했습니다. 4군데나 떼내서 한 달이 조금 넘은 지금도 좀 불편하지만 통증은 없으니 그나마 다행이네요. 아직 녹지않은 실밥도 제거하고 항문 협착증도 없다니 안심입니다. 혹시나...치질로 고생하시는분들이 계시다면 혼자 고민하지마시고 장편한외과 강추!!!합니다.
이성근 원장님과 여러 간호사 선생님들 덕분에 그동안 치료 잘 받았습니다. 앞으로도 한달동안은 좌욕 열심히하고 연고 열심히 바르고 완쾌할게요~^^ 그동안 감사했습니다~

★★★너무 심한 상태라서 바로 수술했는데 여기 선생님 간호사 분들 다 엄청 친절하세요. 감동입니다!! 치질수술은 여기로 추천해요~^^

★★★대장내시경으로 방문했습니다. 일단 다들 너무 친절하세요. 무섭기도 하고 두려움도 있지만.. 의사 선생님이 너무 친절하시고 설명도 너무 잘 해 주셔서 웃으면서 진료했습니다. 드라마에 가끔 나오는 그런 따뜻하신 의사분들 있자나요. 경험해 보지 못한 그런 의사분 경험했습니다.

이런 말이 어울리는건 모르지만.. 이병원은 돈보다 사람이 먼저라는 느낌이네요. 살짝 먼가 감동이였습니다. 살면서 나이 들고 병원에서 이런 감정이 드는 게 처음이였습니다. 암튼 가보면 다들 아실 꺼에요 ㅎㅎ

★★★항상 친절하고 따뜻한 마음으로 봐 주시는 원장님 덕에 힘든 시간 잘 견디고 웃으며 지내고 있습니다! 거의 다 나아가서 자주는 못 뵙지만 늘 감사한 마음 가지고 있습니다. 늦었지만 23년 한 해도 새해 복 많이 받으시고 행복하셔요!

★★★똥꼬가 아파서 인터넷 검색 후 방문한 병원인데 원장님이 진찰하시더니 치질에 혈전이 복합적으로 발병한 상태라 자세히 설명해 주시고 바로 수술 실시. 맘에 준비를 하고 가서 놀라지 않았어요. 원장님의 친절한 설명 감사드리며 간호사들도 원장님처럼 엄청 친절해서 좋았습니다. 오랜 해외주재원 생활로 치료 시기를 놓쳐서 수술했지만 제가 선택한 병원과 원장님 믿고 기필코 완치하겠습니다. 감사합니다.

★★★항문 진료가 처음이라 단순 치질인 줄 알고 갔는데 치루라고 바로 수술해야 한다고 하셔서 다행히도 바로 수술해 주셨습니다.
원장 선생님도 설명도 잘 해 주시고 친절하시고
간호사님 분들도 친절하십니다.
병원도 깨끗했고 관장 없이 미추마취했고 바로 퇴원했습니다.
적극 추천합니다~♥

★★★수술 없이 치료♡

★★★사실 어제밤부터 너무 걱정돼서, 대기하는 동안에도 너무 떨렸는데 원장님이(?) 너무 통쾌하게 상담해 주셔서 정말 큰일 아니구나 싶어서 안심하고 돌아왔습니다. 읽어보라고 책도하나주셨어요. 정독하고 엉덩이를 더 소중하게 챙기도록 할게요.

★★★ 역시 소문대로 이성근 원장 선생님 시원시원하시네요.
항문외과 가는 거 많이 걱정하고 망설였는데 의사 선생님도 친절하시고 간호사 선생님들도 다들 친절하셔서 몸도 맘도 편하게 수술하고 왔어요. 예쁘게 해 주셨다니 덧나지 않게 잘 아물길 바래봅니다.

★★★ 이성근 원장님 항상 친절하시고, 설명 자세하게 해 주셔요! 간호사 분들도 친절하시고 만족입니당

★★★ 다른 병원을 다니다 이번에 처음으로 방문하게 되었는데 우선 원장님께서 너무 밝으시고 친절하시면서도 꼼꼼하게 설명해 주셔서 좋았습니다. 약 잘먹고 빨리 쾌차하겠습니다

★★★ 떨리는 마음으로 내원하였는데, 정말 진료도 빠르고 다들 친절하셨습니다.
그리고 약간 민망한 분야이다 보니, 부끄럽기도 한데 이런 점을 감안하여 설명도 엄청 잘 해 주셨구요. 초음파 및 촬영 사진을 보여 주시면서도 정말 상세하게 알려주셨습니다. 정말 추천하고 싶은 병원이구요.
앞으로도 잘 되었으면 하는 병원이네요.
원장님, 간호사님들 모두 감사드립니다.

★★★ 원장님 친절하게 설명 잘 해 주시고 간호사 분들도 친절해요~ 진찰할 때 다른 덴 그냥 하던데 여긴 최대한 가려주시더라구요

★★★ 생각보다 상태가 좋지 않아 원장님께서 갑작스레 수술을 해 주셨음에도, 좋은 말씀 많이 해 주시고 특유의 밝음으로 진정시켜 주셔서 너무 감사드립니다.

★★★ 항문질환 망설이다 찾아간 곳으로
다행히 수술적 치료 필요없다 하셔서 한시름 놓았네요

위내시경과 대장내시경 검사도 편안하게 잘 받았고 용종도 잘 제거해 주신 거 같아요.
아직 검사 결과는 남겨 놓고 있지만...
선생님과 간호사님 모두모두 너무 친절하시고 맘편이 진료받을 수 있는 곳이라 추천합니다.
★★★의사 선생님 정말 친절하세요! 알아듣게 잘 설명해 주시고 딱딱한 그런 분위기 아니고 항문외과 처음 가 봐서 걱정하고 갔는데 걱정 괜히하고 간 거 같아요!
★★★이성근 원장님 정말 친절하세요!! 후기에서 보긴 했지만 환자를 일어나서 맞이해 주신 의사는 처음이에요! 엄청 걱정하고 긴장했는데 밝고 호탕하신 원장님 덕분에 마음이 편해지고 무한 신뢰가 가더라구요ㅎㅎ항문외과라는 곳은 또 가고 싶지는 않지만 장편한외과라면 또 방문하고 싶네요ㅋㅋㅋ담에 내시경하러 방문해야겠어요!
★★★100번 고민하다가 찾아간 장편한외과♡
이성근 원장님 마음 편하게 진료 잘 해 주시고 간호사님들도 친절하시고 만족합니다.
화장실도 깨끗하고 많이 망설였는데 수술 잘 한 것 같아요.
감사합니다 ♡♡
그리고 건물 바로 앞이 택시승강장이라 최고예요
다른 분들도 망설이지 마시고 편안해지세요
★★★원장님 너무 좋으셨습니다
처음이라.. 많이 긴장했었는데요::
안내해 주시는 분부터
진료해 주시는 분까지

친절합니다!!!

★★★ 처음 방문이었지만 딴 병원보다 만족스러웠습니다

★★★ 일단 리뷰에 앞서 제가 거주 중인 □□역 근처 병원에서 처음 진료하였습니다만...이 병원은 항문외과로 가장 큰 병원이였어요 하지만 항문경검사 및 초음파검사 시 아픔을 느꼈던 저한테 오히려 못참는다고 역정내던 의사 선생님 때문에 병원 ptsd..(제 인생에 만나지 말아야 할 최악의 의사..)

모쪼록 제겐 마지막이 될 마음으로 장편한외과를 찾았습니다. 물론 모두 뛰어나시지만 이성근 대표 원장님에게 마지막 제 상처를 맡겼고, 결과는 인생 병원을 찾았습니다..

특유의 호탕한 성격과 정밀하고 정확한 진료 그리고 검사 시 고통을 전혀 못 느끼게 배려해 주시며 진료해 주십니다ㅠㅠ

사실 리뷰를 400자밖에 못쓰는 제 심정이 나무 안타깝습니다.. 저처럼 항문외과에 몸 상처 마음 상처 있으신 분은 그냥 생각하지 마시고 장편한외과로 오세요

★★★ 이성근 원장님 상담도 설명도 잘 해 주셔서 믿음이 가서 전주에서 수술하러 수원까지 가게 되었답니다

복합성치루인데 레이져로 수술하고 회복 중 입니다

수술은 잘되었고 회복 중입니다

원장님이 쓰신 책이랑 유튜브도 보면서 열심히 회복 중입니다

환자를 편하게 해 주시는 원장님

감사합니다 간호사 선생님들도 친절하시고 좋더라구요

이런 리뷰 잘 안 쓰는데 이성근 원장님 진료해 주시는 거랑 수술이랑 너무만족스러워서 리뷰 남깁니다.

치루수술하는 환자의 맘도편하게 해 주시는 곳에서 수술하고 싶은 환자의 마음 알아주시는 병원에서 치료받게 되어서 넘 좋았습니다
이성근 원장님 감사합니다

★★★좋아요
의사샘 과잉진료 없네요

★★★선생님 넘 친절하시고 안심되는 곳입니다.
간호사님들도 친절하시고 굴욕감을 주지 않는 곳입니다 치료 계획 있으면 빨리 받으세요

★★★아빠가 다녀오시고 좋다고 하셨어요^^ 친절하시고 상담 잘 해 주신다면서 만족해하셨답니다!!

★★★양심적인 의사, 실력 있는 전문의, 쉬운 거 아니지요.
대부분의 항문외과가 힘든곳들이 많은지, 대장내시경 전에 무조건 칼부터 들이대자고 보채는 선생님들 많지요. 가장 잘나가는 □□동 병원에서도 3기라 위험하니, 내시경 전에 수술부터하자고 했는데, 혹시나 해서 유튜브 보고 여기 병원에 왔는데, 대장내시경으로 용종 세 군데 제거하고 나니, 원장님께서 수술이 불필요하다고 염증치료만 권하더군요.
자존감과 자존심이 있는 전문의 선생님입니다.
강추합니다.
최소한 □□동 그 병원에 대한 미련은 버리셔도 될 듯 합니다.

★★★많은 검색과 영수증리뷰.유*브.맘카페 등 다 보고 용기 내어 가게 되었는데 역시나 선생님의 친절한 상담으로 걱정과 안도로 눈물까지 났네요ㅜ 병원도 청결하고 모두 친절하세요
다만 네이버 첫 진료 예약 원장님이 정해져 있다는 걸 알고 당황하긴 했어요 예약했지만 선생님 변경으로 대기시간이 오래 걸린다고 했어요

그래도 기다렸는데 생각보다는 오래 걸리진 않았고 다음 방문은 걱정없이 올 수 있을 것 같아요
리뷰 안 쓰는데 영수증 챙겨서 왔습니다
친절한 상담 감사했습니다~
★★★의사 선생님 간호사 분들 모두 밝고 친절하셔서 기분 좋게 시술 받을 수 있었습니다
★★★원장님의 친절하시고 상세하게 설명해 주신 덕분에 맘 편히 돌아왔습니다! 이제는 걱정없이 잘 지낼 수 있을 것 같습니다. 정말 감사드립니다!
★★★수원이 거주지가 아니라서 남편 월차 내고 갔는데
선생님의 친절한 설명을 듣고 한시름 걱정을 덜고 왔네요 간호사 분들에 세심한 손길에도 감사드려요
★★★환자 입장을 잘 헤아려주네요
★★★의료진 모두 친절하셨어요
의사쌤께서는 열정도 에너지도 넘치셨고
내시경 편안하게 잘 받았음. 사후관리도 잘 해 주셔서 만족함
★★★원장님 간호사 선생님 다 친절해요. 자세하게 설명을 잘 해 주시더라구요 검사 잘 받고 왔습니다~^^
★★★정말 고민 끝에 어쩔 수 없이 방문했는데 잘 찾아간 거 같습니다. 리뷰만 보고 반신반의하고 방문했는데 원장님 간호사님 정말 너무 친절하세요 지금껏 다닌 병원 중에 친절 No1
(이런 병원은 없었다 이건 병원인가? 친절상담소인가?)
너무 편하게 진료 보고 왔습니다…
★★★리뷰 보고 처음 방문했는데, 친절하시고 자세히 설명해 주셔서 편

한마음으로 돌아왔습니다. 감사합니다

★★★세상에~ 이렇게 친절한 원장님도 계시네요!!
참다 참다 안 되겠다 싶어 방문했는데 간호사 분들, 원장님 너무 친절하세요! 항문질환이라는게 자세히 물어보기도, 설명듣기도 참 뭣한데 알아서 쉽게 설명 잘 해 주세요.
대장내시경 검사도 받았는데 전날 먹는 약도 분말이 아닌 알약이라 먹기 편했고, 작은 용종 하나 제거했는데 별 거 아니라며 다음날 아침에 먹을 장 유산균까지!!
검사 후에도 참고하라고 동영상까지 보내주신 정성 감사해요~
번창하세요~

★★★오늘 오전에 내원했는데 항문경, 초음파까지 하고 정확한 진단 받았습니다. 정확히 4주 전, 수원 ㅇㅇ항외과에서 (항문경 했는데도) 제대로 진단이 안 되었다는 것도 알게 되었네요. 원래도 여기 올까 고민했었는데 괜히 ㅇㅇ병원 갔었네요. 저로서는 불편한 게 있어서 나름 수술 각오하고 갔는데 너무 아무렇지 않게 수술은 아니라고 말씀하셔서 당황+다행이었어요. 집 근처 이렇게 정확한 진단에 수술부터 권유하지 않는 병원이 있는 것도 다행이네요. (ㅇㅇ항외과는 수술권유) 평소 식습관, 생활습관 등 신경쓰겠지만, 큰 증상은 없더라도 정기적으로 내원해서 진찰 받아도 좋겠다 싶은 생각까지 들었습니다. 마지막에 주신 책도 바로 읽었습니다

★★★20년째 치핵을 가지고 살아온 40대 중년입니다.
하는 일이 서서 하는 일이라. 수술하는 게 마음먹기 쉽지 않았는데요..
9월 30일에 원장쌤 말씀 듣고 수술 결심했는데..
왜 여태 참았나 싶었습니다..

선생님, 간호사 분들 모두 친절 설명 굿...입니다
수술하고 통증도.. 별루 없구요
수술도 잘된 거 같아서 너무 좋습니다.
너무 감사드립니다.

★★★출산하고 아파서 다른 병원 갔다가 수술 강요해서 소문 듣고 여기로 다시 진료 받으러 왔어요 원장님 너무 친절하시고 과잉진료 전혀 없으십니다 약 먹고 연고 바르면 된다고 수술 불필요하다고 해 주셔서 마음 편히 집에가요 데스크 직원분들도 친절하십니다 ^^! 최고

★★★선생님 완전완전 친절하시고요~(진료실 들어갔을 때 서서 인사하는 선생님 처음 만났습니다~)
아무래도 고민하며 병원을 오는 거라 긴장을 많이 했어요!!
선생님께서 맘 편히 검사받을 수 있도록 "괜찮아요" 말해 주셔서 진료 받는데 진료 받는 내내 왜 진작 오지 않았을까~ 하는 생각이 들 정도로 맘 편히 진료 받았습니다!
증상에 따라 당일 수술 당일 대장내시경도 가능하니 꼭 꼭 숨기지 말고 바로~ 병원으로 귀귀~~!!

★★★두 번째 방문했는데 아주 좋아요.
간호사 분들 의사샘들 모두모두 친절하네요.
조금 기다리긴 하지만 기다리지 않는 병원보다는 기다리는 병원이 좋은 느낌이 드는건 왤까요.ㅎ
강추하는 항문병원입니당

★★★유튜브로 알게 되어서 일부러 큰맘 먹고 수원까지 위대장내시경을 남편과 같이 받아 보았는데, 너무 편안한 환경에서 검사받고 용종도 제거했네요. 매우 만족해요. 강추

★★★어머니 모시고 다녀왔어요. 항문외과 세 군데 방문했는데 다른 병원은 모두 무조건 수술만 권했는데 이성근 원장님께 진료 받고 어머니께서 매우 만족해 하셨어요. 정확한 현재 상태에 대해 이해하기 쉽게 설명해 주시고, 치료 방법과 수술 여부 및 수술 여부에 따른 장단점에 대해 자세하게 설명해 주셔서 너무 좋았어요. 일단 수술하지 않아도 되는 상태라 약과 여러 방법으로 치료 가능하니 그렇게 하자고 하셔서 큰 걱정 덜었습니다. ^^

★★★여기서 치루수술 1, 2차 받고 회복 중인데 2주 후 통증 거의 없어지고, 만족감이 큽니다. 이성근 원장님 너무 친절하시고, 궁금한 거 설명 다해 주시고, 수술도 잘 해 주셔서 감사합니다!! 항문농양수술 후 치루수술 하기 전 병원 이곳저곳 알아보다 오게 됐는데, 하남에서 차를 몰고 1시간가량 걸리는 먼 길이지만 시간, 비용 지불하고 다닐만 하네요.
환자 입장에서 배려해 주심이 여러모로 느껴지네요. 대장항문외과 알아보고 계시면 진료날짜, 시간 확인 후 한번 꼭 가보시길 추천드립니다.

★★★병원 깔끔하고 좋아요! 원장님도 친절하시고 놀랐던 건 여태 많은 병원 다니면서 의사 선생님께서 일어나서 환자 맞이해 주시는 건 진짜 처음 봤어요..... 책도 주시고..... 지병만 없었어도..여기서 꼭 검사 받고 싶었는데ㅠㅠㅠㅠ 맨정신으로는 못할 것 같아서..ㅎㅎ 아프면 안 되겠지만 혹시라도 대장, 항문쪽에 문제 생기면 다시 방문하겠습니다!

★★★대장항문질환은 참 고약한 질환인데요. 너무 친절하고 편하게 진료 봐 주시고, 꼼꼼히 설명해 주시고 시술해 주셔서 놀랐습니다. 여기라면 부담없이 진료 받으실 수 있고 여기 간호사 선생님들도 모두 친절하고 프로 느낌입니다. 특히 이성근 원장님은 정말 대한민국 최고의 대장항문외과 선생님이라 생각되네요. 웬만한 서울 중대형 병원보다 치료 받기 낫

다고 봅니다. 당일퇴원이 되도록 마취방법도 뛰어나시고 (미추마취) 특히 걱정되는 통증에 대해서는 환자의 부담을 줄여주려고 최선의 방법과 노력을 기울여 주시는 것이 느껴집니다. 제가 수술 통증과 회복이 쉽지않은 축농증, 치루 수술 등 여러 차례 경험하였기에 이 병원과 원장님은 정말 추천드리고 싶고요. 지하주차장이 좁아서 불편하긴 하지만 옆 건물 유료 주차장을 지원해 주시니 참고하면 될 듯요.

★★★가깝기도 하고 친절하시다는 소문을 듣고 가게 되었는데요 의사 선생님과 간호사 선생님들도 정말 너무 친절하셨고요 갑작스럽게 대장내시경 하게 됐는데 겁먹지 않고 편하게 잘하고 왔답니다 감사해요

★★★이성근 원장님 너무 친절하시고 간호사 분들도 너무 친절해서 감사했습니다. 이제 수술한 지 일주일이 되어가는데 차츰 좋아지는 걸 느끼고 있습니다. 엄청 바쁜데도 친절함을 잊지 않으시고 웃으시며 환자를 보다 안심시켜 주시고 최선을 다해 케어해 주시는 모습을 보며 집 근처에 마음놓고 다닐 수 있는 병원이 있음에 감사합니다.

처음에 수술할 생각 없이 약 타러 갔지만 염증이 심하여 수술을 하게 되었지만 그래도 통증에 신경을 많이 써주시고 아픈 걸 이해해 주셔서 감사합니다.

다른분들도 주저하지 말고 아플 때 빠르게 찾아갔으면 좋겠네요^___^

★★★탁월한 선택이었던 장편한외과!!! 치핵이 심해서 동네 병원 2곳에서 우선 진료받았으나 권위적인 의사 선생님들의 모습도 별루였고 척추마취로 수술하는 것도 부담스러웠는데 우연히 유튜브와 소문으로 검색하여 보니 미추마취와 약간의 수면으로 수술에 부담과 두려움이 있었던 나에겐 너무도 안심되는 수술방법이었습니다. 무엇보다 정말로 친절하시고 실력 좋은 원장 선생님의 첫 진료를 본 후 우리집에서 1시간 거리인

장편한외과에서 수술하기로 마음먹고 실행하였습니다. 무엇보다 감사한 점이 타병원에서 피검사한 결과 면역력이 저하되었다고해서 혹시 수술에 문제없을까 걱정했는데 이렇게 거의 완치되어가고 있고, 또한 말씀도 안 드렸는데 친절하신 이성근 원장쌤께서 다시 피검사 해 주셔서 면역력이 정상수치 되었다는 것도 확인해 주셨습니다. 정말 감사드립니다.

★★★병원이 깨끗하고 깔끔한 느낌이구요 과잉진료 안 한다고 해서 갔는데 그런 느낌이었어요 물어보면 설명도 잘 해 주시고 안심시켜 준다고 해야 하나.... 집이랑 가깝진 않은데 담에 갈 일 생기면 여기로 또 가고 싶어요!

★★★머뭇거리면서 갔는데
너어어미 시설도 좋고
원장 선생님 진짜 실력 좋으시고
간호사 선생님들도 진짜 친절하세요!!
잘 회복하고 있습니당

★★★원장쌤 리뷰대로 친절하시고 과잉진료도 없으셨어요 치핵 진단 받았는데 수술할 필요 없고 좌욕기, 연고 관리 열심히 해 보면서 경과 지켜보자 하셨는데 열심히 관리해 볼게요! 걱정 안 되게 토닥토닥해 주시고 너무 감사했습니다ㅠㅠ

★★★네이버 후기를 살펴보고 내원했었는데 역시나 원장 선생님 정말 친절하셨습니다. 과잉진료 같은 건 아예 없었고, 제 상태 및 관리방법에 대해 상세하게 말씀 주셔서 안심이 되었고 가벼운 마음으로 병원을 나설 수 있었네요. 첫 방문하시는 분들께 책을 주시는 거 같은데 정독해서 건강하게 생활 하겠습니다 ㅎㅎ

★★★정말 무섭고 걱정 많았는데 정말 친절하셔서 좋았네용

★★★너무 감사했다고 남편이 하라고 하네요^^
고국 방문에 고민하여 찾아간 장편한외과 정말 강추드려요 이런 병원이 있는 곳에 사시는 수원 시민들도 부럽네요 감사했습니당^^
정말 최고에요~

★★★안녕하세요. 원장님. 아니 장편한외과 여러분. 저는 얼마 전 대장. 위내시경과 초음파 진료를 받았던 미국 거주하는 한국인입니다. 10년만에 고국 방문하여 고민 끝에 수원 장편한외과를 선택하여 와이프와 진찰을 받았습니다. 이런 훌륭한 병원이 있다는 사실에 놀라고 새삼 한국 의료시스템과 병원의 서비스마인드에 감탄하였습니다. 물론 모든 병원이 그런 건 아니겠지만 적어도 제가 방문했던 장편한외과는 제가 경험했던 병원 중에서 단연코 최고의 병원이었습니다. 진심으로 감사드립니다. 잊지 못할 감사함에 이렇게 늦게 감사인사드려요. 장편한외과의 건승을 기원하겠습니다. 여기 미국 교민들에게도 많이 홍보할께요. 유튜브 채널 두요..ㅎ다시 한 번 감사합니다.

★★★수술하고 두 번째 방문. 수술은 너무 무서웠지만 의사 선생님이 친절하게 설명 잘 해 주셔서 마음이 놓였어요. 간호사 쌤들도 모두 친절하세요^^ 이제 아프지만 않기를..

★★★선생님과 간호사님들 모두 친절하시고 잘 챙겨주십니다~

★★★타 병원만 다니다가 처음으로 방문했는데 간호사님 원장님 모두 친절하셨습니다! 무엇보다 사진을 통한 병명, 원인, 그에 맞는 투약 종류까지 구체적으로 설명해 주셔서 좋았습니다! ^^ 또 방문하겠습니다!! 감사합니다!

★★★검진으로 엄마 모시고 갔는데 모든 직원분들과 의사 선생님이 편하게 응대해 주셔서 감사했습니다

완전 추천드려요

★★★의사 선생님이 친절하고 진솔합니다. 증상에 따른 원인과 치료 방법을 자세히 설명해줘서 믿음이 갑니다

★★★너무 좋은 병원입니다.

엉덩이 종기가 사라지지 않아 설마하고 방문했는데, 수술해야 한다는 이야기를 들었습니다.

곧장 수술 받겠다. 이야기할 수 있었던 건 겁이 없어서가 아니라 원장님의 상세한 설명 덕분이었습니다.

왜 수술을 해야 하는지, 어떤 상태인지 차분하고 친절하게 설명해주신 덕분에 바로 수술 결심을 할 수 있었습니다. 미추마취를 하는 곳이란 건 미리 알고 있었기 때문에 수술 이후에 큰 걱정은 하지 않았고, 예상대로 수술도 아주 잘 끝났습니다. 중간에 상태가 걱정되어 전화를 드린 적이 있었는데, 전화로 차근차근 설명해 주셔서 안심할 수 있었네요.

★★★의사 선생님이 정말 친절하다고 남편이 기분 좋게 진료를 받았다고 했어요, 감사합니다~

★★★원장님도 진짜 친절하시고 너무 긴장해서 떨렸는데 긴장도 풀어주시고 장난쳐 주시고 너무 좋았어요

간호사 분들도 친절하시고 우연히 블로그 보고 온 거였는데 후회 없고 지인에게 추천한다면 여기추천할것같아요

진짜 강추!!

★★★항문외과라는곳이 부끄럽고 민망해서 선뜻 가기 어려운 곳이라 망설이고 망설이다 결국은 병을 키워 어렵게 발걸음해서 수술까지잘받았습니다. 딴 병원 가면 선생님들 무지 딱딱하시고 자꾸 물어보면 살짝 짜증 내시고 하는 분들도 많아서 맘 편히 물어보지도 못하고 진료만 받고만

나오는 경우가 많은데 요기 쌤은 진짜 쵝오에요. 친절하시고 참 편안하게해 주세요. 수술도 마니 두려워서 무섭고 걱정했었는데 선생님 덕분에 용기 얻어 힘든 1주일 잘 극복하고 이제 편안하게 지낼 일만 남아서 너무 좋아용^^난생 처음 병원 다니면서 감사한 마음에 직원분들 간식 드시라고 간식까지 챙겨다 드렸어요.이제 외과는 요기만 다닐 꺼에요!! 수술 잘 해 주셔서 감사합니다^^

★★★이성근 원장님 블로그, 유튜브 보고 타 지역에서 방문했는데 친절하시고 진료도 잘 봐주셨어요 치질수술도 잘하고 왔습니다. ^^ 치질수술 겁나신 분들한테 강추요

★★★이성근 원장님 유튜브 보고 가서 그런지 진료실 드르가자마자 친근한 느낌에 편안함~~ 겁에 떠는 저에게 호탕하게 웃으시면서 걱정하지 말라며 편안하게 해 주고 진료두 안 아프게 잘 해 주시더라구요 (다른 병원 진료봤지만 여기가 젤 안 아픔)

상세한 설명까지~ 믿음이 갑니다 진료후 사탕과 책까지 주시더라구요~ ㅎㅎ 감사합니다^^

★★★원장님도 간호사 분들도 프로페셔널하시고 친절하세요. 갑작스럽게 수술하게 된 남편이 불안해하지 않도록 맞춤형으로 편안하고 빠른 수술해 주시고, 수술 후 설명도 환자 눈높이에서 너무 잘 해 주셨어요. 감사합니다! 주신 책도 몹시 유익해서 잘 읽어보았습니다!

★★★항상 세세하고 꼼꼼하게 진료해 주셔서 정말 감사드립니다. 바쁘신 주말임에도 너무 친절하시고 증상에 대한 부분도 잘 들어주셔서 마음 편히 병원을 방문할 수 있었습니다.

유튜브도 구독하여 항상 잘 보고 있습니다.

★★★드디어 완치!!

엄살이 심해 수술 때도 진료 때도 징징거렷는데
안 아프게 잘 해 주셔서 감사합니다ㅜㅜ 최고!

★★★원장님 친절하시고 대장내시경 잘 하세요. 용종 한 개 제거했는데 통증도 없고 병원 이름처럼 장이 편하네요.

★★★지방에서 일부러 시간 내어 갔는데 만족도 높은 진료를 받았어요~ 환자의 아픔을 공감해 주고 궁금했던 부분도 친절하게 설명해 주시고 넘 감사했구요 감동까지 받았어요~~ 적극 추천합니다~ 감사합니다.

★★★내치핵을 오랫동안 갖고 있었어서 수술 후 고생 좀 했습니다... 세 번째 변 볼 때까지는 많이 아파요ㅠ 개인의 상태에 따라서 좀 다르긴 할 듯하네요! 리뷰 보시는 분들 수술하시고 나서 개인차는 있겠지만 딱 1주일 정도면 통증은 참을만 한 정도로 가라앉고 2주 정도면 통증은 변 볼 때 외에는 거의 없네요!

여태까지 병원 다니면서 진료 받으러 들어갈 때, 나갈 때 일어나서 고개 숙여 인사해 주시는 병원장님은 처음 만나봤습니다 아주 친절하시고 긍정적이세요! 수도권 거주하시는 분들은 거리 감안하더라도 충분히 올 만한 실력과 인품이세요 더욱더 번창하시길!!

★★★원장님의 겸손하시면서도 상세한 설명에 감동 받았습니다. 의사 선생님이 이렇게 친절하시리라고는 생각 못했어요. 유튜브에 저는 궁금한 것이 많아서 원장님 유튜브 찾아서 더 자세히 보려구요.

★★★처음 치료받고 감동받아 장편한외과 짱팬이 되었습니다. 최근 스트레스로 변비가 심한 거 같아서 진료 받고 나왔는데 또 감동 받고 갑니다.

병원이 몸만 치료하는 곳이 아니구나~ 맘을 치료도 해 주시네요. 신기하네요. 항상 응원합니다. 원장님

★★★ 이성근 원장님 정말 친절하세요 설명도 잘 해 주시고요 병원 가기 겁나시는 분들 여기로 가세요

★★★ 농양 땜에 서울서 갔는데 환한 분위기에 설명을 잘 해 주시네요 서울에서 다른 항외과 간 적 있는데 어두컴컴하고 설명도 안 해 주고 엄청 별로였는데 믿음이 갑니다 다음주에 수술할 꺼에요~

★★★ 저 또한. 지인의 소개로 방문했습니다.
원장님 너무 친절하게. 자세하게 설명도 잘 해 주시고.
이해가 쉽게 설명도 해 주셨어요~
이 병원이라면. 그 어느 누구에게도 자신 있게 소개할 수 있을 것 같아요

★★★ 오늘은 소독하고 무통주사 빼러 갔는데 무통 다 맞겠다고 뻐기다 오후에 가서 대표 원장 선생님이 아닌 다른 분께 소독받았어요!!
여기 선생님들은 일단 배려랑 친절이 다 몸에 베겨 계신 거같아요ㅠㅠ !!
앗 그리구 간호사 선생님들도 다 친절해요
23일 오전에 주사 놔 주시고 챙겨주긴 분들 너무 감사해요!!!!!
제가 주사바늘을 정말 무서워하는데 달래주시고 주사도
한 번에 성공해 주셔서 넘 감사해요ㅠㅠ
정말 좋은 일 하시면서 친절하시기까지ㅠㅠ
여기 가면 아파서 갔지만 기분이 좋아져서 나오게 되네요 ㅎㅎ
네이버 리뷰 쓰겠다고 처음으로 영수증 안 버리고
꼬깃꼬깃 다 챙겼어요).〈

★★★ 항문농양 때문에 힘들어하다가 집 근처 병원을 찾아 친절하다는 이야기가 있어 급하게 갔었는데 자의 똥x를 진짜 너무 막 대하길래 속상해서 이곳저곳 찾다 멀어도 후기 좋고 유튜브도 보다가 장편항외과를 왔네요~ 오픈시간 바로 가서 대기가 없어서 넘 좋앗구 같은 검사인데 하나

도 안 아프게 해 주시는지 감동... 요즘 대부분의 병원들 가면 몇 분 안 되서 끝나고 좀만 물어보고 잠시만요만 해도 눈치 주고 화내는 곳이 대부분인데.. 계속 괜찮다고 다독여주시고 기다려주셔서 넘 감사해요ㅜㅜ 다른 항문농양 수술 후기 보고 겁을 엄청 먹었는데 와.. 안 아파욬ㅋㅋㅋㅋㅋㅋ 진짜 인생병원 만났어요ㅜㅜ 차가 없어 대중교통으로 왔다갓다는 좀 멀어 힘들기도 하지만 오고 싶을 정도이요!!
선생님 덕분에 수술 잘 받았어요ㅜㅜ감사합니다 우□
★★★매번 방문할 때마다 영수증을 버렸는데
리뷰 쓸려고 다 챙겨왔네요!
참~ 세상에 이런 일이ㅋㅋㅋ
리뷰 쓰고 싶어서 병원가고 싶다는 생각을 들게끔 해 주시는원장님과 간호사 언니들 덕분에! 아픈 곳이빠른 속도로 좋아지고 있다는 게 느껴져요.
이성근 원장님의 센스와 재치란.. 아픈 곳도 안아프게 해 주는 마술사 같은... 병원을 이렇게 즐겁게 다녀 본 건 처음입니다!!
다다음주면.. 마지막 방문인데 벌써부터아쉬워요ㅋㅋㅋㅋㅋ
다음에 내시경도 하게 되면 꼭!
여기루 올 거에요~~~!!
병원도 깨끗하고 간호사 언니들도 좋고 다 좋아요
★★★넘 친절하고 꼼꼼하고 정확한 진료를 해 주셨어요~! 과잉진료 없이 환자를 진심으로 생각해 주는 거 같아 기분이 좋았어요
★★★치열 증상이 있어서 방금 진료 받고 나왔는데요. 의사가 일어나서 고개 숙여 인사하는 곳은 처음 봤습니다. 유튜브 보고 간 건데 영상에서 보이는 그 텐션, 그 모습 그대로 긍정+에너지 넘치게 진료하고 계십니다.

수술할 정도는 아니어서 항문관리 방법에 대해서 이야기 듣고 처방전 받아서 나왔습니다. 보통 치질로 고통 받는 분들 대부분이 병원에 안갑니다. 바지를 내리고 자신의 항문을 누군가에게 드러내야 한다는 수치심과 보이지 않는 부위의 질병과 직면해야 한다는 공포심이 발목을 강하게 붙잡죠. 디오스민, 연고, 좌욕 등으로 자가치료하는 것도 좋지만 먼저 정확하게 진단 받는 것이 더 중요하다고 생각합니다. 이 원장님과 간호사 분들께 감사드립니다

★★★유튜브에서 원장님 접하고 방문했습니다. 하남에서 갔는데 굉장히 친절하고 만족스럽게 진료해 주셨습니다. 다음주 화요일에 수술 일정 잡았는데 안 아프게 잘 부탁드립니다. ㅜㅜ

★★★여기 원장님께서 특히 친절하고 유머도 있으셔서 부끄러워하면서 쫄아 있던 저도 편하게 진료받을 수 있었구요, 직원분들도 친절하게 설명해 주셔서 좋았어요.
대장내시경이랑 엉덩이 수리하고 왔는데 대장내시경은 정말정말 불편감 하나도 없이 바로 출근해서 일할 수 있었어요.

★★★아들의 대장내시경 결과를 듣는 자리인지라 많이 경직되고 긴장했었는데, 이성근 원장 선생님의 명확한 설명과 몸에 배인 배려와 따뜻함으로 긴장이 눈 녹듯 사라졌습니다. 따뜻해서 왠지 더 잘생겨 보이는 원장님 화이팅입니다.

★★★진짜진짜 너무너무 친절하고 좋아요
9월에 다른 병원에서 수술하고.. 잘 안되서 고통스러운 나날을 보내면서 다른 항문외과를 찾아보다가 우연히 유튜브에서 알게되어 방문 했습니다!
정말 너무 아파서 겁에 질려갔는데ㅜㅜㅜ

안 무섭게 괜찮다며 마음에 안정까지 주시고 너무 밝고 기분 좋게 만들어 주시는 의사쌤, 간호사분들이 있어서 병원가는 게 두렵지가 않고 좋았습니다! 지금도 주마다 진료받으러 가는데 갈 때마다 긴장되도 진료받고 나오면 너무 편한.. 그 자체 ㅋㅋㅋ 그동안 항문 때문에 진짜 고생 많았는데 정말정말~~~ 감사해요 앞으로도 더더더!! 번창하세요
리뷰별점 1000000개 주고 싶네요
장편한외과 병원에서 진료 보시면!
정말 후회 없습니다^-^ 수술을 안 아프게 아주아주 잘 해 주세요! 멀리서 오셔도 될 만큼...^_^♡...
쯔위 닮으신 분! 머리 기신 분! 키 좀 작고 제 이름 기억해 주시는.. 간호사 언니들!! 넘 좋아요~~~!!!

★★★이성근 대표 원장님 너무 친절하십니다.
제가 다녀본 평생의 병원 통틀어 제일 친절하시고 유쾌하시고
이런 분 처음입니다. 정말 긴장 많이해서 떨고 있는데 먼저 호탕하게 웃으면서 긴장 풀어주시려고 노력해 주는 모습 보고 정말 감동 받았습니다. 단순 상업적으로 유튜브 하고 여러가지 하시는 줄 알았는데 전혀 아닙니다. 영상과 실물 그대로 동일하시고 성격도 영상 그대로
너무 친절 인간미 넘치십니다.
굿굿 여기 온 거 후회 절대 안해
마지막으로 트라우마 생기지 않게 잘 진료해 주신 원장님 감사합니다
★★★최근 8월 말에 치루수술 후 11월이 되었는데도 완치가 되지 않고 지속적으로 아파서 유튜브를 보고 장편한외과 이성근 원장님을 만났습니다.
유튜브를 보신 분들은 아시겠지만, 정말 친절하게 진료를 잘 봐주셨구요.

마음을 다하는 게 느껴져서 감사했습니다.

수술은 다른 곳에서 했지만, 저는 저를 수술해 주셨던 원장님보다 이성근 원장님을 더 신뢰합니다.

친절하게 진료해 주셔서 정말 감사하고, 저에게 맞는 처방해 주셔서 감사합니다.

★★★이성근 원장님 인간미 넘치시는 의사 선생님 처음입니다 환자의입장에서 생각하고 돌봐주세요

적극 추천해요

★★★간호사들 친절하고 의사샘도 친절하고 이해가기 쉽게 잘 알려주세요~ 여기 약 먹은 뒤로 안 간지럽고 좋네요 감사합니다~^^

★★★가족. 지인들에게 추천하고 싶을 정도로 좋아요

항상 이성근 원장님 잘 해 주세요

아파서 갔는데 병원 나올 때 기분 좋게 나올 수 있게 해 주셔 감사합니다 ^^

★★★갈 때마다 기억하시고 상태 친절하게 잘 봐주시고 환자의 마음까지 다독여 주시는 이성근 원장님 추천합니다 ^^

★★★일단 유튜브 방송 보고 이성근 대표 원장님께 끌려 이 병원에서 수술하게 됐어요

이성근 원장님께서 너무 세심하게 내 가족 돌보듯이 봐주셔서 너무 감동이였어요..^^

병원 많이 다녔지만 잠깐 진료 보고 나오는 의사샘이 아닌 궁금한 질문들도 다 상세히 답변해 주시고 수술 후 너무 힘들었는데 원장님 덕에 힘든 시기 다 지나고 좋아지고 있어요~~~~!!

요번에 방문했을 때 통증 진짜 많이 좋아졌다구 하니 박수도 엄청 쳐주시고 ㅋㅋㅋ

원장님께서 책도 주셔가지고 넘 잘읽고 있어요 ^^

★★★정말 친절하고 설명도 잘 해 주시고 완전 만족합니다!!! 진료 정말 잘해서 감동받았아요…

★★★대장, 항문 아프신 분들 검사도 수술도 이곳에서 받으세요! 원장님 진료하실 때마다 성심성의껏 대해주셔서 감사합니다.

★★★몇 년 동안 고민하다 유튜브 보고 신뢰감에? 집과 거리도 좀 있었지만 장편한외과로 결정했어요 .

수술 후아픈 건 어쩔 수 없지만 저는 딱 1주일이 죽을 맛이었고 8일째부터 급격하게 고통이 줄어서 현재 약 3주차 되어가는 중에 붓기와 배변 때 작은 고통 빼고는 너무 좋습니다!!! 원장님 하나하나 잘 얘기해 주시고 너무 친절하세요. 앞으로 더 번창하세요

★★★저 이런거 처음남겨봐요.. 리뷰를 안 남길 수 없는 곳.. 원장님 너무 좋으시고 너무 편안하게 해 주셔서 진료 잘 받고 왔어요~~ ^^

기분좋게 진료 받고 갑니다^^♡♡

★★★리뷰 잘 안 쓰는데 안 쓸 수가 없네요

간호사님도 친절하시고 특히 담당의사 선생님께서 설명도 잘 해 주시고 궁금한 거 다 알려주셨어요~~

강력 추천~^^

★★★처음 방문한 곳이라, 옆 건물에 힘들게 주차하고 찾아가긴 했지만 넘 친절하게 설명해 주시고, 상담해 주셨어요…

진짜 추천드립니다^^

★★★리뷰를 정말 쓰고 싶게 만들 정도로.. 의사 선생님도 너무 친절하

시고 간호사 분들도 친절하게 해 주셨습니다.
수술을 하게 되었지만 믿고 할 수 있을 것 같습니다
★★★항문이 너무 아파서 울면서 제일 가까운 병원 찾아 온 건데 운 좋게 실력 좋은 원장님을 만났네요
오늘 드디어 치핵 수술 받고 마지막 진료인데 원장님께서 너무 예쁘게 잘 나았다고 박수 쳐 주셨어요ㅋㅋㅋㅋㅋㅋㅋㅋ
원장님 너무 친절하시구 간호사 언니들도 모두 너무 친절하셔서
항상 여기 올 때마다 기분 좋아요 병원 분위기도 좋은 게 항상 느껴져요
그리고 그냥 무엇보다 원장님께서 환자 치료에 진심이구 이 분야에
너무 전문적이셔서 유튜브도 하시고 책도 내시고
실력이 워낙 좋으셔서 믿음이 가요
치핵, 치질 대장 질환 고민이신분들은 그냥 얼른 여기 찾아가세요
원장님께서 너무 잘 치료해 주시고 위로도 해 주시구
다 나으면 축하도 해 주시고 다 해 주세욯ㅎㅎㅎㅎㅎㅎㅎ
저는 책 선물까지 주셨어용 감사합니다~!
★★★병원을 많이 다녀봤지만 이렇게 친절하시고
실력 좋으신 선생님은 뵌 적이 없는 것 같아요.
환자의 아픔을 이해하고 공감하겠다는 말 자주 들어는 봤어도
실제로 그렇게 실천하시는 의사분은 처음이였습니다.
과잉진료 없이 정말 필요한 검사해 주시고 병변 조직검사 결과 때문에
긴장했었는데 다행스럽게 이상없다고 정말 가족처럼 같이 다행이라며
안도하고 기뻐해 주시는 모습에 감동받았어요
설명도 이해하기 쉽게 자세하게 해 주셔서 오히려 제가 뒤에 진료 길어질
까봐 걱정되어 빠르게 나왔네요

또 대장내시경 받으러 갔을 때 응대해 주신 간호사 분들과 7시쯤 결과 들으러 갔을때 야간진료로 힘드실텐데도 친절하게 응대하고 설명해 주신 9월 3일 야간에 계신 간호사 분들도 감사드려요~!!

★★★소문 듣고 왔는데 역시 친절하시고 유쾌하신 의사 선생님 최고입니다! 걱정 많이 하고 왔는데 맘 편하게 진료 잘 받고 갑니다^^

★★★과잉 진료 없고 엄청 친절하세요. 정말 감동입니다! 우리 가족 다 여기서 진료하는 걸로 정했어요.

★★★친절하시고 당일 수술하고 퇴원했습니다 치루로 아플 때보다 수술한 게 훨씬 덜 아프네요. 잘 아물길...

★★★원장님께서 병원은 무서운 곳이 아니구나라는 생각을 갖게 해 주십니다. 친절한 상담과 더불어 쉽게 설명해 주시고 간호사 분들도 친절하세요

★★★오랜동안 고생하다 원장님 덕분에 수술하고 워낙 심했기에 회복하는 데도 시간이 좀 걸렸지만 지금은 덕분에 잘회복해서 좋습니다. 이번엔 다른 건으로 갔는데 원장님 바쁘셔서 새로 오신 원장님 뵙고 갑니다. 원장님 직원분들 모두 친절하시고 원장님 실력 좋으셔서 나날이 성장하시는 거 축하드립니다~앞으로도 수원의 명문 항외과가 되길 바랍니다. 감사합니다.

★★★유튜브로 알게 되어서 타지에서 찾아갔는데 영상에서의 모습 그대로 친절하고 자세히 설명해 주셔서 좋았습니다!

★★★의술이전에 직원 분들의 친절이 모든 분야의 거울인데 원장님은더 친절하시고 자상하시니 저희 모임의 홈피에 올려 놓고 적극 홍보해 드리겠습니다.

★★★항문 통증으로 고생 중이시라면 다른 곳에서 수술 전에 꼭꼭꼭 한 번 가보세요 제발. 이 원장님 정말 최고십니다

★★★원장님이 너무 친절하시고 마취가 덜 풀린 상태에서도 쉽게 설명해 주시고 실력도 좋으신데 인간적이여서 넘 좋아요~

★★★원장님 친절하시고 설명 잘 해주신다는 후기 보고 진료 후 수술 예약 잡고 왔어요. 처음 내원했을 때 사이트에 진료 시간 안내가 애매해서 재내원 하느라 힘들었는데, 이후 사이트 공지사항/진료시간 수정도 바로 해주셔서 보기 좋게 되어 있구 너무 좋았습니다.

설명도 꼼꼼하게 잘 해 주셨어요. 시설도 깔끔하고, 믿음이 가는 의사 선생님 만난 것 같아 다행이에요!

★★★어제 수술했는데 원장님 아직까지 만나본 의사 중 젤 친절하시네요 그리고 항외과에 전문성과 열정이 대단하시네요. 다른 병원으로 가려했는데 후기와 유튜브 보고 장편한외과에서 수술했는데 정말 잘한듯해요 원장님 간호사님 너무 친절하고 항외과 수술 전문이라 수술도 많으시더라고요 수원에서 최고의 항외과인듯 합니다. 몇 년 고생과 고민하다 병원 갔는데 원장님과 간호사 선생님들이 너무 편하게 해 줘서 정말 감사합니다

★★★***외과 병원 있을 때부터 진료 보고 너무 친절하시고 마음 편하게 해 주셔서 옮기신 이후에도 진료 보기 위해 오랜만에 왔는데 역시나 사람 냄새 나는 푸근한 원장님입니다

지인들 추천할 정도로 너무 괜찮습니다

★★★진료 받고 수술 후 한 달 이용 후기입니다.

초진부터 수술, 전화응대, 이후 경과 검진까지 모두 만족스러웠고 덕분에 건강하게 생활할 수 있게 되었네요. 매우 감사합니다.

원장님께서 매우 친절하고 스마트하신 전문의시라는 점을 몸소 경험하여 후기 잘 안쓰는데 시간 쪼갰습니다.
장편한외과 강력추천합니다.
★★★친절하게 진료 잘 봤어요~^^
치열이라 검사가 아프긴 하지만 미리 아플 거예요~
말씀도 해 주시고..여자쌤 있는 타 병원 먼저 갔었는데 무뚝뚝하게 진료 보고 ㅜㅜ 유튜브 통해서 미리 선생님을 알고 가니 아는 지인 의사 선생님 같은 느낌이랄까요 ㅎㅎ
수술도 잘 부탁드립니다~!
★★★엉덩이대장TV 유튜브 보고 방문했어요
다이어트 하다가 급성 치질 걸려서 다 수술해야 한다 진단하셔서 한의원 가서 큰돈 들여 고쳤었는데 3년 뒤 또 다이어트로 치질 걸렸어요..
저번과 같이 사이즈도 컷고 상황이 같아서 유튜브 찾아 보다가 신임이 가서 방문했는데 진료도 친절하게 안내해 주시고 멀리서 왔다고 서비스도 챙겨 주셨어요!
★★★친절하십니다 증상에 대한 설명도 잘 해 주시고
환자의 질문사항도 하나하나
놓치지 않고 쉽고 자세하게 설명해 주십니다
원장님이 너무 좋으세요 첫 방문 할 때 제가 겁이 많아 진료하시는 데 힘 드셨을 텐데도 세세히 진료해 주셔서 너무 죄송하고 감사했습니다 오늘 수술도 정말 아프지 않게 편안하게 잘 받았습니다
★★★그동안 병원 다니면서 이렇게 친절한 의사 선생님은 처음 봤어요~
수술도 잘 해 주시고 상담도 잘 해 주십니다
★★★의사 선생님이 분위기 긴장되지 않게 말도 잘 해 주셔서 생각보다

부담없이 편안히 진료받을 수 있었습니다^.^

굉장히 친절하시구 발랄하신것 같아요!!

우연히 생일을 맞아서 생일도 축하해 주셔서 너무 감사했습니다

자칫 가기 꺼려지는 진료일 수 있는데 간호선생님들도 다 친절하시구 잘 신경 써 주셔서 좋은 것 같습니다!

★★★여자 선생님을 찾다가 안 되어 어쩔 수 없이 리뷰 보고 방문했습니다. 정말 신기하게도 전혀 그런 고민 없이 진료를 잘 해 주셔서 너무 감동받았네요. 좋은 병원이에요~~의사쌤과 간호사 분들 모두^^

★★★대표 원장님 정말 친절하시고 마음 편하게 진료 봐 주셔서 좋아요ㅠ!! 현재 상태도 정확히 잘 알려주시고 직원 분들도 친절하셔요!! 멀리까지 간 보람이 있네요

★★★이기 머선 129 ^^

여태 답답했던 저의 증상을 속시원히 단번에 알려주셨어요.

유튜브 보고 찾아갔는데 명불허전이네요. ㅎㅎ

이성근 원장님 너무 감사합니다. 제가 본 의사 선생님 중에서 가장 친절하고 설명 꼼꼼하게 해 주시네요. 강추!!

★★★정말 오길 잘했다 싶습니다.

진작에 올 껄 그랬습니다.

선생님, 간호사 분들 감사합니다.

★★★전에 제가 진료받았는데 의사 선생님이 친절하고 안심시켜줘서 기억에 남았어요! 따로 블로그 후기도 작성할 정도로..ㅋㅋㅋ 아버지도 진료가 필요했는데 일부러 여기로 예약하고,

진료 보니 수술해야 해서 오늘 수술까지 했어요ㅎㅎ

친절해서 진료 보는데 덜 무서워요! 겁 많은 분들한테 추천합니다

★★★항문질환으로 지난해 말부터 올해 초까지 네 번의 수술을 했습니다. 미칠 노릇이죠. 처음 두 번은 장안구에 위치한 병원에서 두 번에 수술을 받고 한 달 사이에 재발하면서 장편한외과를 찾게 됐습니다.
지난 병원에 불신한 터라 걱정을 했는데 걱정과 달리 친절하고 자세한 설명, 과잉진료 없이 환자를 진심으로 대하시는 원장님께 진료 받으면서... 힘든 시기 이겨내고 완치를 앞두게 됐습니다. 제 증상의 호전을 저보다 기뻐하시는 원장님을 보게 되는 이상한 경험을 할 수 있는 좋은 병원입니다.

★★★의사 선생님 직원분들 모두 친절하시고 편하게 진료 받을 수 있어서 좋았어요

★★★살면서 리뷰 2번 써 보네요. 오전 일찍 진료 보고 왔는데 의사 선생님 정말 친절하십니다. 여기는 무조건 잘됐으면 하는 마음에 리뷰 남겨봅니다. 항문관련은 꼭 이곳 가보세요

★★★진짜 원장 선생님 짱짱짱 ! 치질수술 하는 거 너무 무서워서 미루고미루다가 방문했어요. 유튜브에서 치질영상 보다가 알게 되었는데 댓글 후기가 좋아서 이 병원으로 선택했습니다. 의사 선생님께서 진료도 꼼꼼하게 봐 주시고 걱정하지 말라고 잘달래주시고(?) 설명도 엄청 친절하게 해 주세요!

★★★선생님이 친절하시고 간호사 분들도 완전 친절하시네요~ 수술부터 마무리까지 최곱니다 선택하길 잘 한 것 같아요~

★★★근데 여기는 의사랑 간호사랑 왜케 다들 친절해요? 유튜브 검색해서 의사분이 조금 남다르신듯 하여 갔는데 ㅋ 정말 웃김요 의사샘.
폭설에 환자가 없어서 그런지 장시간 설명해 주심.ㅋ 담에 다시 가보고 평소에도 그런지 확인해 보려구요처음 가 봤는데 왠지 끌리네요. 제 치질

을 한 번 맡겨볼까 생각중

★★★ 빙판길에 이른 아침부터 방문을 했습니다. ㅠㅠ
치질 때문에 지난 번에 방문했다가
유튜브 영상에 항문소양증 관련 내용을보고 다시 재방문했습니다. ㅠㅠ
치질도 악화되는듯 하고..
역시나 이른 아침임에도 너무 친절하신 원장님~
하나하나 자세한 설명에 감동받아 이렇게 감사인사 남깁니다.
이 정도 치질은 누구나 가지고 있을 수 있으니
좌욕과 항문 청결법을 알려주시고 그냥 가시라고 하네요.ㅎ
혹시 수술 여쭈어 보니 정말 힘들면 하는 거라 하시며
담에 다시 보자고 하시네요~~ 신기한 원장님이십니다. ㅎ
마치 재 주치의를 만난듯한 기분.
고마운 맘에 글 남겨요 여러분들 믿고 방문하세요~ 고맙습니다.

★★★ 변비 인생 10년, 치핵 3기에 한 줄기 빛 같은 병원입니다ㅠㅠ
저 쫄보라서 병원 미루고 미루다 간 건데 친절하고
자세한 상담을 들을 수 있어서 좋았어요!
검진할 때도 무서워하니까 긴장 풀어주시고..
갈 때는 책이랑 핸드크림까지 챙겨 주셨어요ㅋㅋㅋ
완전 추천합니다!
특히 제 상태에 대해서 자세히 말해 주고,
더 궁금한 점은 없는지 물어봐 주셔서 좋았어요!
수술 권유도 없었고, 아무튼 감동해서 블로그에 후기도 적었어요…
"치핵3기 수원장편한외과"라고 검색하면 나와요!
불편하다면 꼭 병원 가보세요!

★★★ 몇 달 동안 낫겠지 하고 참다가 아파서 결국에 네이버에 검색해서 예약하고 당일 수술하고 왔습니다. 평일 아침인데도 대기가 꽤 있더라구요. 건물도 새 건물이라 그런지 깔끔하고 원장님 설명도 잘 해 주시고 넘넘 유쾌하고 친절하시네요^-^ 처음엔 춥다가 히터 틀어서 따뜻해져서 쓰진않았지만 전기장판도 준비해 주셨어요ㅎㅎ 주의사항도 원장님께서 직접 설명해 주시고 진료 후 문자로 도움되는 영상도 보내주셨어요~ 그리고 이건 개인차가 있겠지만 수액 맞을 때도 다른 곳에서 맞을 때보다 덜 아팠어요.

★★★ 주변에서 아프고 고생한 이야기만 들어서 너무 겁났는데,
원장님께서 친절하고 자세하게 설명해 주셨어요 ㅠㅠ
수술 당일 간호사 분들도 친절하고 편하게 대해 주셔서
긴장 많이 풀렸어요. 병원 시설 정말 깨끗해서 더할나위 없었습니다.
수술하고 회복 도와주셔서 감사하다고 원장님께 꼭 전해드리고 싶었습니다 :)

★★★ 병원을 다니면서 이렇게 기분 좋은 느낌을 받은 게
언제인지 모르겠네요~~
어제 다녀왔는데 좋은 병원, 좋은 원장님 함께 공유하고 싶어서 이렇게
처음으로 리뷰를 올려 봅니다.
간호사님부터 원장 선생님까지 너무너무 친절하세요.
고민하다가 저두 리뷰 보고 방문했는데 원장님 친절한 설명과
명쾌한 답변이 인상적이고 병원 시설도 굿굿굿입니다
아픈 치질이 다나은 느낌입니다. ^^
방문하시면 후회하지 않으실듯 하네요.
짱짱 킹짱 좋은 병원입니다 강추~~~~

★★★원장님이 너무 친절하고 상세하게 잘 설명해 주신 덕분에
걱정이 많았는데 되려 안심이 많이 되었고 치료랑 처방해 주시는
내용도 믿음이 갔어요! :)
항문에서 피가 나오는 것 같아 정말 걱정 많았는데...
앞으로도 관련 질환 있으면 여기서 편하게 상담할 것 같아요 ㅎㅎ
흔치 않은 증상인데 좋은 병원 잘 방문한 것 같아 정말 기쁘네요!!
★★★20년 전 치질수술 했었는데, 다시 재발하여 영수증 리뷰 보고 방
문. 친절하고 자세한 설명과 수술도 꼭 필요한 경우만 권하는 것을 보고
신뢰가 갔으며 선물 받은 원장님이 직접 쓴 책을 읽고 더욱 감동!!! 어제
오후 치질수술 받았는데 국소마취라 수술 후 회복도 빠르고 통증도 별로
없어서 만족도가 아주 높음. 강추합니다.
★★★집이랑 좀 멀지만 후기가 너무 좋아서 갔는데 후기대로 엄청 친절
하시고 설명도 잘 해 주셨어요!
직접 쓰신 책도 주셔서 가는 길에 읽어봤는데 좋은 의사라는 게 글에서도
너무 느껴졌습니다.
여기 병원 정말 추천합니다 !
★★★원장님이 진짜 너무 친절하시고 설명도 잘 해 주십니다!!
이제까지 가 본 여러 병원 중 이렇게 친절한 의사 선생님 첨뵙니다 ㅋㅋ
열정도 가득하신 거 같고 리뷰가 좋아서 왔더니
왜 리뷰가 좋은지 알겠습니다
더더욱 흥하세요 진료 감사합니다
★★★전화상담부터 진료까지 다들 어찌나 친절하시던지...
민망한 부위 진료라 겁먹고 올 법한 환자들 생각해서인지
엄청 세심하게 배려하며 진료하시더라구요.

그리고 보통 항문외과에 평일날 사람 많지 않은데,
늦은 오후 시간에 대기자가 꽤 많았네요.
다들 소문 듣고 오셨나봐요.
항문외과 여러 군데 가봤지만 여기가 제일 가격도 합리적이고 양심적이어서 믿음직했어요. 그리고 진료 받는 내내 맘 편히 해 주셔서 감동이었어요ㅠ 마지막에 원장님이 직접 쓰신 책까지 받아서 도움이 많이 되었습니다. 추천하는 병원입니다!!

★★★항문질환으로 병원을 가는 것 자체가 좀 꺼려졌는데 의사 선생님 너무 친절하시고 간호사 분들도 너무 친절하십니다.
첫 번째에도 저보다 더 걱정하면서 치료법 설명해 주시더니 두 번째에는 호전되고 있다면서 더 기뻐해 주시는 의사 선생님..... 복받으세요
수원 분들은 무조건 항문질환은 장편한외과 가세요ㅠㅠ

★★★친절하시고 믿음이 가는 원장님 덕분에 엄마께서 맘 편히 대장내시경 받고 오셨어요!! 좋은 원장님 만났다고 극찬을 하시면서 이렇게 좋은 원장님은 동네방네 소문 내야 한다며 네이버에 리뷰를 좀 올려 달라 하시네요ㅎㅎ
수원 사시는 분들 위내시경 대장내시경! 다른 곳 말고 믿을 수 있고 깨끗한 장편한외과에서 진료 보세요!! 강추입니다

★★★진짜 설명도 잘 해 주시고 친절하세요 양심적인병원이라 수술 무조건 권하지 않네요!!
시설도 깔끔하고 설명도 정말 잘 해 주십니다 건성건성 보던 병원들과 확실히 비교됩니다

★★★수원에서 항문외과 3군데 가보았는데 여기만큼 믿음직스럽고 정직한 병원 없는 것 같아요. 다른 병원에서는 수술밖에 방법이 없다고 하

였는데.. 이곳에서는 더 신중하게 지켜보고 수술하자며 진료를 봐 주셨습니다. 친절하게 설명도 너무 잘 해 주세요. 덕분에 상태도 많이 호전되어가는 중입니다. ☆완전 추천합니다☆

★★★대표 원장님께서 환하게 웃으시며 밝게 인사해주셨어요! 친절하시고 유쾌하시고 에너지가 넘치세요~! 오랜고민 끝에 더이상 미뤄둘 수 없어 용기내서 예약하고 방문했는데 무안하지않게 아프지않게 진료잘봐주셨고 당일 바로 수술까지 했어요!얼른회복되어서 일상으로 돌아가고싶어요.

★★★지인의 소개로 방문을 하여 진료와 수술을 받았습니다. 이성근 원장님의 표정과 말씀이 친근하여 불안한 맘과 염려를 내려놓게 합니다. 수술 들어가기 전, 간호사님이 왼발로 무통주사를 놓는데 혈관이 잘안보인다고 해서... 2~3번은 주사바늘이 들어가겠다 싶었는데... 한번에 놓으셔서 정말, 감사했습니다~ 아쉽게 이름은 모르지만 그분도 실력자이셨습니다. 이 무통주사를 3일간 달고 지냈는데... 아마 오른팔에 놓았으면 너무 불편했을거 같습니다.
수술후 7일차, 4기의 치질수술은 잘 되었다고 하셔서 이젠 내 관리와 노력이 필요하겠다는 생각으로 통증이 있을 때 진통제를 먹고, 식사관리와 좌욕을 하며 있습니다. 궁금한 점은 책을 보고 유투브로 소식을 접하다보니 너무 좋고 감사를 드립니다~

★★★의사, 간호사 선생님 모두 굉장히 친절하시고 설명 잘 해주시고 검사 잘 해주십니다

★★★예약 없이 이용대기 시간 바로 입장 친절해요

★★★친절하시고 요즘보기힘든 참의사이십니다

★★★진료도잘하시고 정직하신거 같아요 적극 추천합니다 정말좋은 의

사 선생님입니다~ 굿굿

★★★원장님 너무 겸손하시고 설명 꼼꼼히 해주시고 배려가 깊으셔서 감동입니다 간호사님들도 많으신데도 친절하셔서 편하게 약 한달반 간의 치료 잘 마무리했습니다 감사합니다~~

★★★진짜 탁월한 병원선택이 였습니다 !!

★★★출산때문에 아파서갔는데 아이랑같이가도 아이도 잘봐주시고 진료도 꼼꼼하네요

★★★일단 제가 좋지못한 병에 걸렸습니다. 그래서 여기저기 찾아보다가 장편한외과가 잘한다고 해서 간거고요.
장편한외과 들어가기전에 수치심때문에 몇시간을 들어갈까 말까 했네요 다행스럽게도 이성근 대표원장님께서 속으로는 욕하실 수 있지만 겉으로는 내색 한번 하시지 않으셨어요. 그리고 별거아니라고 해주셔서 수술까지 했습니다. 정말 친절하시고 제가 하는 질문에 대해서도 명쾌하게 대답잘해주십니다

★★★간호사 선생님들도 친절하십니다

★★★선생님들 친절과 배려에 감사합니다

★★★고맙습니다.

★★★원장님이 친절하시고 실력이 좋아요

★★★오래된 치열로 동탄역 근처 항문외가 갔다가 항문내시경 검사시 더 찢어지고 눈물날정도로 아팠으며 출혈도 발생되었습니다. 검사 전보다 검사후 점점 아파지고 그후 출혈도 심했습니다
무조건 수술해야 한다고 하였으나 다른곳도 열심히 찾은결과 장편한외과를 블로그에서 보고 무조건 수술하지 않는다 하여 방문 같은 항문 내시경이라 해도 하나도 않아프고 수술하지 않고 두달째 약먹고 바르고 서의

완치 단계 입니다 물론 앞으로 좌욕및 꾸준한 치료 받을 예정 입니다 병원 선택 잘하셔야 해요 고생합니다 여기 이성근 선생님 감사 합니다 동탄 에서 거리가 있지만 후회 하지 않습니다

★★★원장님 설명 자세하시고 궁금한건 다 해결해주십니다

★★★친절하게 진료상담 해주셨어요

★★★신랑 수술후 재방문인데 궁금한거 질문하면 잘알려주시고 속시원해요~

★★★병원이 깔끔해요

★★★선생님 권유로 오래미뤘던 대장내시경을 했습니다.
용종?2개 제거하고 화장실가는게 편해졌어요. 결과보는날 나쁜용종 아니라고 샘이 기립박수로 맞아주십니다.ㅋㅋㅋㅋ
감사드립니다.

★★★선생님이 직접 일어나서 맞아주시고 친절하십니다. 설명도 잘해주시구요.
내시경통해서 검사후 치열, 치핵, 염증이 모두 동반된 심각한 상태였다고 하네요.
미추마취해서 수술했고 오후 입원후 당일퇴원했습니다
무통주사 24시간 착용했는데, 늘릴수 있으면 늘리셔요 정말 소중합니다.
무통주사 떼고나서 통증이 시작되는데 괴롭습니다.
선생님이 매우 전문적이시고 경험이 많으십니다.
통증도 최대한 줄이려고 진통제도 충분히 줍니다.
위 두꺼운 도넛방석 꼭 사세요.
다른데보다 성능 좋고 집, 침대, 차, 회사 어디든 가져다니면서 통증을 경감시켜줍니다. 7~10일차쯤부터 좀 살만해집니다.

엉덩이대장이라는 유튭채널도 운영하는데 도움됩니다.

★★★요즘 의정갈등으로 말이많은데 이성근선생님같은 분은 존경받아야 합니다. 선생님 감사합니다.

★★★진료잘해주시네요

★★★진료실에서 이렇게 친절하고 유쾌하신 샘은 첨봅니다.
4년만에 재방문, 새 책도 나와서 선물 받았습니다.
아픈 곳이 늘 걱정되는 불안한 마음인데 샘이 한방에 시원하게 해결해 주십니다. 고민말고 방문하세요.
유튭컨텐츠도 좋고, 집근처에 이런 병원이 있다는게 너무 다행이에요.

★★★친절하고 진료상담도 잘해주셨어요

★★★위,대장내시경 검사 했는데요 예전에는 영통 ○○○에서 했어요 이번에는 장편한외과에서 했는데 co2를 써서 그런가 검사하고나서 속이 편안 했어요 ○○○에서는 위,대장내시경 하고나서 속에 가스찬것처럼 엄청 불편 했거든요 언제나 친절하신 원장님 덕분에 편안하게 잘 했어요 검사 하고 나서도 침대에서 충분히 쉴수 있는 시간을 주시는것도 좋아요 1시간은 누워 있었나봐요
다음에도 여기서 검사 할려고요 솔직한 후기 입니다~~
여기 병원 좋아요 원장님은 환자 마음을 잘 이해해 주세요 ~~~~^^

★★★친절하고 너무 좋아요.
수술도 잘해주셔서 감사합니다.

★★★이성근 원장님께 진료를 받았습니다. 정말 한결같이 친절하시고 진료도 꼼꼼하게 봐주셔서 너무 좋았습니다.

★★★우선 수술 잘 해주신 원장님과 간호사 분들께 다시 한번 감사 드립니다. 저 같은 경우 20년정도 앓고있던 치질수술을 받았습니다. 치핵4기

에 5개를 제거했으니 고통은 뭐 말로 다할 수 없었지만 3주차에 접어든 지금은 많이 좋아졌습니다. 아직까지 운동을 하거나 배변을 맘 놓고 할 수는 없지만 서서히 회복되는게 느껴집니다. 저의 경우 워낙 상태가 심하기도 했었고 치핵개수도 많았었기에 통증이 남들보다 더 컸을 거라고 합니다. 2주차까지는 계속 무통 주사를 달고 지냈으나 그래도 많이 아픈 건 사실입니다.. 수술 후 2주차에 배변이 힘들어서 힘을 너무 준 탓에 봉합한 상처에서 출혈이 있었고 하필 주말이었는데 천사같은 원장님께서 주말에 나오셔서 성심성의 껏 내시경으로 지혈수술을 해주셨습니다. 너무 감사 드립니다.

★★★굿!!!
의사샘 유쾌하고 간호사 분들도 친절하세요.

★★★진료 보기 편하고 책도 주셔서 좋았습니다~

★★★적지 않은 병원을 다녀봤지만 자리에서 일어나 허리까지 숙여가며 인사해주시는 선생님은 처음이었습니다.
불편하고 부끄러울 수 있는 항문 진료를 너무나 유쾌하게 받아볼 수 있게 해주셔서 감사드려요~

★★★평생 자리에서 일어나서 인사해주시는 의사분 처음 뵈어 감동했으며, 친절하고 명쾌한 치료로 너무 감사한 마음에 이렇게 긴 글 쓰게되네요.다시한번 감사드립니다.

★★★장편한외과 원장님, 간호사선생님, 의료서비스 모두 매우 만족합니다.
유튜브에서 보던 원장님을 실제로 뵈니 연예인을 보는 듯한 느낌에 매우 신기했고, 실제로도 친근하고 활기찬 모습에 병원이었지만 저 또한 기분이 좋아졌답니다.^^

지난해 다른 검진센터에서 장정결이 잘 되지 않았는데 이번에도 정해진 약과 물을 더 많이 먹었는데도 깨끗하게 되지 않아 병원에서 가루약과 물을 먹으며 깨끗하게 청소할 수 있었어요.
그 과정에서 원장님을 비롯한 간호사 쌤들이 지속적으로 지켜보며 신경 써주셔서 안심이 되고 믿음이 갔습니다.
★★★염증에 대한 조직검사를 하고 일주일간 마음고생은 했지만 결과적으로 단순염증 진단을 받아서 정말 다행이었습니다.
★★★원장님께서 이 글을 보셨으면 좋겠습니다ㅜㅜ 제가 가본 곳 중 체고였어요!! 수술도 너무 잘되고 지금 수술 후 2달 되어가는데 이젠 완전 안아파요!! 제가 질문이 많아서 많이 물어보는데 친절하게 다 대답해주시고 간호사분들도 모두들 전부 다 너무 친절하세요ㅜㅜ 기분 좋게 병원을 간답니당!! 원장님이 막 캔디랑 이것저것 챙겨주시는데 너무 또 감사드려용!! 재발 안하면 좋은데 하게 되면 이젠 여기로만 다닐려고요!! 간호사 분들도 수술 끝나고 약, 회복 등 너무 친절하게 자세하게 설명해주셔서 매번 병원 갈 때마다 회복이 너무 좋다고 하네요! 아침
원장님 병원이 수원에 그것도 저희집 근처라 대장, 위 건강에 대한 걱정은 놓을 수 있을 것 같습니다.
병원에 원장님 책이 많이 있어 읽어보았는데 읽은 후 원장님에 대한 신뢰감이 훨씬 많이 쌓였습니다~
원장님께서 내시경의 중요성을 특급 강조하시는데 어떤 마음인지 대장내시경을 받은 1인으로써 너무나 이해가 됩니다. (평소 술,담배 안하고 운동하고 건강관리하는데도 용종,염증이 있었어요 ㅜㅜ)
많은 분들이 위, 대장내시경을 정기적으로 받았으면 좋겠고 실력있고 믿음을 듬뿍 주는 #장편한외과#에서 받는다면 후회 없으실거라고 강력 추

천드립니다!!!

★★★혈전성치핵이라는 진단을 받았고 지켜보다 심해지면 혈전때문에 수술해야 한다고 하셨습니다.약과 연고 처방받았습니다 일단 선생님이 설명잘해주셔서 좋았구요

수술은 이곳에서 할 생각입니다.

항문경 항문초음파 약처방받았습니다.

★★★너무 오랫동안 고민하고 무서워 엄두가 안났는데~~~

지금 생각하니 하길 잘했다 생각듭니다.

굳이 수술 두달이 지나서 후기를 쓰는것은

엉덩이대장~~ 의사샘이 수술도 너무 잘 해주시고

다니는 동안 통증관리도 해주셔 너무 감사하는 마음을 남기고 싶어서에요~~ 치질 4기라 무조건 해야 한다고 하셨고 매번 화장실 갈때마다 뒷물하는거 넘 귀찮아서 고민하다~ 직접 저술하신 책 완전 정복하고 수술 결심했어요~ 지금 생각해도 어려운결정~~^^

어쨌든 수술은 정말 눈 깜짝할 사이 끝나고~

무통 주사 이틀 연장하여 총 4일 무통 맞고 강력 진통제 먹고 좌욕하니 처음 걱정한거 보다 쉽게 지나갔고~

무엇보다 *꼬가 예뻐 졌다눙~ㅋㅋ

엉덩이대장님 감사해요~

울 신랑도 조만간 델고 갈께요^^

★★★민망하고 민망한 곳을 치료받기 위해 진료실 문을 열고 들어서는 순간 오히려 내가 왜 그리 미련을 떨며 고통을 참았나 후회가 되었어요. 유쾌하고 밝으신 의사선생님 덕분에 마음 편하게 수술도 치료도 잘 받았습니다.

★★★금세 회복된거 같아요! 아직 볼일볼때 조금 불편하긴 하지만 언젠간 나아지겠죠...? ㅎㅎ

★★★장편한외과의원
이성근원장님 정말 친절하셔서 좋아요 ㅜㅜ
모든 병원이 이성근원장님처럼 친절하다면 좋을텐데...ㅎ

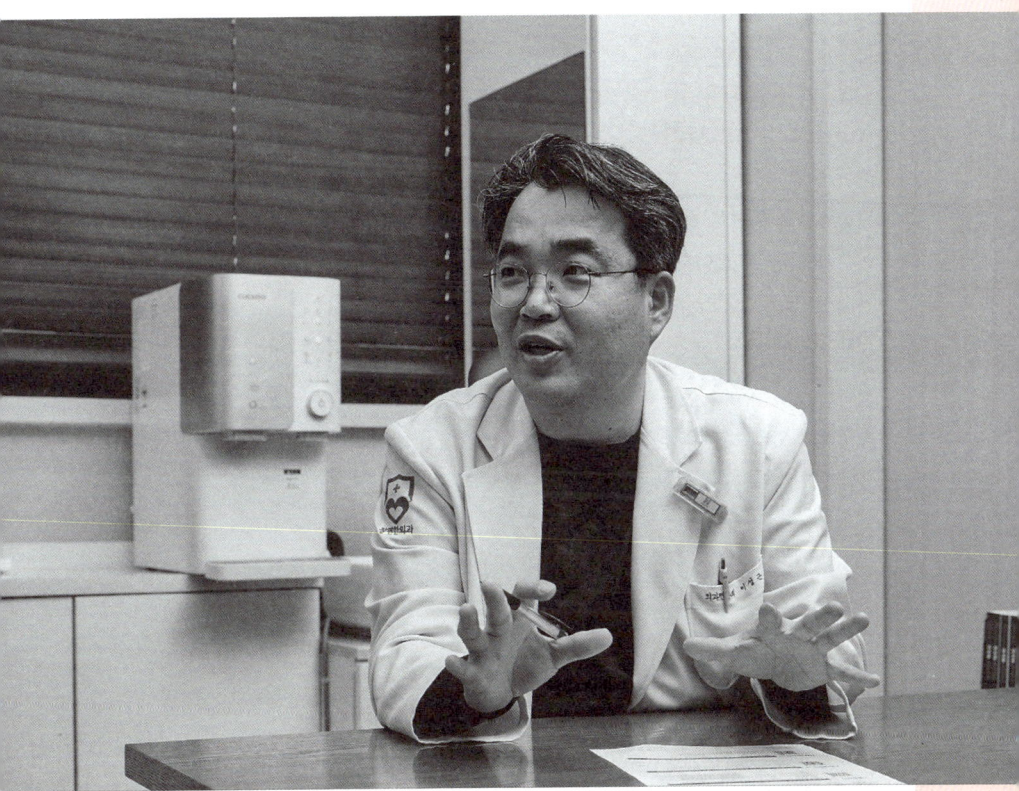

대장항문질환
YouTube 백과사전

발행일 | 2025년 03월 31일
저　자 | 이성근·황연정

펴낸이 | 페이지원 단행본팀
펴낸곳 | 페이지원
주　소 | 서울시 성동구 성수이로 18길31
전　화 | 02-462-0400
E-mail | thepinkribbon@naver.com
ISBN 979-11-93592-10-6

값 20,000원

이 책은 저작권법에 따라 의해 보호를 받는 저작물이므로
어떠한 형태로든 무단 전재와 무단 복제를 금합니다.